一日一頁
醫學知識

每天 **5** 分鐘，**365** 堂一看就懂的必修健康課

The Intellectual Devotional Health:
Revive Your Mind,
Complete Your Education,
and Digest a Daily Dose of
Wellness Wisdom

作者
大衛・基德 David S. Kidder
諾亞・歐本海默 Noah D. Oppenheim
布魯斯・楊格 醫學博士 Bruce K. Young, MD.

譯者
王惟芬

獻給我親愛的家人，讓我們共享最好的健康
——B. K. 楊格

獻給羅伯特 · 基德和盧瓦 · 基德，紀念他們永存人間的遺愛
——D. S. 基德

獻給阿舍爾
——N. D. 歐本海默

特約編輯

艾倫・維爾茨比基

特約作家

馬特・布蘭查德／卡羅琳・艾諾格勒

莎朗・廖

前言

床邊靈修是一種每日閱讀的習慣，長久以來就認為這可以保持心靈健康。因此，以身體健康為主題的這本書尤其適合拿來當作靈修的讀物。就跟我們之前的靈修叢書一樣，本書也分為 365 個單元，每一單元都可以在短時間內讀完，引領讀者深入探討一個重要主題，幫助他們理解人體的功能。

對多數人來說，再也沒有比健康更重要的主題了。但若是缺少生物學和醫學的基本認識，根本就不可能妥善照顧家人和自己。很多時候，去看醫師就像去到異國他鄉一樣，不僅難以理解他們的用語，也對結果感到困惑不已。因此，我們希望藉由這本書來幫助讀者，讓人們更認識自己的身體，進而更妥善地照顧自己的健康。

本書會區分成下列幾個知識領域：

星期一	**兒童和青少年**	從生命起源談到身體發育的特殊狀況
星期二	**疾病和微恙**	認識人類這種精細有機體的構造以及所有可能出錯的地方
星期三	**藥物和替代療法**	同時介紹帶來奇蹟的藥物和世俗治療
星期四	**心智**	介紹目前認識最少但最為強大的人體器官
星期五	**性與生殖**	介紹人類這個物種之所以長存的非凡過程
星期六	**生活方式與預防醫學**	探討如何避免疾病和惡化
星期日	**醫療里程碑**	認識生命和拯救生命的進展

阿普伽新生兒評分
Apgar Score

維吉尼亞・阿普伽（Virginia Apgar，1909～1974）排除萬難成為一位先驅女醫師。儘管身處大蕭條時代的經濟困境，阿普伽仍然努力地讀完紐約市哥倫比亞大學醫學院（Columbia University College of Physicians and Surgeons），名列該校第一批畢業的女學生。她後來成為一名麻醉師以及學校的第一位女教授。1952 年，她針對剛出生的新生兒開發出一套快速評估量表，進行最初關鍵幾分鐘的狀態評估，也就是日後所謂的「阿普伽分數」。這張量表挽救了無數生命，至今仍在醫界使用。

醫師和護理師在嬰兒出生後的 1 分鐘和 5 分鐘會各以這份量表來檢查一次。他們會以 0～2 的分數來評估五項生命特徵，包括皮膚顏色、心跳速率、反射、肌肉張力和呼吸，然後將評分加總，得到一個介於 0～10 的分數。（醫學生經常會以阿普伽醫師英文名字的拼寫方式來幫助他們記住這些指標，APGAR 剛好可拆成外觀（appearance）、脈搏（pulse）、鬼臉（grimace）、活動（activity）和呼吸（respiration）。如果總分在 7 以上，就判定嬰兒處於穩定的情況。但若是低於此，醫師和護理師就會每 5 分鐘重新評量一次，這樣反覆檢查到 20 分鐘之後，若是這中間有連續兩次得分在 7 以上亦可停止。

若是嬰兒的評分在 6 以下，則需要進行一些心肺復甦的動作，可能是氣管抽吸，或是供氧。有時這是因為心臟或肺部疾病，或其他醫療問題。介於 0～3 分的新生兒需要立即進行心肺復甦，通常還會搭配輔助呼吸系統。不過，新生兒在最初得到低分可能無關緊要：有些嬰兒，尤其是那些母親是高危妊娠、剖腹產或是難產出生的，他們可能需要較長時間來適應子宮外的生活。專家表示，阿普伽分數並不能預測孩子的長期健康狀況，除非在 20 分鐘後分數仍然介於 0～3 分。

補充資訊：

1. 維吉尼亞・阿普伽在 50 歲時展開她的第二人生。她取得了公共衛生碩士學位，並且擔任出生缺陷基金會（March of Dimes）的執行長。
2. 大約有 10% 的新生兒需要進行醫療干預。

免疫
Immunity

今天早上從你起床的那一刻起，可能已經遇到了上千個病毒、細菌、寄生蟲和真菌。幸好你的免疫系統會抵禦這些外來入侵者，保護自己的身體。

就像銀行或商店中所裝置的高科技保全系統一樣，人體的免疫系統也是多元的。第一道防線是一種非專一性（nonspecific）或稱為先天性（innate）的全面保護，基本上對於所有入侵的病原體都採行相同的抵禦方式。這道防線由好幾個機制所組成，包括皮膚和位於鼻腔、肺部和胃中的黏液內皮，它們會捕捉小顆粒。要是病毒或細菌突破了第一道屏障，白血球、自然殺手細胞和其他防禦型的細胞就會趕來，摧毀病原。在這個過程中，各個組織會以發炎反應來因應，將更多的血液帶到遭受侵害的區域，召集防禦細胞前去清除有害顆粒，另外還有其他類型的細胞會負責修復受損區域。這時通常還會啟動另一項保全措施，將體溫升高，因為大多數的病毒和細菌都無法在高溫下大量複製繁衍。

另一類型的免疫力來自於一種微調的適應性系統，它會釋放出特殊的細胞來鎖定病原體並加以銷毀。一旦接觸到某種有害的病毒或細菌，例如水痘病毒或鏈球菌，身體就會產生一種特別的白血球，即所謂的 T 淋巴球，或稱為淋巴細胞（T lymphocytes），亦簡稱為 T 細胞（T cells），同時還會針對這類微生物製造專門對付的抗體。這就是為什麼人通常在得過一次麻疹後就可以終身免疫，因為這些特化的細胞會持續存在於體內，等到下次再接觸相同的病毒時，它們會在發病前就迅速加以擊退。疫苗的原理基本上就是利用這一過程。藉由引入微量或無害的某些病原體，例如引起流感、麻疹或百日咳的病原體，促使身體產生針對它們的抗體，這樣疫苗便會保護身體，讓人不致生病。

補充資訊：
1. 導致流鼻涕和鼻塞的痰主要是來自黏液和死去的白血球。
2. 壓力、不健康的飲食和缺乏運動會削弱免疫系統。
3. 幾乎所有生物都具有非專一性的免疫系統，不過只有高等脊椎動物才具有適應性的免疫系統。

嗎啡 Morphine

　　嗎啡堪稱是史上最重要但最危險的一項發現，這是一種植物的衍生物，是從罌粟中萃取出來的。德國科學家弗里德里希 · 威廉 · 亞當 · 史特納（Friedrich Wilhelm Adam Sertürner，1783 ～ 1841）於 1804 年首次將其合成為一種水溶性的結晶白色粉末，並以希臘夢神墨菲斯（Morpheus）的名字來命名，因為它在患者身上會產生精神恍惚的效果。當 1853 年發明皮下注射針頭後，醫師遂將嗎啡廣泛用作止痛藥。

　　用作麻醉劑的嗎啡可緩解疼痛和焦慮，但也會損害到心智和身體機能。它可以減少飢餓感和性慾，抑制咳嗽反射，還會干擾女性的月經週期。嗎啡可用於舒緩癌症引起的疼痛，也可用在其他病症的疼痛，若是其他鎮痛藥物都無效時，嗎啡還具有鎮靜作用，可保護身體避免遭受到外傷性休克、內出血和充血性心臟衰竭。最初引進醫界時，曾經將嗎啡錯誤地應用在鴉片成癮和酒精成癮的治療上，因為當時的醫師認為嗎啡成癮比依賴其他化學物質的危害小。嗎啡因此迅速取代鴉片，成為一種萬靈藥，可以在藥店購買，不算是處方藥，在整個 19 世紀後半，還成為一種消遣性藥物。

　　然而，跟其他麻醉藥一樣，嗎啡很容易上癮。它會產生愉悅感，很快就會引起渴望和耐受度──也就是說，需要服用更高的劑量才能達到相同的效果。生理和心理依賴也很常見，戒除嗎啡會導致噁心、發冷、出汗，甚至中風或心臟病發。自行戒除則有危險的疑慮。目前專家一致認為，戒除並遠離嗎啡的最佳方法是前往戒毒中心。儘管在療程中可能又會對美沙酮（methadone）這類用於控制戒斷症狀的藥物成癮，不過醫藥控制總是比非法成癮來得好，況且還是有可能完全戒除對藥物的依賴。今天，嗎啡受到嚴格管制，每年從鴉片類植物中萃取的藥物超過一千噸。嗎啡可以轉化成海洛因這類非法毒品，也可用於製造其他處方止痛藥，包括甲基嗎啡（可待因）。

補充資訊：

1. 美國內戰期間，經常用嗎啡來治療受傷的士兵，最後一共造成高達 40 萬名退伍軍人對這種藥物上癮，還被稱為士兵病（soldier's disease）。
2. 據估計，目前全世界有超過 100 萬人的戒毒療程是以美沙酮來控制。
3. 嗎啡對身體的影響非常強大，婦女若在懷孕期間服用，生下的嬰兒可能在離開子宮後出現戒斷症狀。

威利斯圈
Circle of Willis

1664 年，英國科學家托馬斯 · 威利斯（Thomas Willis，1621 ～ 1675）寫到在大腦底部有一圈動脈，其構造就像是進入頭部的血流交通圓環。左右頸動脈這兩條頸部的主要動脈，就是在這個圓環相遇並分支成更細小的血管，供應臉部和大腦養分。由於威利斯對此詳細說明並加以解釋，因此今日這個結構便被稱為威利斯圈。

威利斯圈位於大腦下方，環繞著腦垂體，將頸動脈和基底動脈與其他較小的動脈連接起來，例如前大腦動脈（anterior cerebral artery）、中大腦動脈（middle cerebral artery）和後大腦動脈（posterior cerebral artery），這些動脈會流經腦部的所有部分。圓圈處是接合的（anastomotic），意思是血管會從這裡分枝出去，然後重新連結，所有不同的血管就像道路一樣，在這個圓環處匯集。

科學家早在 16 世紀就觀察到這個圓環，不過威利斯是第一個指出這構造在引導血流上的重要性。他的研究顯示，即使有人的一條頸動脈完全堵塞或無法作用，依舊可以繼續生存，而且以染料注射到動物的一條頸動脈後，大腦的所有血管都被染色。這一點證明了這個血管環可以重新調整血流，確保血液到達大腦兩側，若是有一條主要的動脈因物理壓力而收縮，或是有脂肪沉積而堵塞，也就是形成所謂的斑塊（plaque），或是因疾病或損傷而斷裂，這樣的構造能夠確保大腦獲得最好的血液供應。

補充資訊：

1. 托馬斯 · 威利斯是倫敦皇家學會的創始成員，這個學會一般公認是最古老的科學學會。在他的拉丁文權威著作《大腦解剖學》（*Cerebri anatome*）中，創造了神經病學（neurology）這個術語。
2. 威利斯將他的大部分知識和發現歸功於英國醫師和作家爵士托馬斯 · 米林頓（Sir Thomas Millington，1628 ～ 1704）和科學家兼建築師克里斯托弗 · 雷恩爵士（Christopher Wren，1632 ～ 1723）。
3. 威利斯圈因人而異；只有大約 35% 的患者具有在解剖學課本上所描述的結構。

卵子
Ovum

卵子或稱卵細胞，只有針頭那麼大，但這可是全身上下唯一用肉眼就能看到的細胞。出生時的女嬰約有 200 萬個未成熟的卵細胞，儲存在兩個卵巢中，但到達青春期時，只剩下不到四分之一，而這當中，只有三、四百顆會在約莫 12 ～ 50 歲這段生育年齡期間釋放出來。

在卵巢內，每個未成熟的卵子都在稱為濾泡（follicle）的這個充滿液體的環境中休眠多年。月經週期大約是一個月排卵一次，這時少數濾泡會從休眠中甦醒，並開始發育為完全成熟的卵。在這過程中，會創造出一個很大的細胞。它的核裡面有 23 條染色體，這是人類 DNA 數量的一半，當中含有每個個體的基因藍圖。細胞核的周圍是細胞質（cytoplasm），以及透明帶（zona pellucida），這是一種包裹細胞質的膜，精子必須穿透這一層才能使卵子受精。通常每次月經週期僅會釋放一顆這種大細胞。

在排卵期，要釋放這顆珍貴的細胞時，會在過程中包裹上三層的保護層。最內部是一層薄薄的細胞膜，上面覆蓋著第二層微小的透明帶，最外面則是細胞的輻射冠（corona radiata）。將卵子從卵巢釋放到輸卵管後，這顆細胞大概可以存活 3 天，之後便會開始衰退。因此精子通常約有 72 小時的時間讓卵子受精。

補充資訊：

1. 英文中的 *ovum*（ova 的複數型）來自拉丁文，是「蛋或卵」（egg）之意。
2. 卵巢釋放卵子是隨機的，不會交替輪流排放。
3. 人類的精子在女性生殖系統中最多可存活 7 天。

胺基酸
Amino Acids

胺基酸是形成蛋白質的基本單位。在吃含有蛋白質的食物時，腸胃中的消化液會將蛋白質分解成胺基酸。然後身體便能使用這些胺基酸來製作特定蛋白質，供應構建肌肉、骨骼、血液和器官所需的材料。

蛋白質是由許多不同的胺基酸所組成，其中有 22 種是維持身體健康所必需的。你的身體可以合成這些胺基酸中的 13 種，因此這些稱為非必需胺基酸，只要定期分解蛋白質就能產生。

另外 9 種胺基酸，稱為必需胺基酸，只有透過正確飲食才能獲得。這些必需胺基酸存在於肉類蛋白質、牛奶、起士、蛋、蔬菜、堅果和穀物中。然而，只有動物性蛋白質（奶蛋肉）包含所有 9 種必需胺基酸。大多數植物性蛋白質是不完整的，缺乏一種以上的必需胺基酸。

必須從各種不同的來源攝取足夠的蛋白質，以確保你獲得所有必需的胺基酸，這一點很重要。成人每天大約需要 60 公克蛋白質，而兒童的蛋白質攝取量則是每公斤需要約 1.1 公克。身體不能儲存額外的胺基酸供日後使用，所以你必須每天都吃到含有所有胺基酸的食物，以維持身體健康在最佳狀態。

9 種必需胺基酸分別是組氨酸、異亮氨酸、亮氨酸、賴氨酸、蛋氨酸、苯丙氨酸、蘇氨酸、色氨酸和纈氨酸。非必需胺基酸包括天冬氨酸、谷氨酸和甘氨酸，以及其他 10 種。

補充資訊：
1. 除了動物性蛋白質外，還可以吃數種素食來獲得所有必需胺基酸，比方說花生醬和全麥麵包的組合，或是紅豆飯。
2. 胺基酸是一種包含有氨基（NH2）和羧基（COOH）化學基團的分子。
3. 因為蛋白質是由連接在一起的長串胺基酸組成，所以又被形容成胺基酸珠項鍊。

凱爾蘇斯與紅腫熱痛
Celsus: Calor, Dolor, Rubor, and Tumor

發炎（inflammation）這個詞源自於拉丁文中的 *inflammare*，意思是「放火燒。」 據信是西元 1 世紀由羅馬醫學作家凱爾蘇斯（Aulus Cornelius Celsus）首次將發炎的四個主要病徵記錄下來，分別是：*calor, dolor, rubor* 和 *tumor*。

這四個拉丁文分別表示「熱」、「痛」、「紅」和「腫」。這些症狀便是典型的發炎反應，可能會在肌肉撕裂、或是感染這類傷害後幾分鐘或幾小時發生。今天，我們知道發炎其實是身體保護我們的一種方式：白血球釋放化學物質來抵禦外來物質，並且增加流向該區域的血量，因此導致發紅和發熱。當中的一些化學物質會導致液體滲入組織，形成腫脹，而在此過程中受到刺激的神經則會引起疼痛。肌肉拉傷或扭傷時，患者可以藉由冰敷或將患肢抬高至心臟上方來減緩血液衝向發炎區域的速度，舒緩發炎反應。

凱爾蘇斯對發炎的描述強調臨床觀察的重要性，而不是基於哲學的醫學。一個世紀後，希臘醫師蓋倫（Galen，129 ～ 216）詳細發展了發炎理論，他認為發炎和膿液是康復的必要過程。1871 年，德國病理學家魯道夫 • 魏修（Rudolf Virchow， 1821 ～ 1902）添加了發炎的第五個病徵：*functio laesa*，即「功能喪失」（不過有些文獻仍將這一條歸功給蓋倫）。魏修也是第一個將發炎與癌症聯繫起來的人，他曾寫過發炎是形成腫瘤的誘發因素。

補充資訊：

1. 五大發炎跡象一般是出現在身體表面發生急性發炎時，但體內的發炎通常不會引起所有五種症狀。例如，肺炎通常就不會引起疼痛。
2. 發炎——尤其是在有感染時——也可能與類流感症狀有關，如發燒、寒顫、頭痛和肌肉僵硬。
3. 在他的著作中，凱爾蘇斯還描述了許多 1 世紀的羅馬外科手術，包括去除白內障、膀胱結石的治療以及骨折的處理。

早產
Prematurity

懷孕的平均長度約 9 個月或 40 週。但是有八分之一的準媽媽會在預產期前至少 3 週就生產，這就是所謂的早產。

由於這些嬰兒在子宮內發育的時間較短，因此早產兒出現醫療和發育問題的風險較高。其實早產是新生兒的主要死因；有時會出現危險的情況，例如腦出血和呼吸困難。有些嬰兒可能需要進入新生兒加護病房，接受特別照顧。由於皮膚尚未成熟，自主神經系統控制體溫的能力還有缺陷，再加上缺乏體脂，他們會住進保溫箱來調節體溫。

大約有近 40% 的早產原因不明。不過目前科學家已經找出一些原因：早產可能是由子宮內的細菌感染以及母親本身的發炎而引起，不論是性病傳染或是其他身體感染都有可能。另一項可能因素來自身體或精神壓力，因為壓力荷爾蒙會刺激其他荷爾蒙的釋放，當中有些會導致子宮收縮和早產。導致宮縮的原因還有子宮頸失能；羊膜囊破裂；在懷孕晚期出現嚴重的先兆子癇（preeclampsia）併發症；罹患導致子宮出血的疾病或傷害；生理結構異常導致子宮過度伸展；羊水過多或多胞胎。

如果母親開始出現早產的徵兆，醫師會設法盡量讓胎兒留在子宮內，使其有更多的時間來發育，這時可以使用類固醇來幫助其肺部成熟。又比如說，沒有出現宮縮，但子宮頸擴大的女性則可能以子宮頸環紮術來治療。在這項手術過程中，會以縫線將子宮頸縫合。對於那些開始宮縮的人，則會開立藥物來停止或減慢宮縮。嬰兒出生後，若是可以在沒有靠外力協助的情況下自行呼吸，還能保持穩定的身體溫度，而且能夠吸食母乳或奶瓶，並穩定增加體重，就可以出院。

補充資訊：

1. 史上最小的一位嬰兒是魯邁莎・拉赫曼（Rumaisa Rahman），於 2004 年出生時早產了 14 週。她的體重只有 260 公克左右。
2. 在過去三年中，美國的早產兒數量增加了 36%。

白血球
White Blood Cells (WBCs)

少了白血球，在面對疾病時，我們就毫無抵抗能力。這些細胞在免疫系統中扮演關鍵角色，能夠對抗經常侵入我們身體的病毒、細菌、毒素和其他外來生物。

白血球就像巡邏的警衛一樣，漂浮在血液中，等到接獲來自需要保護的組織區域所釋放的化學訊號，它們就會穿過血管，消滅為害的有機體。大多數的白血球只有幾天的壽命。

由於白血球生命週期短，人體每天會產生約一千億個。它們在骨骼內的軟組織也就是骨髓中發育成長，會形成大小、形狀和功能各不相同的五個種類，比方說，嗜鹼性白血球（basophils）會分泌標記物來標示感染區域，而嗜酸性白血球（eosinophils）、淋巴白血球（lymphocytes）和嗜中性白血球（neutrophils）則負責攻擊入侵的寄生蟲、細菌、真菌或病毒。單核白血球（monocyte）則好比身體的清道夫，會吞噬細菌和死亡或受損的細胞。

在醫學中，白血球計數是一項指標，醫師會以此來偵測疾病和監測復原狀態。科學衡量標準是每微升（μL）血液中所含的細胞數；一個健康的成年人每微升含有 4,500 ～ 10,000 個白血球。白血球計數偏低，或稱白血球減少症（leukopenia）通常是因為骨髓疾病引起的，這同時會增加感染的風險。高白血球計數，或稱白血球增多症（leukocytosis）通常是因為身體對抗感染造成的。但若偏高的數字持續一陣子，可能預示有潛在的免疫系統問題，如過敏、關節炎或白血病這種血癌。

補充資訊：

1. 白血球的英文 leukocyte 一詞，源自希臘文中的 *leukos*（白色）和 *cytes*（細胞）。
2. 白血球僅佔血液的 1% 左右；血液中主要是紅血球和血漿。
3. 法國醫學教授加百列 · 安達爾（Gabriel Andral，1797 ～ 1876）和英國醫師威廉 · 愛迪生（William Addison，1802 ～ 1881），分別於 1843 年描述過白血球；這與紅血球的發現相隔了兩百多年。

頭孢子菌素
Cephalosporins

　　頭孢子菌素是 1950 年代發現的一種抗生素，屬於青黴素（penicillin）家族。就跟青黴素一樣，這些藥物來自一種真菌，頭孢子菌素便是取自於頂頭孢黴或稱頂頭芽胞菌（*Cephalosporium acremonium*）的黴菌。科學家根據原始藥物又研發出幾十種類似的抗生素，用來治療腦膜炎、淋病等各種疾病。

　　頭孢子菌素和青黴素都是 β- 內醯胺類（beta-lactam）的抗生素，這意味著它們的分子結構中都含有一個由三個碳原子和一個氮原子所組成的 β- 內醯胺環。它們是殺菌劑（bactericidal），這意味著它們可以殺死細菌。作用的方式主要是分解肽聚醣這種構建細胞壁所需的聚合物。由於這兩種藥物相似，頭孢子菌素通常是開立給對青黴素有抗藥性的感染者。頭孢子菌素的用途很廣，主要是用於治療耳、鼻、喉、皮膚或鼻竇感染，以及肺炎、葡萄球菌感染和支氣管炎。它們的藥劑形式有很多種，有達到處方強度的片劑、膠囊和口服液，也有注射劑。

　　第一代（到最新的第四代）頭孢子菌素是溫和的廣效型抗生素，通常能夠有效處理許多不同類型的疾病。頭孢子菌素能夠有效消滅革蘭氏陽性菌，即那些細胞壁中含有大量肽聚醣，因此在革蘭氏染色後會變成深藍色或紫色的細菌，也能夠處理許多革蘭氏陰性菌──細胞壁只有一層薄薄的肽聚醣層，因此沒有染色。針對那些對第一代頭孢子菌素發展出抗藥性的細菌，已開發出第二代和第三代的頭孢子菌素。對頭孢子菌素的過敏反應有呼吸和心跳加速、皮疹或蕁麻疹、痙攣或胃痛、發燒、腹瀉，以及不尋常的出血或瘀青。

補充資訊：

1. 許多頭孢子菌素衍生物能夠滲入腦脊液，因此可以有效治療腦膜炎。
2. 1975 年以前命名的頭孢子菌素，在英文的拼寫中使用 ph，例如 cephalexin（頭孢氨芐），之後命名時則改以 f 來取代 ph 的拼寫，如 cefadroxil（頭孢羥氨芐）。
3. 頭孢比普（ceftobiprole）是新開發出來的第五代頭孢子菌素藥物。

腦室
Cerebral Ventricles

　　大腦中的清澈液體稱為腦脊液或腦脊髓液（cerebrospinal fluid，CSF），是中樞神經系統的一個重要組成，負責發送養分，清除廢物，並且作為脆弱腦組織的減震層。這種多功能的物質主要是由頭顱深處的四個腔室來製造，並儲存在其中，這些地方稱為腦室。

　　四個腦室彼此相連，形成一套管道系統，圍繞著位於中央的脊柱髓。這整套網絡稱之為腦室系統（ventricular system）。

　　除了其他作用外，腦脊液也為大腦提供浮力——基本上就是讓大腦「漂浮」在顱骨中，受到液體包圍。這減少了腦部施加在脊柱上約 1.36 公斤的壓力，避免大腦直接壓在顱骨和脊柱上。

　　每個腦室的功能略微不同。左右腦室位於大腦前部附近，有 70% 的腦脊液都是在這裡製造出來的。第三腦室，在大腦的中間，也會製造腦脊液，並且負責維護大腦的不同部分。位於大腦後方的第四腦室，有一個開口，讓腦脊液流入環繞大腦周圍的空間，並進入脊髓。

　　就跟我們的血壓不應過高或過低一樣，腦脊液也不應產生壓迫。為了保持腦壓在正常範圍（100～150 毫米之間），腦脊液會透過蜘蛛網膜顆粒（arachnoid villi）這個結構來吸收腦脊液回到血液中，回收的速率與腦室產生腦脊液的速率大致相同。但是，要是有什麼東西阻止腦脊液的循環和吸收，它就會回流到大腦，腦室就會膨脹起來，壓迫周圍組織——這種情況稱為腦積水或水腦症（hydrocephalus）。

補充資訊：

1. 腦脊液通常含有大量的鹽、糖和脂類，但蛋白質含量很低。要是腦脊液樣本中出現過高的蛋白質量（以腰椎穿刺或脊椎穿刺來採樣），這可能意味著此人身體的血腦屏障沒有正常運作。
2. 第三腦室將丘腦分成對稱的兩半。
3. 體內的腦脊液總量通常介於 125～150 毫升。

精子
Sperm

自從醫學問世以來，就提出許多關於精子的理論。古希臘人認為精液是一種生命力，有部分是由腦液構成的，而 17 世紀的物理學家認為每個精子中都含有一個「小人」。今天，我們知道，男性生殖細胞完全不是這麼回事。精子是人體中最小的細胞，長度僅 0.05 毫米，細胞核包裹在橢圓形的子彈狀頭部，帶有一鞭狀的尾巴，稱為鞭毛（flagellum）。

每天在男性的睪丸中，大約有三、四億個精子達到成熟。包括睪丸激素在內的源源不斷的雄性激素，會引發精子的生產，整段過程所需的時間超過 72 天。在這期間，男性的性細胞開始將 23 條染色體，即人類總染色體的一半包裹到細胞核中。（女性的卵子將提供另一半染色體，但孩子的性別是由精子決定的，攜帶 X 染色體的將會是女性，而攜帶 Y 染色體的則是男性。）每個精子的頭部都圍繞有一層保護帽，這稱為頂體（acrosome），當中含有特殊的化學物質，能夠協助精子穿透卵子。精子完全成熟後，會儲存在輸精管（vasa deferentia）中，這是一對連接睪丸、陰莖和精囊的管道，位於前列腺旁邊。

射精過程中，這些結構中的肌肉會推動上億顆精子──連同來自前列腺的精液──進入到陰莖中的尿道。接下來則是靠著鞭毛推動精子穿過女性的生殖管道，尋找卵子，加以受精。一旦釋放出來，精子最多可以存活 7 天。

補充資訊：
1. 小龍蝦、千足蟲、蟎蟲和蠕蟲的精子沒有鞭毛或尾巴的構造。
2. 冷凍數月甚至數年的精子解凍後仍能有效將卵受精。
3. 一毫升的精液平均含有 5 千萬至 2 億個精子細胞。

蛋白質
Protein

　　蛋白質是建構和維持骨骼、肌肉和皮膚的必需營養素。我們可從肉類、乳製品、堅果、穀物和豆類中獲取蛋白質。

　　從肉類和其他動物的肉品中所獲得的蛋白質是完整的，即肉類包含人體無法合成的所有胺基酸。來自植物的蛋白質是不完整的，因為它不包含人體所需的所有胺基酸。因此，必須要結合不同的植物性蛋白質來源，才能獲得全部的必須胺基酸。

　　成年人平均每天需要攝取 50 ～ 65 公克蛋白質。這相當於是吃 4 盎司、也就是 113 公克的肉，再加上一杯鄉村起士。大多數合理飲食的人都會攝取到足夠的蛋白質。應該要吃不同種類的食物，以確保獲得所有的必須胺基酸。

　　選擇蛋白質時，要盡量避免存在於肥肉和全脂乳製品中的飽和脂肪。嘗試將紅肉的食用量控制在每週 8 盎司（227 公克）以下，避免食用加工肉品，因為這與罹癌高風險有關。豆類、魚和家禽是提供大量蛋白質的健康選擇。要適量食用大豆和豆腐，每週吃 2 ～ 4 次左右。攝取碳水化合物和蛋白質的均衡飲食最為理想。減少加工碳水化合物和增加蛋白質攝取可改善血液中的三酸甘油酯（triglycerides）和高密度脂蛋白膽固醇（HDL choleserol）的濃度，有助於降低罹患心臟病、中風和其他心血管疾病的風險。

補充資訊：

1. 一客 6 盎司（170 公克）的牛排提供約 38 公克的蛋白質和 44 公克的脂肪，其中 16 公克是飽和脂肪。這幾乎佔去每日飽和脂肪攝取建議量的 75%。
2. 一片 6 盎司（170 公克）的鮭魚含有 34 公克蛋白質和 18 公克脂肪，其中 4 公克是飽和脂肪。這僅相當於每日飽和脂肪總量的 18%。
3. 一杯扁豆含有 18 公克蛋白質和不到 1 公克脂肪。

希波克拉底 Hippocrates

稍微涉獵醫學的人可能都聽過希波克拉底誓言（Hippocratic oath）——這是要醫師承諾永遠要做對患者健康最好的事。不過，大家可能對誓言中的希波克拉底不太熟悉，這位希臘醫師就是傳統上被視為現代醫學之父的人。

希波克拉底的生存年代約是西元前 460 年至西元前 377 年，他生活在科斯島（Kos）上。在世時就以行醫和教學而聞名，不過直到去世百年左右，他才變得舉世聞名。當時埃及的亞歷山大博物館（Museum of Alexandria）收集了他一系列的醫學著作，也就是後來的《希波克拉底醫書》（Hippocratic Corpus）。儘管大家都知道這本醫書中的文章並不全然是由他本人親自寫的——可能是由他的幾個學生和追隨者所累積起來——但就整個大歷史架構來看，這樣的細微末節顯得微不足道。希波克拉底模範醫師的名聲，因為這份典藏早已水漲船高。

希波克拉底的著作，以其簡單明瞭和切中要領地探討醫學實務問題著稱。當中討論了一系列基本醫務，例如骨折時要如何擺放患肢、傷口處理與診斷。這些文獻同時也將醫學建立成一門專業，一個與哲學或煉金術區分開來的科學領域。當中最著名的一份文件就是希波克拉底誓言，這主要論及醫學倫理的問題。其他文件中還包含了希臘歷史的著名故事，簡稱「外使」（The Embassy）。這些文章混合了事實和虛構，有些甚至可能不是由希波克拉底本人撰寫；儘管如此，它們還是成為頌揚希波克拉底神話的基礎，並且在他過世後不斷演變。

希波克拉底被認為是第一個拒絕迷信的醫師，不接受疾病源於超自然或神聖的力量。在這些假設是希波克拉底作品的影響下，希臘化（Hellenistic）時期的外科、藥學和解剖學都有長足的進展。其他醫師和醫學學派在隨後的幾個世紀中起起伏伏，但希波克拉底作品中的簡單理論卻流傳至今，繼續激勵著現代的醫師。

補充資訊：
1. 今日大多數醫學院都仍然依循某種形式的希波克拉底誓言，但大多數不再完全照用原始版本中禁止手術、墮胎和安樂死的部分。
2. 有人建議科學家和工程師也應該對其專業做出承諾，就像希波克拉底誓言之於醫師執業的道德準則。
3. 希波克拉底首先描述了杵狀指（也稱為希波克拉底手指）這一症狀，這是罹患慢性肺病、肺癌和紫紺型心臟病的明顯症狀。

呼吸窘迫症候群
Respiratory Distress Syndrome (RDS)

對產房的醫師和護理師來說，他們可是很歡迎新生兒的第一聲啼哭。這聲音意味著嬰兒的肺部強壯而健康——而且孩子很可能沒有呼吸窘迫症候群的問題。呼吸窘迫症候群曾是早產兒死亡的一大原因，這是一種因為肺部氣囊還無法保持開放而導致的呼吸障礙，結果就是造成嬰兒無法呼吸。

早產兒是罹患呼吸窘迫症候群的高危險群，因為一直要到胎兒發育的最後三個月，才會在肺部分泌表面活性劑（surfactant）。這是一種由呼吸膜的細胞所分泌的蛋白質，會降低覆蓋在肺部的液體所形成的表面張力。少了它，水分子會黏在一起，導致肺部硬化，氣囊塌陷。呼吸窘迫症候群的症狀包括皮膚和黏膜呈藍色，呼吸快速或很淺，發出咕嚕聲和心跳加快。

在 1950 年代發現這種表面活性劑之前，呼吸窘迫症候群據估計每年在美國奪走 1 萬名嬰兒的性命。所幸，今日可以注射類固醇給快要早產的孕婦，諸如倍他每松（betamethasone）和地塞米松（dexamethasone）等。這些藥物會透過胎盤進入胎兒體內，加速其產生表面活性劑。患有呼吸窘迫症候群的早產兒也可接受氧氣補充治療，可以透過氧氣罩、氧氣管或其他方法來輸送，也可以使用自然或人工表面活性劑來輔助呼吸。由於這方面的醫學進展，在美國與呼吸窘迫症候群相關的死亡人數已經減少到每年約 1,000 名嬰兒。

補充資訊：
1. 呼吸窘迫症候群又稱透明膜病（hyaline membrane disease）。
2. 除了早產外，呼吸窘迫症候群的其他危險因素，包括妊娠糖尿病、剖腹產和多胎妊娠（懷雙胞或多胞胎）。

病菌
Germs

大多數人在思考病菌時，第一個浮現在腦海中的通常是引起感冒的微生物。儘管有許多細菌、病毒、真菌和原生動物確實會讓你生病，事實上也有些微生物會維繫人的健康。

細菌是微小的單細胞生物體，有棒狀、球狀或螺旋狀。雖然會自行生長和繁殖，但細菌是從所處環境來收集養分。在某些情況下，這環境就是人體；細菌感染包含鏈球菌性咽喉炎、蛀牙和肺炎等。另一方面，益菌則生活在腸道中，有助於食物消化。

另一種病菌是病毒，基本上這就是一個包含有遺傳物質的膠囊。與細菌不同，病毒需要有宿主才能繁殖。當病毒進入身體，好比說那些引起流感或普通感冒的，就會劫持宿主體內的細胞，進行自我繁殖。

有些真菌也是單細胞，儘管體積稍大一些。其他如黴菌、酵母菌和菇類，則生活在空氣、水和土壤或是生物體內。真菌對於製作某些食物很重要，例如麵包、優格和某些起士。但某些類型也會導致酵母菌感染和尿布疹。

最後一大類是原生動物，這種單細胞動物會在潮濕環境中茁壯成長，並透過水傳播疾病。還有其他介於這幾大類間的病菌，例如黴漿菌（mycoplasmas）和立克次體（rickettsias），也都會致病。

由於微生物種類繁多，醫師必須檢查血液和尿液樣本，確定是哪種類型的病菌引起疾病，才能加以治療。因為病菌可以在物體表面存活數天，避免感染最有效方法是經常洗手，而且一定要在如廁後洗手。

補充資訊：

1. 將 1,000 個細菌並排，約是一個鉛筆橡皮擦的寬度。
2. 抗生素中的青黴素源自於真菌。
3. 1993 年，一種原生動物滲入了密爾沃基的供水系統，最終造成約 40 萬人生病。

阿斯匹靈 Aspirin

西元前 5 世紀左右，希臘醫師希波克拉底（約西元前 460 ～ 377）描述了一種神奇的粉末，可以減輕肌肉和關節疼痛，治癒頭痛和退燒。數百年後，科學家發現這種苦味物質，也就是在希波克拉底時代從柳樹樹皮中萃取出來的粉末中，含有一種現在稱為水楊苷（salicin）的化合物，身體會將其轉化為水楊酸。這種化學物質日後就成為製造現代阿斯匹靈的基礎，一家製藥廠還稱其產品是「創造奇蹟的神奇藥物。」

單純的水楊酸確實能夠有效止痛和退燒，但它也會造成胃部不適，導致消化道出血。1800 年代後期，德國科學家費利克斯‧霍夫曼（Felix Hoffman，1868 ～ 1946）著手尋找新的化合物，想要幫他父親治療關節炎，又不會引起胃部不適。在拜耳公司（Bayer）工作時，霍夫曼合成出乙醯水楊酸（acetylsalicylic acid，ASA），這是一種改良版的水楊酸，具有相同的療效，但比較不傷胃。1899 年，拜耳開始銷售這種新藥，取名為阿斯匹靈。

今天在美國，每年大約服用掉八百億片的阿斯匹靈，用於舒緩頭痛、經痛、感冒、牙痛和肌肉痠痛等，也用於緩解紅斑性狼瘡和其他風濕病的症狀，這類病症是因為免疫系統攻擊自己身體所造成。因為阿斯匹靈可以幫助預防血栓的形成，現在有許多心臟病發作或曾經中風的人每天都會服用低劑量的阿斯匹靈，以防復發。阿斯匹靈還可以退燒，這可能是藉由影響腦內控制體溫的下視丘來作用。藥物在血液中流到身體各個部位，4 ～ 6 小時內就會過濾出來，透過尿液排出體外。

阿斯匹靈會與環氧化酶（cyclooxygenase-2，COX-2）結合，阻止它們產生前列腺素（prostaglandins），這種化學物質會促成疼痛、腫脹和血液凝固。在受傷或因為疾病而受損的組織中通常都存在有 COX-2 這種酵素。阿斯匹靈也會抑制另一種結構類似的酶，COX-1，這種酵素有助於保護胃壁；這就是為什麼阿斯匹靈及其類似藥物會導致噁心和傷害消化道的原因。

補充資訊：

1. 阿斯匹靈有分成處方藥和非處方藥兩種規格，而且有各種藥劑形式，除了普通藥片，還有腸溶片、緩釋配方、咀嚼片、口香糖和直腸栓劑。
2. 患有氣喘、經常鼻塞、流鼻涕或有長鼻息肉的人，對阿斯匹靈產生過敏反應的風險較高。
3. 在兒童身上，阿斯匹靈可能會導致危及生命的雷氏症候群（Reye's syndrome），這種病會導致脂肪堆積在大腦、肝臟和其他器官中。

頸動脈
Carotid Arteries

用手指去摸脖子時，沿著氣管移動，就會感覺到脈搏，這是來自你的頸總動脈，這兩條大動脈將富含氧氣的血液運送到臉部和大腦。

身體兩側各有一條頸動脈；右頸總動脈是從頸部到頭臂動脈幹（brachiocephalic trunk），而左邊的那條則是直接從心臟的主動脈弓（aortic arch）出來。從那裡開始，兩條血管幾乎依循相同的路徑。這兩條動脈幾乎都是在頭顱的底部分支出去，內部的分支將血液輸送到大腦，而外部的則擴散到整個臉部。

如果脂肪和膽固醇積聚在頸動脈內堵塞血流，即動脈粥狀硬化（atherosclerosis）或形成斑塊（plaque），大腦功能和視力可能會受到影響，甚至引發中風。頸動脈中的斑塊可能會阻斷血流，或是導致血液流動異常，形成血栓（clot）。檢查血管堵塞的方式很多，可以透過超音波、電腦斷層掃描或血管造影術——將染料注入動脈然後拍 X 光片。

頸動脈堵塞率在 75 ～ 99% 之間的患者通常會以手術清除，讓血液得以重新流回大腦。（但若血管完全堵塞，那就太過危險，不能進行手術。）醫師可能會插入一條塑膠材質的分流管（shunt）到動脈上方和堵塞處下方，嘗試移除斑塊，並重新開闢血流。動脈狹窄或堵塞的患者也可以透過改變生活方式來改善，採行低脂、低膽固醇的飲食，進行規律運動，以及服用血液稀釋劑和膽固醇等藥物來治療。

補充資訊：

1. 醫師可能會用聽診器貼在患者的喉嚨上，聽聽看是否有所謂的頸動脈雜音（carotid bruit），這是種異常的聲音，代表血管內有脂肪堆積，或是較高的中風風險。
2. 停留在一處並堵塞動脈血液流動的凝塊稱為血栓，當凝塊移動到較小的血管並卡在當中時，就造成栓塞。
3. 中年人中風的一個重要原因是頸動脈剝離（artery dissection），這是指動脈內層形成撕裂，血液滲入血管層之間的空間。動脈剝離通常是因為頭部或頸部受到鈍性創傷，但也可能會發生自發性的撕裂。

卵巢
Ovary

　　雖然卵巢約莫是一個核桃的大小，但這兩個珍珠色的組織團塊可是女性生殖系統的中心。它們不僅供應卵子，還會排放雌激素和黃體素（或稱助孕酮）這兩種雌性激素。這些身體製造的化學物質幾乎影響女性生理的各個層面：除了控制排卵和月經，還有助於保持骨骼、心臟、乳房、皮膚和陰道健康。

　　卵巢位於子宮兩側，以韌帶連接到子宮頂部，相距約 2.5 公分。卵巢的兩個主要組成一是髓質（medulla），這是核心部分，是由纖維性結締組織、神經和血管組成；另一是皮質（cortex），這是一厚厚的外層。皮質是由數萬個充滿液體的卵囊（follicles）所構成。處於生育年齡的女性，每個月位於前方腦部的腦垂體都會釋放濾泡刺激素（follicle-stimulating hormone，FSH）到血液中。這會引發多達 20 個濾泡開始成熟，分泌雌激素，並且啟動身體其餘準備懷孕的部分。

　　濾泡發育完全後，通常只有其中一側卵巢中的一顆濾泡會浮上來。然後濾泡刺激素和黃體成長素（luteinizing hormone，LH）便會激增，卵巢爆裂開來，卵子便隨著一波液體被排出來。當卵巢的外層癒合時，製造黃體素的細胞會暫時在裂口處生長。（若是黃體素過多，就會造成腹脹、乳房脹痛和情緒起伏這些經前症候群。）因此，女性的卵巢會隨著年齡增長而變得傷痕累累；到更年期時只剩下白色纖維狀的組織。

補充資訊：

1. 每個卵巢長約 4 公分；整組重量不到 8.5 公克。
2. 卵巢是雌性性腺，也可說是產生生殖細胞的腺體。男性的性腺則是睪丸。
3. 兒童時期，卵巢只是功能極少的微小結構，到了青春期卵巢會延伸拉長並且發育成熟。

碳水化合物
Carbohydrates

　　碳水化合物是三大類食物中的一類，另外兩類是蛋白質和脂肪。唾液、胃和肝臟會將碳水化合物分解成葡萄糖，這是糖最簡單的類型，也是在血流中於體內循環的形式。這種糖為體內的細胞提供適當運作所需的能量。

　　碳水化合物的結構有簡單的，也有複雜的，是以身體消化它的速度來決定。水果、奶製品和精製糖含有能夠迅速消化的簡單碳水化合物。全麥麵包和穀物，含澱粉的蔬菜和豆類則提供複雜的碳水化合物，消化的過程較為緩慢。汽水、糖果和蛋糕等食物中含有白麵粉和糖這類精製的碳水化合物，不僅熱量高而且會導致血糖快速變化。這些都是結構很簡單的碳水化合物，有時又被稱為壞碳水化合物（bad carbs）。最好是要限制這些食物的攝取量。

　　一般來說，複雜的碳水化合物比簡單的碳水化合物更有益健康，是較佳的食物選擇。全穀類和一些含有簡單碳水化合物的水果和乳製品算是好的碳水化合物，因為它們含有維生素、礦物質和纖維。要讓健康達到最佳狀態，應該在你的飲食中添加這些營養豐富的碳水化合物。

補充資訊：

1. 身體如果沒有立即使用葡萄糖，就會將其儲存在肝臟和肌肉中以備後用。
2. 全穀物（whole grains）是指包含穀物種子或籽粒所有部分的穀物，當中含有膳食纖維等重要營養素。製造商在生產精製穀物（refined grains）的加工過程中會去除膳食纖維、葉酸和鐵等重要的養分。至於豐富穀物（enriched grains）則是指白米和白麵包等精製穀物，將葉酸和鐵等養分添加回來。強化穀物（Fortified grains）則是再添加了額外營養素的豐富穀物。
3. 棗糖和深紅糖是白糖的良好替代品，因為它們的抗氧化劑含量要高得多。

頭部穿孔：古印加腦外科手術
Trepanation: Ancient Incan Brain Surgery

腦外科手術聽起來像是 20 世紀的產物，畢竟醫師需要先進的外科技術才能執行這樣精細而危險的程序。但是根據最近一項令人驚訝的發現，事實可能並非如此。

2008 年，紐黑文的南康乃狄克州州立大學和紐奧良的杜蘭大學的研究人員發表了一項報告，是關於秘魯安第斯山脈出土的 411 具古代印加人骨骼的研究。這些可回溯至西元 1000 年的人類頭骨，顯示出他們曾經做過某種原始而有效的手術，以治療頭部損傷。具體來說，這些頭骨有一小部分遭到移除，這個程序稱為頭部穿孔，或是環鑽術（trephination）。

考古學家認為這主要是針對那些在戰鬥中受傷的男性所施行。外科醫師在頭骨上鑽一個洞是為了排出多餘的液體，這是頭部受到撞擊後積聚在腦中的。頭骨上的記號標示出印加醫師刮掉頭骨來開洞，以便通到大腦所在之處。有證據顯示要嫻熟這種技術需要很多年的練習，只有少數腦傷士兵在第一波環鑽術後存活下來。

不過當歐洲探險家抵達南美洲時，印加外科醫師早已大幅改善這項技術，術後的存活率高達近 90%。印加外科醫師使用野生煙草、玉米啤酒和藥用植物來舒緩疼痛，降低感染的風險。雖然今日的醫師擁有麻醉、X 光以及更好的手術工具，在處理嚴重頭部外傷引起的腦出血和腦壓時，仍舊採取類似的程序，依然是透過移除一塊頭骨來減緩這些症狀。

補充資訊：

1. 雖然鑽孔在男性中最為常見，但一些女性的遺體也顯示出有接受過頭部穿孔手術的跡象。據信，印加人也可能對癲癇病採用相同的手術。
2. 印加醫師用作麻醉劑的古柯植物（coca plant）目前在安第斯山脈地區仍相當普遍，當地人會加以咀嚼，當作是溫和的興奮劑，也可以加工製作成可卡因（cocaine），或稱古柯鹼。
3. 歷經頭部穿孔手術倖存下來的印加戰士，有時會佩戴那些移除下來的自身頭骨，當作是帶來好運的護身符。

壞死性小腸結腸炎
Necrotizing Enterocolitis (NEC)

壞死性小腸結腸炎可說是相當直白地在字面上就說明了這個病症。壞死是指導致組織死亡，而英文中的 *entero* 是指小腸，*colo* 表示結腸，而 *itis* 則是發炎。不過在現實生活中，這種醫療狀況要複雜得多——而且危險得多。每年竟然有 2 萬 5 千名嬰兒，因為胃腸道感染和發炎而導致部分或全部的腸道毀損。

有超過 85% 的壞死性小腸結腸炎病例發生在早產嬰兒身上。症狀通常在出生後的前 2 週內出現，包括血便、綠色嘔吐物、腹部腫脹或發紅，對餵食的耐受性差，比較少見的跡象有腹瀉、嗜睡和體溫波動。若醫師懷疑有罹患壞死性小腸結腸炎，會以 X 光檢查腸道和腹腔是否有氣泡。這種病的治療方法包括抗生素、鼻胃引流術（從鼻子插管到胃中排除空氣和液體），以及靜脈輸液補充營養。病情嚴重時，必須要以手術切除壞死的腸道。

儘管壞死性小腸結腸炎已有廣泛研究，但仍然不清楚確切原因。一些專家認為，早產兒因為出生時腸道組織較弱，開始進食時，消化的壓力可能會導致通常無害的細菌去攻擊和破壞消化器官。但也有其他研究人員認為，罹患呼吸窘迫症候群而導致低血氧的嬰兒，因為體內可用的氧氣都被引導到重要器官而鮮少去腸胃道。另一個更具爭議性的理論是壞死性小腸結腸炎可能具有傳染性，會在新生兒間傳播，因為同一托兒所中的許多嬰兒經常會同時生病。

補充資訊：

1. 壞死性小腸結腸炎很少見，每兩千到四千名新生兒中僅有 1 人。但這比率在早產兒身上迅速飆升，大約是 10% 體重不到 595 公克的新生兒會經歷壞死性小腸結腸炎。

2. 母乳餵養的嬰兒罹患壞死性小腸結腸炎的風險低於喝配方奶粉的嬰兒。

病毒
Virus

　　病毒是任意襲擊身體的吸血鬼。它們不是動植物，也不是細菌。這些傳染源無法獨立生存，是靠著劫持其他細胞來幫助它們繁殖和進行代謝活動。

　　1892年俄羅斯科學家伊凡諾夫斯基（Dmitry I. Ivanovsky，1864～1920）首次發現了病毒，其英文是由兩個拉丁文中的詞組合而成，意思分別是是「毒藥」和「黏液」。今天，科學家已經鑑定出五千種以上的不同類型病毒。其中有些是引起普通感冒和流感的，它們會迅速繁殖並殺死宿主細胞，而其他的，像是生殖器皰疹病毒，則可以在體內休眠多年。另外還有一些，像是導致愛滋病的病毒，則是一種緩慢型病毒，這意味著它們會留在細胞中多年，緩慢地複製。

　　病毒本質上是由核酸（DNA或RNA）所組成，周圍環繞著一個蛋白質外殼或稱殼體。大多數病毒的形狀為桿狀或球形，或是二十邊的多邊形。因為它們缺乏酵素，不能自行生產能量，也沒有核糖體來合成蛋白質和繁殖，病毒只能去找宿主細胞，附在其上。它們會像針一樣地將遺傳物質注入到新找上的細胞。這時，病毒的核酸就會接管整個細胞的運作，產生新的病毒顆粒。通常這個過程會破壞宿主細胞，而釋放出來的新病毒則會去感染其他細胞。

　　因為病毒是嵌入在細胞中，所以要剷除它們會比殺死細菌困難得多。有些抗病毒藥物會攻擊病毒，而疫苗也能夠刺激免疫系統產生針對特定病毒的白血球，進而消滅病毒。

補充資訊：

1. 病毒的大小從 20 到 400 奈米不等。即使是最高倍率的顯微鏡，也只能看到最大的病毒。
2. 一些專家認為，造成恐龍滅絕的罪魁禍首就是病毒。
3. 引起普通感冒的病毒可以在體表外存活數天。

脊骨神經醫學
Chiropractic

脊骨神經醫學是一種替代醫學，其基礎理論是調整脊柱可以處理健康問題，改善整體健康。研究顯示脊骨神經醫學可有效舒緩腰痛和某些類型的頭痛。據推測這對非脊柱疾病也有好處，例如高血壓、注意力缺陷和耳部感染等，但這部分尚未得到科學證明。

一般認為現代脊骨神經醫學是由愛荷華州醫師丹尼爾・戴維・帕爾默（Daniel David Palmer，1845～1913）於 1895 年所創立。脊骨神經醫學／chiropractic 這個詞的英文源自於希臘文中的手（cheir）和行動（praxis）。帕爾默認為身體具有強大的自癒能力，但脊柱錯位會干擾能量的自然流動。

脊骨神經醫學是以突然的扭轉、拉動或推動等動作來操縱人的關節和骨骼。這類治療的目標是逆轉由事故、不良姿勢或其他脊柱問題造成的損害。整脊的潛在副作用包括暫時性的不適、頭痛和疲勞。嚴重併發症很少見，會有因為神經末節受損、以及受損動脈導致大腦的血液供應受阻，而出現下背部疼痛或無力。

一些整脊師在調整脊柱之前，會使用熱敷或冰敷、電刺激、針灸或超音波來協助肌肉放鬆。他們也可能納入其他治療策略，例如膳食補充劑、復健運動以及營養和減重諮詢。

一項 2002 年的全國性研究發現，大約有 20% 的美國人曾經接受過脊骨神經醫學治療。相較於與其他形式的替代醫療，脊骨神經醫學通常涵蓋在保險理賠範圍內：許多醫療保健計劃，包括某些州的醫療保險（Medicare）和醫療補助（Medicaid），都有給付脊骨神經醫學的療程。

補充資訊：
1. 要取得脊骨神經醫學博士學位，必須完成三年的大學課程和四年在取得認可的脊骨神經醫學學院。
2. 有一半在職的美國人表示有背痛問題。這是美國人去看醫師的第二大原因。
3. 「脊椎」是由 33 塊稱為椎骨的甜甜圈狀骨頭所組成。

自主神經系統
Autonomic Nervous System (ANS)

我們身體多數的主要器官和肌肉都是由自主神經系統調節。在大多數情況下,好比說血管收縮或心跳加快這類自主神經系統的作用,並不會受到我們的意識所調控,這樣可以幫助我們立即對環境做出因應。這套系統不需要動用到意識就能運作,許多情況下,甚至是在不知不覺中發生。

自主神經系統會調節皮膚、眼睛、心臟、肺和胃的肌肉。它還控制腸道、唾腺、胰島素分泌、泌尿功能和性慾。自主神經系統的主要目標是維持體內的恆定性,即達到適當的平衡,主要是透過其兩個主要組成:交感神經系統和副交感神經系統。

在感受到危險或緊急時,交感神經系統會幫助我們的身體表現出戰鬥或逃跑的反應。在面臨威脅時,不論是身體的還是情緒上的,大腦都會做出反應,保護身體避開危險,這時血管收縮,將血流從胃腸道和皮膚收回。瞳孔放大,讓更多的光線進入眼睛。肺部打開,增加氧氣交換量。

副交感神經系統則剛好相反,會在平靜的時候逆轉上述這些功能,讓我們能夠舒適地休息,順暢呼吸,消化食物,由於有更多的血液流向胃腸道,也吸收更多的營養。副交感神經系統也參與產生男性勃起的活動。

自主神經系統問題包括勃起功能障礙、過度頭暈、尿失禁和無法出汗。這些疾病可能隨著年齡增長而出現,也可能由糖尿病等疾病引起。在這種情況下,治療潛在的醫療問題可能會減緩病痛。若是沒有改善,目前也有藥物可用於治療許多自主神經系統疾病的症狀。

補充資訊:

1. 有些人可以透過訓練來控制自主神經系統的功能,比方說以冥想和生物反饋來控制心跳或血壓。
2. 自主神經系統由下腦幹中的神經元組成,位於延腦 (medulla oblongata) 中。若是在這區塊以上的中樞神經系統區域受損,儘管可能已處於植物人狀態,心血管、消化和呼吸功能這些由不自主神經調控的過程都還會繼續,生命仍可維持。
3. 當部分自主神經系統停止不自主運作,就可能會出現排汗減少、尿滯留、便秘和勃起功能障礙。

輸卵管
Fallopian Tubes

1544 年左右，一位名叫加布里瓦 · 法羅皮奧（Gabriele Falloppio，1523 ～ 1562）的義大利牧師決定轉換生涯跑道，改行當外科醫師，結果惹出了不少災難，甚至釀成患者往生的悲劇。這樣的經歷促使他遠離病人，集中精力在醫學研究上，這在當時算是一門專業，與外科手術相反，當時認為手術只是一種買賣交易行為。這是一個偶然的選擇，但法洛皮奧對女性生殖系統的研究讓他留名千古，成為史上極富盛名的解剖學家。當中最為人熟知的，就是他發現了將卵子從卵巢運送到子宮的兩條管道；這些管道的英文後來就以他的名字來命名，以茲紀念。

這些柔軟而有彈性的粉紅色棒狀組織，長約 5 ～ 7.6 公分，在受精過程中扮演重要的角色。每條管子從子宮上緣延伸出去，向卵巢伸展但並沒有附著在其上，而是以短指形狀的觸手散開，這個構造稱為纖毛或菌毛（fimbriae）。當卵子釋放出來後，這些纖毛會往卵巢方向掃動，捕捉卵子。一旦卵子進入管道內部，輸卵管的肌肉和細小的毛髮狀突起，或稱纖毛，會引導它慢慢向下，朝子宮邁進， 整段旅程大概需要 6 天。精子會透過子宮，進入輸卵管，通常是在卵子釋出的頭兩天就會受精。

由於輸卵管對生殖至關重要，因此一種永久性的節育方法就是將它們切開來封住，使卵子不能進入子宮。這稱為輸卵管結紮（tubal ligation），這種綁住輸卵管的方法萬無一失；每年有超過 75 萬名女性選擇這項接受手術。也可再動手術將其打開，但成功率很低。

補充資訊：

1. 在英文中，輸卵管也可以用 oviducts 表示。

2. 為了減少梅毒的傳播，法羅皮奧發明了最初的保險套。那是個放在陰莖包皮上的護套，還以一條粉紅色絲帶綁起來，以增加對女性的吸引力。

糖
Sugar

糖通常是指單醣或簡單碳水化合物——碳水化合物主要分成簡單碳水化合物和複雜碳水化合物這兩大類。糖的甜味讓我們產生對含糖食物的渴望，而通常也是基於這個原因才會添加糖到食物和飲料中。然而，攝取太多的單醣可能有害健康。

身體會將碳水化合物（包括糖）分解為它們最簡單的形式，也就是單醣。然後這些糖會被吸收到血液中。當血糖升高，胰腺便會釋放出胰島素，這種激素有助於將糖分從血液中轉移到體內的細胞，為身體提供能量。單醣是快速的能量來源。糖果、汽水、餅乾、蛋糕、冷凍甜點和水果飲料等食物，本身已經含有單醣，其他由白麵粉和白米等精製穀物製成的食物也是如此。因為身體能夠輕易分解單醣和精製穀物，因此會導致血糖濃度迅速升高。攝取過多這些食物可能會增加罹患糖尿病和心臟病的風險。

攝取過量單醣也會導致體重增加和蛀牙。許多含有單醣的食物，如糖果和汽水，都會提供高密度的熱量。身體會將不用的熱量儲存成脂肪，這就是為何健康飲食中應限制糖分的一個原因。

立即減少飲食中單醣含量的簡單方法是不喝汽水和其他含糖飲料。一份 360 毫升的加糖汽水含有相當於 10 茶匙的糖，也就是 150 大卡的熱量，而且當中不含維生素或纖維。

補充資訊：
1. 果糖、葡萄糖和乳糖這些都算是單醣。
2. 在美國兒童的飲食中，攝取到添加糖的最大來源是汽水。
3. 每天只要喝一杯加糖的無酒精飲料，就會增加兒童肥胖的風險。12 歲以下兒童也應限制果汁的攝取量。
4. 並非所有的單醣或碳水化合物都是有害的。水果、蔬菜和乳製品這類營養食物中也含有一些簡單的碳水化合物。

阿斯克勒庇俄斯
Aesculapius

　　阿斯克勒庇俄斯在今天被視為希臘羅馬的醫神,不過他的傳說可能來自真人真事,根據一位生活在西元前 1200 年左右、真正的醫師生平所改編。

　　在希臘神話中,主掌治療、真理和預言的阿波羅和凡人公主科洛尼斯(Coronis)生有一子。由於科洛尼斯對阿波羅不忠,因此被賜死,並將遺體放在柴堆燃燒,但她的胎兒則從子宮裡救出,並且起名為阿斯克勒皮奧斯(Asklepios),意思是「切開」。阿斯克勒皮奧斯跟從名叫凱龍(Chiron)的睿智半人馬學習治療之術,後來成為一名醫術高超的治療師,能夠起死回生。這導致冥界的統治者哈迪斯(Hades)向眾神之神宙斯抱怨,說阿斯克勒皮奧斯奪走他的冥國子民。宙斯也擔心阿斯克勒皮奧斯擁有神一般的力量,可以讓所有凡人不朽。所以宙斯用閃電殺死了阿斯克勒皮奧斯,然後在阿波羅的請求下,將他封為醫神。

　　他的追隨者後來發展成一個邪教,並在西元前 300 年左右變得非常盛行,流傳到整個希臘和羅馬,阿斯克勒皮奧斯在那裡被稱為阿斯克勒庇俄斯(Aesculapius)。由於當時的人相信阿斯克勒庇俄斯是在病人睡覺時治癒他們,或者是造訪他們的夢境,在夢中提供治療建議,因此他的信徒經常會在供奉他的神廟中過夜。這些寺廟的工作人員裡也有醫師,其功能兼具醫療保健設施和醫學院。阿斯克勒庇俄斯拿著的蛇被認為是神聖的,在他的神廟中很常見。他的信徒相信爬行動物可能帶有治療能力,或是帶來神的訊息。

　　阿斯克勒庇俄斯經常是以站姿呈現,身穿長斗篷,手裡拿著一根盤繞著一條蛇的杖子。類似於今天象徵醫學的圖騰,那是一根纏繞著蛇的有翅膀的杖子,又稱為醫徽神杖(caduceus)。

補充資訊:

1. 阿斯克勒庇俄斯經常與希臘的健康女神海吉亞(Hygeia)一起受到崇拜。這兩人有時被描述為父女,有時則是夫妻。
2. 在荷馬史詩《伊利亞德》(Iliad)中,形容阿斯克勒庇俄斯是位「無可挑惕的醫師」,是特洛伊的馬卡翁(Machaon)和波達利留斯(Podalirius)這兩位希臘醫師的父親。
3. 馬力筋屬(Asclepias)的植物名字就是源自於阿斯克勒庇俄斯,當中的柳葉馬力筋是一種藥用植物,俗稱為「胸膜炎根」(pleurisy root)。

呼吸治療
Respirator Therapy

1929 年，美國醫師菲利普・德林克（Philip Drinker，1894 ～ 1972）打造出第一台機械式呼吸器，為無法正常呼吸者提供人工呼吸。這台機器有一大型金屬槽，讓兒童或成人都可以進入當中的加壓環境，並用一個橡膠項圈套在患者的脖子上。在德林克呼吸器推出後的幾十年間，科學家持續改善和修正這整套過程，不過以呼吸器來進行治療，即使用外部設備來輔助呼吸的方式，一直延續了下去。

今天，醫師主要使用的是正壓型的呼吸器，來幫助患有呼吸窘迫症候群的新生兒和手術中接受麻醉劑的早產兒呼吸。（呼吸器也用於呼吸停止、昏迷、呼吸暫停、呼吸肌疲勞，或呼吸異常緩慢或微弱的成人。）這套機器是由渦輪機、氧氣供應裝置和儲氣罐所組成，會向患者輸送空氣。在嬰兒身上，最常見的呼吸器用法是以連接有持續性氣道正壓呼吸器（continuos positive airway pressure，CPAP）的面罩來供氧。如果只需要少量的額外氧氣，則是讓患者佩戴鼻管——一種帶有塑膠尖頭的管子，可以插入鼻腔。每分鐘會釋放固定量的氧氣到鼻子中。

機械式的呼吸器還會測量氣道峰值壓力，這是要克服肺部和胸壁造成的自然呼吸阻力所需的壓力。呼吸治療師是經過訓練的專業人員，會密切關注壓力量。壓力過大會傷害到肺部或氣道，但若是太少則會剝奪肺部所需的供給全身的氧氣量。

補充資訊：
1. 德林克呼吸器俗稱為鐵肺（iron lung）。
2. 現代版的呼吸器是在 20 世紀脊髓灰質炎，即俗稱的小兒麻痺症，流行期間開始普遍起來。

抗體
Antibodies

　　抗體是免疫系統中的步兵。這些蛋白質專門鎖定外來的致病微生物或是有毒物質的表面或內部的抗原（antigens），等到抗體附著在有害物質的表面後，便能協助白血球將其清除到體外。

　　當 B 淋巴球或稱 B 細胞的白血球接觸到抗原時，它們會在血液中釋放數百萬個抗體。這些抗體會附著在微生物上，並且透過裂解作用（lysis）讓它破裂，加以摧毀，或是它們會加以標記，讓其他細胞過來加以吞噬（phagocytosis）。抗體通常會在體內停留一個多星期，有時可長達數月或數年。

　　每個抗體分子都含有兩部分：表面的結構會特化成專門附著在一特定抗原上的構造，就像是插入鎖中的鑰匙一樣，這個部分會與抗原表面上的表位（epitope）產生連結。抗體分子的莖部則決定抗體的類型，一共有五種結構，即免疫球蛋白 M、G、A、E 或 D。不同類型的抗體反映出這個蛋白質的作用和它在體內的位置：IgM（免疫球蛋白 M）僅會在血液中循環，是第一個對抗原產生反應的抗體。在第二次接觸到抗原時，會釋放出 IgG ——這是抗體中最主要的一大類——與 IgM 相比，這些抗體更小更快，可以離開血流進入組織。另一方面，IgA 抗體是由黏膜中的 B 細胞所產生，經常出現在眼淚和唾液這類身體分泌物中。IgE 抗體會引發過敏反應，對抗某些寄生蟲。最後一群是 IgD，這是身體中最少見的抗體，目前科學家還不確定其功能。

補充資訊：

1. 抗體的研究始於 1890 年，當時科學家從感染白喉的動物身上轉移血液到健康動物身上。研究人員發現接受血液的這群動物對這疾病產生免疫。
2. 抗體也稱為 γ 球蛋白（gamma globulins）。

喹啉
Quinolones

喹啉是源自於萘啶酸（nalidixic acid）的廣效抗生素，能夠有效對抗尿道感染、細菌性前列腺炎、細菌性腹瀉、乳糜瀉、支氣管炎和淋病。其作用方式是破壞細菌中的 DNA 旋轉酶（DNA gyrase）和拓撲異構酶 IV（topoisomerase IV），這兩種酵素都是細胞在複製時不可缺少的。

第一代喹啉藥物源自於 1960 年代萘啶酸的發現，以及 1986 年研發出的一種氟喹諾酮（nalidixic acid）化合物諾氟沙星（norfloxacin）的開發。這些早期藥物分佈到全身的效果很差，主要是用來治療尿道感染。從那時起，又開發出更有效的喹啉類藥物，現在在美國一共有 9 種。

最常開立的處方用藥是氟喹啉（fluoroquinolones），因為它們的半衰期（藥物排出身體所需的時間）相對較長，一天僅需服用一、兩次。嚴重副作用發生率也相對較低，但並非完全沒有風險；咖啡因、非固醇類抗炎藥和皮質類固醇會增強氟喹啉藥物的毒性，而制酸劑、華法林、抗病毒劑和其他藥物也可能會和它產生危險的相互作用。和其他類型的抗生素一樣，很快就演化出對喹啉藥物的抗藥性，目前世界各地已經有幾種病原讓這類藥物失效。由於這類藥物廣泛開立給寵物和牲畜，特別是在歐洲，因此這類藥物的使用已受到牽連。

補充資訊：

1. 2008 年美國食品藥物管理局（FDA）要求廠商在氟喹啉藥物上以黑框列出警語，描述這類藥物會增加肌腱炎和肌腱斷裂的風險。
2. 槲皮素（Quercetin）是一種抗氧化維生素，偶爾會用作膳食補充劑，這會與喹啉藥物競爭，結合在 DNA 促旋酶上，可能會降低藥效。不過目前尚不清楚蘋果和大蒜這類槲皮素含量高的食物是否會影響藥效。
3. 喹啉藥物通常是口服給藥，但在某些類型的感染中，也可以透過靜脈注射，或是局部用藥。

邊緣系統
Limbic System

人性其實是來自於腦中的邊緣系統,這套系統讓人有能力去愛、去笑、去哭、去回憶。

　　腦內的邊緣系統控制著我們的情緒和行為,主要有三個組成,分別是下視丘(hypothalamus)、海馬迴(hippocampus)和杏仁核(amygdala)。大腦的其他幾個部分也與邊緣系統有關,包括儲存不同氣味連結的區域,以及大腦中看似負責性高潮的部分。這些部位透過神經途徑構成的網絡相互連接,形成一個網絡,產生複雜的情緒,讓我們能夠與周圍的世界互動。

　　海馬迴是一種海馬狀的結構——*hippocampus* 這個單字就是來自於希臘文中的海馬——會將經驗轉變成記憶。要是海馬迴損壞或運作不良,會讓人無法形成長期回憶,而且會立即忘記剛認識的人的名字。恐懼和性興奮則是由杏仁核控制,這當中有兩個神經分支,就在海馬迴的旁邊。

　　下視丘是邊緣系統中最繁忙的部分,實際上也是整個大腦中的熱點。它控制飢餓和口渴的感覺,並處理我們對痛苦和快樂的反應。一般認為是下視丘造成接連不停難以控制的笑聲。下視丘還會透過腦垂體,將荷爾蒙泵入血液中,向身體其他部位發送信號。這兩者都位於大腦前部,在眼睛上方和兩眼之間。

　　因為自然的愉悅感是生存的重要條件(也是原因),因此邊緣系統會產生對事物的渴望,並且提供感官獎勵。大腦中的腹側被蓋區(ventral tegmental area)會對正向的經驗——工作表揚、性交、冰淇淋——做出反應,釋放一種稱為多巴胺的化學物質,讓人產生幸福感和滿足感。

補充資訊:
1. 難以控制的連聲大笑、友誼的形成,以及愛和感情的表達,都是由邊緣系統促成的。
2. 一些抗憂鬱藥物是透過降低多巴胺的「再吸收」而發揮作用,讓引發愉悅感的多巴胺停留在大腦中的時間延長。
3. 尼古丁、可卡因和大麻等藥物會讓大腦充滿多巴胺,引起強烈的快感——並且對此成癮。同樣地,邊緣系統受損的人由於無法享受生活,可能轉而依靠毒品、酒精、食物或賭博來提供他們消失的刺激感。

子宮
Uterus

　　說起強壯的肌肉，大家第一個想到的可能會是鼓起的二頭肌或是線條有致的腹肌。不過人類身上最強壯的一些肌肉其實是在女人的體內，在子宮這樣一個約 7、8 公分長，形狀像是一顆倒過來的西洋梨的生殖器官中。子宮主要由平滑肌組成，提供妊娠發育的場所。這裡的肌肉能夠像太妃糖一樣伸展，以適應不斷成長的胎兒，然後在分娩期間能夠有力地收縮，將嬰兒推出。

　　子宮位於膀胱和直腸之間。子宮的頂部延伸到卵巢，卵子則是經由輸卵管進去；子宮底部彎曲成一個狹窄的子宮頸，通向陰道。（幾個世紀以來，科學揭開許多關於這些器官的奧秘：西元前 6 世紀，埃及、希臘和羅馬的醫師都認為子宮是活動式的，可以在體內遊蕩。）

　　這個中空器官的內襯是子宮內膜（endometrium），這是一層粉紅色的細胞，彼此相鄰排列，就像瓷磚一樣。進入子宮後，受精卵（現在已發展成胚胎）便會附著在子宮內膜上。然後，位於血管密佈組織中的內膜細胞便會漸漸地覆蓋住這個珍貴的胚胎，這時胚胎會順勢鑽進這個細胞層中，尋找血管為其提供氧氣和營養。但是若沒有發生受精，子宮內膜的頂層便會在 3～5 天的月經期間排出體外。子宮這時會收縮，好讓這層未使用的子宮內膜脫落，有時這會導致女性抽筋和背痛。之後子宮中會長出新的子宮內膜細胞，為下一個排卵週期做好準備。

補充資訊：

1. 19 世紀後期，專家認為「手淫之邪」會導致子宮疾病和月經異常。
2. 在拉丁文中 uterus 是指「肚子」或「子宮」。以英文來描述一個以上的子宮時，可使用 uteri 和 uteruses，這兩個字都是正確的。

葉酸
Folic Acid

葉酸屬於維生素 B 群，對幫助身體製造新細胞至關重要。許多食物中都存在有葉酸的天然形式，包括綠色蔬菜、水果、乾燥豆類、豌豆和堅果。麵包、穀物和其他穀物產品會添加合成形式的葉酸，以補充營養，或是製成營養強化的製品。亦可以將其作為膳食補充品服用。

葉酸是保持血液健康的必需品。缺乏葉酸時會出現貧血，可能是因為身體中的紅血球太少，會讓血液難以傳送足夠的氧氣到全身。若是診斷出貧血，應該要去檢查自己的葉酸濃度。

孕婦尤其需要攝取足夠的葉酸，不論是在懷孕前和懷孕期間，可以預防嬰兒大腦和脊柱的先天缺陷，諸如無腦畸形（大腦發育失敗）和脊柱裂（脊柱畸形）。大多數女性每日需要 400 微克（1 微克等於百萬分之一公克）的葉酸；懷孕時每天應攝取 400 ～ 800 微克。若是正在服用可能會影響身體吸收葉酸的藥物，應該諮詢你的醫師，確定需要補充的葉酸量。

不可能從食物中攝取過多的葉酸，但有可能因為服用過多營養品而補充過量。每天服用超過 1,000 微克的葉酸可能會導致神經損傷，而且會掩蓋住缺乏維生素 B_{12} 者的惡性貧血問題。純素食者和超過 50 歲的人是缺乏 B_{12} 的高危險群。

補充資訊：

1. 葉酸有助於預防阿茲海默症、老年性聽力損失和某些癌症。
2. 美國政府從 1998 年開始要求在穀物和麵包中添加葉酸，以預防出生缺陷。
3. 一項研究報告發現葉酸補充劑會增加結腸癌的發生率。

黑死病 The Black Death

　　1300 年代初期，黑死病在中國或埃及爆發，這場流行病很快地透過帶有跳蚤的老鼠傳播到歐洲。在五年內奪去 2,500 萬人的性命——佔當時歐洲人口的三分之一。

　　這場瘟疫於 1347 年抵達歐洲，是由一艘從黑海回到西西里島的貿易商船傳開來的。當時船上大多數人已經因為這種病而死亡，倖存者很快就感染了整個城鎮。這場病從西西里島向北傳播，經由義大利再傳到其他國家。在英國，瘟疫傳播得特別快，因為那裡的城市特別擁擠，而且生活條件骯髒。要是一名家庭成員出現症狀，全家人就會遭到隔離（quarantined）——這個字來自於義大利文中的 *quarantina*，意思是 40 天，這就是最初訂出的隔離期，而其他同住者只能聽天由命。當時沒有足夠的空間或足夠的健康人員來處理所有死者，因此就任由遺體堆放在街上。諷刺的是，最初還曾懷疑這是貓引發的，而將牠們趕出城外——這或許是少數能夠控制帶原老鼠數量的工具。當時的人認為黑死病是上帝的懲罰，將流行病怪罪到猶太人、外國人、痲瘋患者和乞丐身上，在這段因為大規模死亡而造成社會動盪的時期，他們因此受到許多指責和迫害。

　　現今大多數醫師認為黑死病是由耶爾森氏菌屬的鼠疫桿菌（*Yersinia pestis*）所引起。黑死病和腺鼠疫的特點都是發冷、發燒、嘔吐、腹瀉，以及在頸部、腹股溝和腋窩因淋巴結出血而形成黑色癤子（這就是取名為黑死病的由來）。如果不治療，在感染腺鼠疫的一週內幾乎必死無疑，尤其是當細菌擴散到感染者的肺部時。現今世界上的某些地方鼠疫仍然存在，不過已經可以用抗生素來進行治療。

　　然而，也有些科學家認為黑死病實際上並不是腺鼠疫。他們認為黑死病是透過人傳人而傳播開來，而不是受到病菌感染的老鼠，並認為這是由其他不明的感染原所引起的。

補充資訊：

1. 在接下來的幾個世紀裡，鼠疫多次在歐洲爆發。最初是在距第一次大流行後的三百多年，於 1665 年在倫敦爆發開來。一年內，在冬天到來之前就有 10 萬人死去，但之後發生的倫敦大火燒死了帶有感染源的跳蚤，瘟疫也逐漸消退。
2. 相傳英國童謠《編玫瑰花環》（Ring around the Rosy）源自於 14 世紀。玫瑰花環指的是紅色皮疹，而「我們都倒下」（We all down）這句歌詞則象徵著死亡。然而，大多數專家都懷疑這只是穿鑿附會的說法。
3. 義大利作家喬瓦尼・薄伽丘（Giovanni Boccaccio，1313 ～ 1375）經歷過 1348 年遭到瘟疫肆虐的佛羅倫斯。他的著作《十日談》（*The Decameron*）便是講述逃到城外別墅躲避疾病的十個人的故事。

嬰兒猝死症候群
Sudden Infant Death Syndrome (SIDS)

嬰兒猝死症候群會在毫無預警或不知緣由的情況下發生，因此相當令人害怕。嬰兒猝死症候群不是一種特定的病症或疾病，而是指嬰兒在沒有任何明顯原因的情況下死亡的一種診斷。許多時候，嬰兒就在熟睡中死去。嬰兒猝死症候群是 1 歲以下兒童的主要死因，每年奪走 2,500 名嬰兒的生命。

儘管經過多年研究，但科學家尚未在生物學上找到造成嬰兒猝死症候群的確切原因。有專家認為，這是身體問題（例如心臟或大腦有缺陷，或是自主神經系統尚未發育成熟）再加上環境觸發因素（例如朝下趴睡）的組合所造成的。最近的研究顯示，導致心跳異常的長 QT 症候群（long QT syndrome）或許是其中一項原因。

雖然沒有什麼靈丹妙藥可以預防嬰兒猝死症候群，但專家發現某些習慣或許有助於保護嬰兒。最重要的是，如果嬰兒還不會自己翻身，要採取背部朝下的仰睡姿勢，而不是腹部朝下或側躺。有一種理論推測趴睡在厚床墊上的嬰兒可能會吸入自身所呼出的空氣，因而降低氧氣的吸收量，有可能低到足以危及生命的狀態。這一點，若再遇上控制睡眠期呼吸的大腦區域有缺陷，就可能會導致嬰兒猝死症候群。

由於母親吸煙的嬰兒死於嬰兒猝死症候群的比例較高，因此在居家環境中禁止吸煙是非常重要的。使用嬰兒床和輕薄的床墊也可以保護嬰兒，因為厚被子或成人床可能會導致窒息。最後，睡前給嬰兒一個安撫奶嘴也可以降低嬰兒猝死症候群的機率。

補充資訊：

1. 男孩比女孩更容易發生嬰兒猝死症候群。
2. 嬰兒猝死症候群的高風險群有：秋季或冬季出生的嬰兒；母親有抽煙或吸毒；或是非裔美國人或美洲原住民。
3. 餵母乳可以降低感染風險，有可能保護嬰兒免於發生嬰兒猝死症候群。

紅血球
Red Blood Cells (RBCs)

紅血球是造成血液呈深紅色的原因，幾乎佔血液體積的一半，在每立方毫米的血滴中塞滿了大約四、五百萬顆。這些微小的細胞，負責將氧氣輸送到全身。

紅血球的直徑僅有 7.5 微米，是體內唯一沒有細胞核的細胞；紅血球的細胞成熟時，胞器便會離開。因此，它們看起來就像沒有孔的貝果——呈現中心扁平或凹陷的圓盤狀構造——而且這種細胞非常靈活，經常會彎曲和折疊自身，進入較小的血管。紅血球的細胞膜鞘是由脂質、蛋白質和血紅蛋白所組成，在穿過肺部時，當中含鐵的物質會與氧氣結合。這些紅血球在全身循環時，就會將氧氣透過微血管壁擴散出去。組織和器官以氧氣為能量，在代謝循環中會將其轉化為二氧化碳，然後再由紅血球收集副產物中的這些廢氣，將其運送到肺部處理。

紅血球可存活約 4 個月，死亡後會由脾臟或肝臟從血流中移除，骨髓中新生的細胞便會取代它們。如果組織沒有獲得足夠的氧氣，身體就會產生過多的紅血球。這種情況稱為紅血球增多症（erythrocytosis），通常是因為心肺功能不佳，可能是由心臟病、慢性堵塞性肺病或吸煙等原因所導致。在極少的情況下，血液出現高紅血球計數，是因為一種多紅症（polycythemia）的疾病。醫師只要在醫囑中開立驗血檢查，就能計算紅血球數量，作為診斷依據。

補充資訊：

1. 每秒平均有 200 萬個紅血球死亡。
2. 在高海拔地區，空氣中的氧氣較少，會導致身體產生更多的紅血球。
3. 含鐵的血紅蛋白分子與氧結合時會變紅。這就是血球呈現紅色的原因。

毛地黃 Digitalis

毛地黃的葉子，要謹慎給藥，

另一個偏愛天堂的證據將會愉快地展示出來；

它可以減弱快速的脈搏；可以緩和忙碌的血流；

若受到命運之神的眷顧，或可再多活上一陣。

　　這些文字是詩人莎拉・霍爾（Sarah Hoare，1777 ～ 1856）在 1820 年左右寫的，發表在第九版的《植物學導論》（*An Introduction to Botany*，1823）上。這首詩指的是毛地黃，一種數百年來用於放鬆和加強心肌收縮的植物。這是從乾燥毛地黃的葉子中萃取出來的，今日常用在充血性心臟衰竭的患者身上，恢復他們的血液循環。

　　毛地黃毒苷（Digitoxin）和地高辛（digoxin）這兩種是最常見的毛地黃處方用藥，有口服或靜脈注射的形式，都屬於一類叫做強心苷（cardiac glycosides）的藥物，其作用是減緩心跳加快，縮小心臟的腫脹，並增加心肌收縮的力量，從而增加心臟的輸出量。

　　不過，毛地黃過量會導致一種稱之為毛地黃中毒（digitalis toxicity）的危險狀況。症狀包括心悸、嘔吐和腹瀉，以及視覺障礙：一些患者會看到光或亮點，看見物體周圍發出光暈，或出現顏色感知的變化。中毒可能是因為單次使用大劑量的毛地黃，或是長時間的積累，一般是出現在腎臟病患者身上。通常會開一些利尿藥物給服用毛地黃的心臟衰竭患者，以排除體內的鈉和多餘的液體，幫助他們降低血壓。但利尿劑會導致脫水和缺鉀，這兩者都會增加毛地黃中毒的風險。為了要避免這個問題，通常也會開立鉀的補充劑或保鉀利尿劑。

補充資訊：

1. 毛地黃最早是 1700 年代晚期由英國醫師威廉 ・ 威靈寧（William Withering，1741 ～ 1799）首先開立，他用它來治療浮腫，這種狀況是指「人的身體膨脹成怪誕形狀，擠壓到他們的肺，最終帶來緩慢而無情的死亡。」浮腫現在稱為水腫（edema），是指體內積液過多。
2. 毛地黃中毒會導致異常心跳（心律不整），嚴重時足以致命。
3. 18 世紀經常使用毛地黃混合物來嘗試治療氣喘、癲癇、腦積水、精神錯亂和其他疾病，但幾乎都不奏效。

大腦皮質
Cerebral Cortex

大腦最大的部分是看似皺紋的外層，稱為大腦皮質。這個區域負責有意識的體驗，包括知覺、推理、記憶和計劃。大腦皮質還會分析神經訊號和發送反應到全身的神經細胞，協調身體所有感覺和運動類的活動。

如果將大腦皮質從大腦中取出，攤開所有的褶皺，大約有一條大毛巾的大小。厚度約莫 0.6 公分，一共分為六層，佔大腦重量的 40% 左右。這層外殼主要覆蓋在灰質上，這是由無髓鞘神經元所組成的區域，也就是說這裡的神經細胞沒有覆蓋上髓鞘（myelin）這一白色的絕緣保護層。皮質分為左右兩個半球，每個半球又分為幾個腦葉。

額葉（frontal lobe）是最大的腦葉，包含中央溝前廻（precentral gyrus）；這裡有特化區負責控制大多數身體兩側的運動，還有部分的額葉與言語、情緒和解決問題有關。頂葉（parietal lobe）負責接收和轉譯感覺資訊，諸如觸覺、壓力、溫度和疼痛。顳葉（temporal lobe）則是調節聽覺和嗅覺，當中含有能夠協助新記憶形成的海馬迴。枕葉（occipital lobe）負責視力。當中的島葉（insular）和邊緣葉（limbic lobes）這兩個內葉，在大腦皮質表面是看不到的，一般認為這與味覺感知和自主（非自願）行為有關。

除了感覺和運動區之外，大腦皮質上還有一些連結區域。這些區域會將收集到的感官資訊組織起來，轉化為我們對周圍環境的理解。語言和數學能力就是集中在這些區域，主要是在左半球。這就是為什麼有人說擅長語言（以及數學或科學，相對於藝術）的人是「左腦型的」，而富有創造力的人則是「右腦型的」。

補充資訊：

1. 皮質的英文來自拉丁文，原意是指「樹皮」或「外皮」。
2. 偏頭痛患者身上經常會發現大腦皮質較厚的情況，但目前尚不清楚較厚的皮質是否會導致頭痛，還是頭痛者的皮質會變厚。
3. 大腦皮質上有一個迴旋，其頂部稱為腦迴（gyrus），兩個腦迴間的裂隙便是腦溝（sulcus）。

子宮頸
Cervix

子宮頸的英文來自於拉丁文，意思是「脖子」。雖然這描述乍看可能不適合用來形容女性生殖系統中的一個器官，但是考慮到它的外觀時，這說法就滿合理的，因為子宮下方會不斷變窄，成為一根約 3 ～ 5 公分的管子，然後連接到陰道。精子必須游過這個通道才能將卵子受精，經血也必須透過它才能離開身體。

子宮頸主要是由結締組織構成，一共分為三個部分：子宮外口（external os）、子宮內頸（endocervix）和子宮內口（internal os）。外口向陰道打開，看起來像一個小的粉紅色甜甜圈。（生完孩子後會變寬，形狀也跟著改變。）它是進入子宮內頸的入口，子宮頸管貫穿其中，沿著整個子宮頸，結束在內口處，這是通向子宮的主要部分，也就是子宮體（corpus）。

子宮頸管的內襯有一層潮濕的黏膜，就像英式馬芬一樣有凸起和縫隙。這一層內的細胞會分泌黏液，伸出纖毛這種微小的髮狀物，協助精子進入到子宮。子宮頸液中也含有酵素，有助消滅那些引起感染的細菌，使其無法進入子宮。這種黏液在懷孕期間會變得非常黏稠，相當於一個塞子，避免子宮受到感染。分娩過程中，黏液塞子會被排出，子宮頸會不斷擴大到直徑約 10 公分，好讓嬰兒通過。

補充資訊：
1. 雖然技術上來說子宮頸是子宮的一部分，但它具有完全不同的功能，也會出現一系列特有的疾病。
2. 大多數子宮頸癌的病例是由性行為傳播的一種人類乳頭瘤病毒所引起，影響到一半以上性生活活躍的男性和女性。
3. 女性在性高潮期間，子宮頸和子宮都會收縮。

營養強化食品
Enriched Foods

營養強化食品是指在加工過程中流失營養素的食品，再將營養素添加回來，比方說以營養強化白麵粉製成的食品，例如麵包、義大利麵和玉米餅。它們富含鐵、葉酸和菸酸等維生素 B 群，還有麵粉在加工過程中失去的其他營養成分。

營養強化食品的維生素和礦物質含量通常比未加工的食物低，因為在加工過程中損失的營養還是比補充進去的要來得多。比方說，穀物加工成白色麵粉時，會剝離穀物的纖維，這通常不會在強化白麵粉中獲得補充。所以即使是營養強化白麵粉，與未加工的全麥麵粉相比，纖維和其他營養素的含量還是比較少。

光吃營養強化食品不太可能確保攝取到每日所需的所有營養。例如，對於大多數 13 ～ 45 歲的女性來說，若是每天只靠吃營養強化食品來獲得足夠的葉酸，得吃下一整條麵包、四份麥片、三份半的義大利麵，或是十份米飯。大多數人若是只吃營養強化食品，需要服用補充劑來增加營養攝取量。但吃營養強化食品仍然比吃完全沒有強化營養的加工食物來得好。

有些食物之所以強化營養是因為法律規定，為了確保人群擁有更好的健康，也有製造商會自發地為許多食物進行營養強化。美國聯邦政府要求每磅的營養強化麵包、麵包卷或餐必須包含有 1.8 毫克硫胺素、1.1 毫克核黃素、15 毫克菸酸、0.43 毫克葉酸、12.5 毫克鐵和 600 毫克鈣。此外，有些鹽必須加入碘。

補充資訊：

1. 營養強化食品（enriched foods）和強化食品（fortified foods）是有區別的。強化食品除了添加在處理過程中失去的營養外，還會添加其他的養分。低脂和脫脂牛奶通常會補充維生素 A，未加工的牛奶中並沒有這項成分。
2. 孕婦每天應服用 400 毫克的葉酸，以降低嬰兒出生缺陷的風險。除了使用補充劑外，懷孕的女性還應該增加營養強化穀物食品的攝取量，以達到她們的葉酸需求量。

帕拉塞爾蘇斯 Paracelsus

帕拉塞爾蘇斯（1493 ～ 1541）是 16 世紀的醫師和化學家，他證明含有硫酸銅、鐵、汞、硫和其他化合物的藥方可以用來治病，讓醫學有了革新發展。他對許多同行和古代醫學權威的做法嗤之以鼻，還駁斥了那個時代許多錯誤的醫學信念。

帕拉塞爾蘇斯——原名泰奧弗拉斯托斯・馮・霍恩海姆（Theophrastus von Hohenheim）——自小就接受身為德國醫師和化學家的父親所訓練。他還前往位於瑞士的採礦學校就讀，認識了許多地層中的金屬和礦物。十幾歲的時候，泰奧弗拉斯托斯就讀歐洲好幾所大學，但他更看重來自老婦人、吉普賽人（羅姆人）、巫師和非法執業者的建議。義大利的費拉拉大學（University of Ferrara）是歐洲當時少數可以接受有人批評 2 世紀著名希臘醫師蓋倫著作的地方，並且對星星和行星控制人類健康的普遍信念提出質疑。約莫就是在此時，他為自己取名為帕拉塞爾蘇斯，意思是「高於或超過塞爾蘇斯」，因為他認為自己比 1 世紀著名的羅馬醫學作家奧盧斯・科尼利厄斯・塞爾蘇斯（Aulus Cornelius Celsus）更偉大。

從費拉拉畢業後，帕拉塞爾蘇斯在歐洲各地擔任過各種工作，曾經在荷蘭和義大利擔任軍隊的外科醫師，還前往埃及和君士坦丁堡學習煉金術，最終他回到瑞士的巴塞爾大學（University of Basel）任教。在一次廣受關注的講座中，帕拉塞爾蘇斯因為焚燒古代醫師的書籍而震驚了管理當局。1530 年，帕拉塞爾蘇斯寫下了至今為止最好的梅毒臨床描述，還建議可以用汞化合物來治療。他還提出礦工病（矽肺病）的早期解釋，說明這是因為暴露在有毒粉塵中所引發的肺部疾病，當時許多歐洲人認為這種病是由懷恨在心的山區地精引起的。他是第一個提出順勢療法基本想法的人，宣稱「能讓人生病的東西也能治癒人」。1536 年，帕拉塞爾蘇斯發表了第一篇治療戰事中火藥造成傷口的論文，這類傷口問題在歐洲變得日益嚴重，尤其是 16 世紀火藥傳開來之後。

補充資訊：

1. 甲狀腺腫以及頸部前方組織增生造成的疼痛，這些都讓中世紀的醫師感到困惑，直到帕拉塞爾蘇斯將兩者和缺碘聯繫在一起。在許多發展中國家缺碘仍然是一個問題，雖然最好的預防方法——在鹽中加碘——只要花費一丁點錢。
2. 由於對歐洲許多大學不滿意，帕拉塞爾蘇斯曾寫道，他在想這些「高等院校何以設法培養這麼多庸才。」
3. 在巴塞爾的講座之後，帕拉塞爾蘇斯漸漸失去光環，度過很長一段不受歡迎的年月。在他一名病人過世時，帕拉塞爾蘇斯官司纏身，最後他在半夜逃離了這座城市。

熱性痙攣
Febrile Seizure

　　凡是照顧過發燒孩子的父母都知道，這狀況有多麼令人擔心。不過要是孩子出現的是熱性痙攣時，整個情況可能會變得更可怕，孩童這時會因為體溫突然升高而出現全身抽搐。大約每 25 個兒童中就有 1 個曾發生過熱性痙攣；而在這當中，有超過三分之一的人不止發作過一次。熱性痙攣最常發生在 6 個月到 5 歲的幼童身上，尤其是嬰幼兒。

　　雖然目前專家不確定導致熱性痙攣的原因，以及為什麼有些孩子比較容易發作，不過他們發現大多數發生熱性痙攣的人，體溫都在 38.9°C 以上。某些病毒可能會增加發生的風險：大多數時候，是中耳炎或玫瑰疹這類常見兒童疾病造成的。有些時候可能是由嚴重的感染所引起的，例如腦膜炎，也有可能在發燒期間發生，或是兒童接種疫苗所致。

　　儘管看似可怕，但熱性痙攣通常是無害的，不會增加罹患癲癇或腦損傷的風險。熱性痙攣發作時，兒童可能會失去知覺、哭泣或呻吟、眼珠內轉、嘔吐、顫抖或抽搐。大多數時候會在發作 15 分鐘內結束，但有些可以持續更長的時間，或是在 24 分鐘內重複發作多次。如果孩子有熱性痙攣發作，父母應諮詢醫師。

　　父母在親眼見到發作時，要維持鎮定不驚慌是很難的，因此所有的父母都應該學習在熱性痙攣發生時要如何因應。

補充資訊：

1. 英文中 *febrile* 一字有「燒燙的」意思。
2. 預防熱性痙攣的最佳方法是給病童充足的水分，以及控制發燒的藥物。

血栓
Blood Clotting

　　當血管受損時，身體會引發一系列反應，試圖盡快加以修復。血管會立即收縮，使血流減慢，這樣便可以開始凝血。由此產生的凝塊，很像是水管的填縫劑，會將組織密封起來，直到血管癒合。

　　當血管壁中受損的膠原纖維向血小板發出信號，讓它們黏附在傷口上時，就會開始形成凝塊。不久後，一群血小板會形成一個臨時的繃帶，並開始在血液中釋放化學性的求救訊號。最後，一種叫做凝血酶（thrombin）的酵素會將纖維蛋白原（fibrinogen）這種可溶解的蛋白質轉化為長條而富有黏性的纖維蛋白鏈。這些線狀物會編織在一起，形成一個網，包裹住血球和血小板，將受傷區域封閉起來。此時，血小板會釋放出其他有助於組織修復的化學物質。一旦受傷的組織展開修復，在這過程中，血栓就會溶解。

　　雖然血栓有助於治癒身體，但如果這套系統受到干擾，或是凝血變得不受控制，也會造成嚴重傷害。某些疾病會引發全身性的血栓，阻斷血液流動。最為常見的是動脈硬化或發炎，這會在血管中形成一個粗糙的斑點，大塊的血栓會在那裡發展出來；若是它堵住了通往心臟的動脈，就會導致心臟病發作。如果脫落的血栓，堵塞住肺中的血管，就會構成肺栓塞，有可能危及生命，而影響大腦的血栓則會引發中風。通常會用抗凝血劑（anticoagulants）這類避免形成血栓的藥物來預防大血栓的形成。

補充資訊：

1. 有些人的血液中缺乏凝血因子。這讓他們即使遭受到輕傷也會大量流血。這種情況稱為血友病，是種遺傳性疾病，通常好發於男性。

2. 避孕藥中常見的雌激素這種女性荷爾蒙會增加血栓形成的風險。

3. 有些基因缺陷的人形成血栓的風險較高，因此他們更容易罹患靜脈炎（一種血栓堵塞造成的靜脈發炎）、心臟病、肺栓塞和中風。這種缺陷好發於女性，而且懷孕期間可能會增加胎盤提早脫落和產後出血的風險。

利尿劑
Diuretics

利尿劑也稱為水丸，通常是以口服形式為主，是為了增加排尿，幫助排除鈉和體內的代謝廢物。經常開立給高血壓和充血性心臟衰竭的患者，他們的組織中滯留有過多液體，形成水腫。

簡而言之，利尿劑會讓腎臟允許較少的液體返回血液，並將其作為尿液排出體外。這類藥物是透過減少進入血管的液體量來降低動脈壁的壓力。

最方便和最常用的利尿劑是氫氯塞治錠（hydrochlorothiazide），以藥丸形式提供。這類藥物有時又稱為噻嗪類利尿劑，可以透過兩種方式來降低血壓：其一是適度增加腎臟的鈉排泄量，其二是擴大血管。在病情較嚴重的患者身上，會開立環利尿劑（loop diuretics）用於增加鈉和水的排泄，特別是具有嚴重體液滯留和水腫的充血性心臟衰竭患者。這兩種藥物都可能產生危險的副作用，會造成體內鉀含量降低，因此有時會與第三種利尿劑一起開立，這種藥物稱為保鉀藥物。鉀流失會導致心律不整和肌肉痙攣，亦可透過服用鉀補充劑或吃香蕉或柳橙汁這類高鉀食物來治療。

服用利尿劑數小時後，尿量通常會增加，每劑引發的頻尿現象可持續長達六小時；然而，要以利尿劑治療高血壓這類疾病仍可能需要數週的時間。常見的副作用有脫水、口乾、便秘、頭暈和虛弱，尤其是在老年人身上，高達三分之一的心臟衰竭患者（以及那些服用止痛藥或其他會干擾腎臟吸收的藥物者），無法單靠一種利尿劑排除掉體內足夠的鈉和液體，這種情況稱為利尿劑抗性（diuretic resistance）。

補充資訊：

1. 高鹽飲食往往會抵消利尿劑的作用，迫使腎臟吸收過多的鈉。
2. 飲食失調的人有時會使用利尿劑來補償暴飲暴食的後果，透過排水來減重。然而，一旦開始喝水，補充流失的體液，體重便會迅速恢復。
3. 有時會開利尿劑來治療月經期間嚴重的腹脹問題，這是因為鈉和水滯留在體內所致。

小腦
Cerebellum

　　小腦是中樞神經系統的交通警察，負責協調和調節運動神經元的運動。就以打蒼蠅這樣一個動作歷程為例，小腦要計算大量執行任務的資訊，調度肌肉來執行這項任務所需的動作，才能以合適的速度和準確度完成。

　　這顆桃子大小的結構，位於頭顱後方的下半部，由於它褶皺的方式類似於大腦的皮質層，因此稱之為小腦。小腦好比一台功能強大的電腦，當中的神經細胞比整顆腦的其他部分加總起來還要多，處理訊息的速度也比其他任何區域來得快。它有約 4 千萬的纖維連接到大腦中最高層級的大腦皮質，能夠同時傳送來自感覺、運動、認知、語言和情感區域的訊息。（相比之下，負責我們整個視野的視神經只有大約 1 百萬根纖維。）

　　傳統認為小腦只參與運動功能，諸如走路和站立之類的動作，而腦袋中的另一部分，也就是大腦，則負責心智發展和智力。小腦確實控制協調和平衡；當它因為中風或腫瘤而受損時，一個人的運動可能會變得笨拙和不穩定，可能會無意識地在還沒到達目標對象前就停下來，或是超過。不過現代研究顯示，小腦實際上與大腦緊密相連，而且這兩個區域都有參與規劃、語言交流、抽象推理和正確語法的使用等認知功能的運作。

補充資訊：
1. 小腦內的白質又稱之為 *arbor vitae*，意思是「生命之樹」，因為它的分枝看起來就像樹。
2. 喝太多酒之後會頭暈、噁心和行動笨拙，這是因為酒精會滲入小腦，破壞協調。
3. 從小腦發出運動信號的神經元，稱為普金斯細胞（Purkinje cell），這是人腦中最大、最複雜的細胞。

睪丸
Testis

若是你看過美國法庭的電視影集，就會知道被告在作證前得在台前對著聖經立誓。不過在古羅馬時代，根據古典學者的說法，男人是將他們的右手放在其他地方來立誓——是擺在他們的睪丸上。這或許可以解釋為什麼雄性性腺來自於拉丁文中的「證人」，也就是 *testis* 一字。撇開說真話的能力不談，這組梅子形的器官在體內的作用是產生精子和雄激素（androgens）這種雄性荷爾蒙。

因為精子生長需要的溫度比正常體溫低一點（36.1℃），所以睪丸是懸掛在身體的陰囊中，位於陰莖後面和肛門前面，而且還有一套內建的自動調溫系統。若是身體變得太冷，比方說跳進寒冷的水池，陰囊中的提睪肌會將睪丸拉近身體，使其獲得更多熱度。

每顆睪丸的重量不到 28.3 公克，直徑約 2.5 公分。陰囊內有一層藍白色的薄膜，稱為白膜（tunica albuginea），包圍著兩顆睪丸。在這層膜內，纖維組織將內部分成 200～400 個楔形，或稱葉片。每個葉片含有約 10 根小管，精子就是在此發育；這些小管佔了大約睪丸 90% 的重量。在小管之間生長的細胞會分泌包括睪固酮在內的所有重要雄性激素，這些荷爾蒙負責驅動男性生殖系統。

補充資訊：

1. 綿羊和山羊這類一年只在特定時間交配的動物，睪丸會在繁殖季節從身體下降；這個過程稱為再發（recrudescence）。
2. 經常將筆記型電腦放在膝蓋上的男性可能會降低生育能力，因為電腦散發的高溫可能會提高陰囊的溫度。
3. 每年在德州的斯羅克莫頓郡（Throckmorton）都會舉辦洛磯山生蠔節世界錦標賽（World Championship Rocky Mountain Oyster Festival），在那裡烹飪和食用公牛睪丸。其中一項比賽項目是「煮得最像雞肉」。

人工甘味劑
Artificial Sweeteners

一般認為人工甘味劑,或稱為代糖,是糖的安全替代品,能夠讓人割捨對糖的依賴。糖的熱量很高,所以會導致體重增加。人工甘味劑是像糖一樣甜的化學物質或天然化合物,但不會增加熱量,因此是減重或體重控制方案中的重要關鍵。

通常,代糖的甜度比相同重量的糖更高,所以僅需要少量就能達到相同的甜度。用人工甘味劑製作的食物熱量,通常比以糖製作的相同產品低得多。

人工甘味劑的另一個好處是它們不會提高血糖濃度,因此很適合給想要吃甜食的糖尿病患者,因為這不會升高他們的血糖(儘管添加人工甘味劑的食物本身可能還是會影響血糖)。不過,還是要應謹慎使用人工甘味劑,因為它們是毫無營養的空熱量。無糖飲料和甜點的飲食組合中嚴重缺乏維繫健康的養分。

目前美國有五種人工甘味劑獲准使用,而且對兒童和成人都是安全的。它們分別是乙醯磺胺酸鉀(Sunett,Sweet One)、阿斯巴甜(Equal,NutraSweet)、紐甜、糖精(SugarTwin,Sweet'N Low)和三氯蔗糖(Splenda)。目前有訂出當中任何一種的每日建議食用限制。然而,普通人的每日攝取量基本上不到限制量的 2%,因此正常飲食的人幾乎不可能有攝取過多的問題。況且,每日可攝取量是特別訂在低於可能會引起健康問題攝取量的百分之一。目前沒有科學證據顯示任何在美國批准使用的代糖產品會導致癌症。

補充資訊:

1. 有些被認為不含糖的食物,實際上含有一種或多種糖醇甘露醇、山梨糖醇和木糖醇。這些不是人工甘味劑,除了會導致血糖升高外,也可能會導致腹瀉。
2. 阿斯巴甜會危害到苯丙酮尿症(phenylketonuria,PKU)這種罕見遺傳性疾病的患者。含有阿斯巴甜的食品必須標示「PKU」,當作是警告標籤。

維薩留斯和解剖學 Vesalius and Anatomy

　　1500 年代初期，歐洲的醫學院還在使用 2 世紀的希臘醫師蓋倫那套方法來教授解剖學。學生和教授很少親自動手解剖，只是研讀蓋倫流傳下來的古代文獻，而且對此深信不疑。但這情況到了維薩留斯的時代完全改觀，這位在比利時出生、前往義大利帕多瓦學習的解剖學家斷然拒絕蓋倫那一套，並堅持醫師必須要親自進行解剖，才能真正了解身體運作的方式。

　　安德烈亞斯‧維薩留斯（Andreas Vesalius，1514 ～ 1564）在職業生涯開始時也是蓋倫的信徒。但與當時的大多數教授不同，他養成解剖屍體的習慣，並親自向學生展示解剖細節。（當時大多數的課程是教授讀蓋倫的文章，同時讓一外科醫師站在遭處決的罪犯屍體旁，展示相關的身體部位。）維薩留斯發現蓋倫的著作中經常會出現一些解剖構造的基本錯誤，比方說骨頭的數量和相對大小，他對此感到困惑不已。最終，維薩留斯明白蓋倫這位千年以來的西方醫學權威，其實從未真正解剖過人體。因為當時的宗教法規不允許這種做法，蓋倫的著作乃是根據牛、靈長類動物和其他動物的解剖學所寫成。

　　在接下來的四年裡，維薩留斯致力於撰寫他的傑作，最終於 1543 年完成一系列的作品集，題名為《人體的構造》（De Humani Corporis Fabrica Libri Septem），通常簡稱為《構造》（Fabrica）。這是第一本附有大量插圖的人類解剖學，鉅細彌遺地呈現出皮膚下的身體構造，有肌肉、組織和骨骼，而且是以栩栩如生的姿勢來表達，例如走路、靠在桌子上或是懸掛在絞索上。

　　《構造》精湛的藝術插圖和大膽的醫學理論讓維薩留斯聞名於歐洲──他後來受到神聖羅馬帝國皇帝查理五世（Holy Roman Emperor Charles V，1500 ～ 1558）的賞識，並且深刻轉變了整個歐洲醫學和知識領域，貢獻卓著。維薩留斯證明了古代文獻是錯的，醫師應該相信他們自己的觀察和實驗。維薩留斯在他從耶路撒冷朝聖歸來的路上，於一座希臘的島上過世。

補充資訊：

1. 在維薩留斯職業生涯的早期，因為繪製了詳細的循環系統和神經系統解剖圖供學生學習而享有名聲。帕多瓦刑事法院的法官對此也很感興趣，因此維薩留斯得以享有絞刑架上源源不絕的罪犯屍體可用。
2. 雖然今日大家都知道蓋倫本人其實有強調個人觀察的重要性（而不是盲目追隨古代文本），但這個細節似乎在多次翻譯中佚失。在 16 世紀的歐洲，他的著作多少有些失真。

自閉症 Autism

　　自閉症在發育問題中是最常見的一種病症，又稱為自閉症類群障礙（autism spectrum disorders，ASDs）。雖然這些症狀因人而異，但也有共同點，諸如溝通技能不良、社交問題，以及有時會出現偏執或重複性的身體動作。目前美國約有 150 萬人有自閉症類群障礙，專家說這個數字正在上升。不幸的是，目前沒有明確的診斷標準，而且有許多病症偶爾也會診斷在這一大類，例如 X 染色體脆折症候群（fragile X syndrome）。

　　自閉症的跡象在嬰兒時期就會展現出來；大多數病例在 3 歲前就可確診。障礙的跡象包括不斷地動作，避免眼神接觸，拒絕擁抱以及不會在叫到名字時做出反應。隨著自閉症患者在童年時期的病程發展，他們似乎不會意識到別人的感受，會用唱歌或機器人的語調來說話，無法展開對話。一些患有輕度自閉症的人可以過上正常的生活，但病情較嚴重者，則需要持續護理，可能得服用抗憂鬱藥物或精神病藥物來控制症狀。

　　儘管經過多年研究，科學家至今仍不確定自閉症的確切原因。但是他們推測遺傳和環境都有影響。例如，若生下一個自閉症孩童，這個家庭的第二個孩子有 5% 的機率罹患同樣的病症。研究人員還在研究病毒感染和環境污染是否可能導致自閉症，其他的風險因素還包括父親的年齡（40 歲以上的男性，孩子罹患自閉症的可能性是其他人的六倍）和孩童的性別（男孩罹患自閉症的可能性是女孩的三倍）。

　　也許最廣為人知且最具爭議性的可能因素是一種稱為硫柳汞的防腐劑，這當中含有微量的重金屬汞，會用在某些兒童疫苗中。雖然自 2001 年開始就禁止在這些疫苗中加入硫柳汞，但關於疫苗接種安全性的爭論仍持續不斷，儘管大量研究和政府報告都否定疫苗接種和自閉症之間存在有任何關聯。

補充資訊：
1. 撫養一個患有自閉症孩子的終生費用估計在 350 萬到 500 萬美元之間。
2. 研究顯示，早期診斷出患有自閉症的兒童比較晚診斷出的兒童控制結果來得好。
3. 小兒科醫師建議，若是嬰兒在 1 歲以前沒有開始牙牙學語、發聲、用手指指點或揮手，就需要去諮詢專家。

貧血
Anemia

在希臘文中，*anemia* 一詞是「無血」的意思。這樣的描述很貼切，因為雖然貧血的人並不是完全「無血」，但這就是指身體裡沒有足夠健康紅血球的狀況。貧血的症狀有疲勞、頭暈、頭痛和皮膚蒼白，因為身體組織沒有獲得足夠的氧氣。貧血是美國最常見的血液疾病，影響約莫350 萬人。女性和慢性病患者罹患貧血的風險較高。

儘管存在有 400 多種不同類型的貧血，但實際上造成的主因有三：失血、紅血球生成減少或有缺陷，以及紅血球受到破壞。最常見的病因是體內的鐵含量不足。沒有鐵，骨髓就不能產生足夠的血紅蛋白來給紅血球。除了這種礦物質，身體還需要維生素 B_{12} 和葉酸來製造紅血球。有些人可能因為腸道疾病或其他問題而干擾到身體對維生素 B_{12} 的吸收；這種情況稱為惡性貧血（pernicious anemia）。

比較罕見的狀況是紅血球的生長受到癌症、腎衰竭和骨髓疾病等慢性疾病干擾。還有一種遺傳因子會造成鐮狀細胞性貧血，主要影響的是非洲人後裔，他們的紅血球不是圓形的盤狀，而是呈新月形，會造成早夭。

醫師通常會進行一系列測試，包括完整的血球計數來評估紅血球的數量和類型，以診斷是否有貧血。治療方式則取決於病因，可能會有所不同，比如服用維生素 B_{12} 或鐵劑，或是直接進行輸血。

補充資訊：
1. 大約有 25% 的女性、近一半的孕婦和 3% 的男性患有缺鐵性貧血。
2. 缺鐵性貧血患者的紅血球比正常人的顏色淡、而且比較小。
3. 因為肉類是鐵和維生素 B_{12} 的主要來源，素食者和純素食者更有可能貧血。

磺胺類藥物 Sulfa Drugs

　　磺胺類藥物是最早用於治療人類細菌感染的抗菌藥物，是由磺胺（sulfanilamide）這種結晶化合物所合成的藥物。20 世紀磺胺類藥物挽救了無數生命，並為現代抗生素的發現奠定了基礎。

　　1930 年代初期，德國科學家注意到一種名為百浪多息（prontosil）的紅色染料可阻止鏈球菌在小鼠體內生長。事實上，這種染料似乎可以對付所有類型的感染，包括血液疾病、產褥熱（子宮感染）和丹毒（也稱為聖安東尼之火，St. Anthony's fire）這類皮膚問題。研究人員發現在這項反應中的活性成分是磺胺。在接下來的十年中，開發出許多源自磺胺分子的藥物，俗稱磺胺類藥物，成為唯一一種廣泛使用的抗生素。二次世界大戰期間，這類藥物成了急救箱的標準配備，據估計拯救了數以萬計的生命，包括富蘭克林 · 德拉諾 · 羅斯福的兒子小羅斯福（1914 ～ 1988）以及英國首相溫斯頓 · 邱吉爾（Winston Churchill，1874 ～ 1965）。

　　與抗生素不同的是，磺胺類藥物並不會殺死細菌——它們只是抑制細菌生長。這種活性稱為制菌（bacteriostatic），可以讓身體的免疫系統更有餘裕地對抗細菌。這些藥物會破壞葉酸的合成，這是一種普遍存在所有活細胞中的 B 群維生素。這可以阻止入侵的細菌增長（細菌需要自己製造葉酸才能生存），而不會傷害到健康的宿主細胞，因為人類和其他哺乳動物是在飲食中攝取葉酸，而不是在內部自行製造。這種制菌的作用原理稱為選擇毒性（selective toxicity）。

　　硫本身對身體沒有毒性。然而，大約有 3% 的人對含硫的相關產物高度過敏，如亞硫酸鹽和磺胺類藥物。磺胺類藥物在這些人身上可能會引起皮疹、高燒、頭痛、疲勞和胃病等問題。1940 年代，隨著引進毒性較小的衍生物和青黴素的大規模生產，磺胺類藥物的普遍性有所下降。今天，它們主要用於治療愛滋病患者的肺炎，還有痤瘡、泌尿和陰道感染、皮膚燒傷和瘧疾等，由於許多菌株產生抗藥性，因此它們又重獲青睞。

補充資訊：

1. 德國公司 IG Farben（當時擁有現在的拜耳）曾想要獨家銷售磺胺，但由於這個化合物自 1906 年以來已用於染料工業。其專利早已過期，因此這種藥物才變得十分普及。
2. 1930 年代，數百家製造商試圖生產數萬噸的磺胺類藥物來致富，有時會出現安全或品管的問題。結果在 1937 年的磺胺酏劑事件中至少造成 100 人出現二甘醇中毒，最後促成在 1938 年通過聯邦食品藥品和化妝品法案。

延腦
Medulla Oblongata

延腦是大腦中的球狀結構，控制身體的基本功能，包括消化、睡眠、呼吸和心跳。這是腦中負責掌管自主神經系統的一部分，會在我們沒有主動意識的情況下調節這些基本活動。延腦位於頭骨的底部，也是大腦和脊髓之間的連結。

延腦由白質和灰質組成，大致成三角形，從中腦較寬的部分逐漸變細成一窄帶，連接到脊柱。有七根腦神經從延腦中延伸出來，協助控制感覺和運動功能，以及性興奮和睡眠。

延腦還包含兩團稱為錐體（pyramids）的運動神經，會控制骨骼肌。連接錐體和肌肉的神經元彼此交叉，呈現 X 形，這意味著延腦的右側控制身體的左側。因此，影響延腦一側的傷害或疾病可能會導致身體另一側的麻痺或感覺喪失。

延腦的另一部分，是稱為橄欖體的兩個橢圓形結構，當中的細胞與平衡、協調和調整內耳傳來的聲音脈衝有關。

由於延腦對身體的基本功能至關重要，因此要是這部分出現損傷，經常會導致立即死亡。在某些情況下，延腦受損的人還是可以存活，但需要使用維生設備來維持呼吸、心跳等功能。

補充資訊：

1. 延腦損傷或病變可能會引起眩暈、嘔吐、咽反射喪失、吞嚥困難、喪失痛覺和溫覺，或是無法集中注意力。
2. 全身麻醉時，有部分是作用在延腦上，抑制其所調控的清醒和警覺功能——但如果過量，會傷害到心跳和呼吸等自主功能，甚至有心跳或呼吸停止的危險。
3. 研究顯示，自閉症兒童的腦幹和延腦往往較小。

精囊
Seminal Vesicle

即使一滴精液含有數億個精子，但當中的主要成分是由精囊產生的液體。這一對位於膀胱後面的指狀小腺體會分泌一種濃稠的淡黃色液體，混合有射精前的精子和前列腺液。精液中含有糖分，這會為精子提供這段旅程的燃料，還有提高精子運動速度的酵素，以及一種稱為前列腺素的化學物質，這可以稀釋子宮頸前方保護子宮的那些黏液。

雖然每個精囊只有約 5.1 公分長，但是當中盤繞有一條約 15 公分長的小管，被一層結締組織包圍起來。小管包括內襯、黏膜和一層薄薄的肌肉。這裡的黏膜就是分泌精液的地方，它像一個膨脹的手提箱，當液體很少時會折疊起來，但是在性活動時會膨脹，容納體液。射精時，肌肉組織收縮，將囊泡中的東西全都排到射精管。在那裡，液體與剛從輸精管中釋放出來的精子混合。然後精液上升到尿道，在排出體外前會與來自前列腺的液體結合。

補充資訊：

1. 在極少數情況下，精囊的感染和病變會導致不育。
2. 60% 的精液是由精囊所產生的。

脂肪
Fats

　　脂肪與碳水化合物和蛋白質並列三大食物類型。作為一種重要的能量來源，脂肪還可以幫助你的身體吸收維生素，對成長、發展和身體健康至關重要。脂肪對嬰兒和兒童來說特別重要。

　　脂肪分為三種主要類型：飽和脂肪（saturated fats）、反式脂肪（trans fat）和多元（poly-unsaturated）以及單元不飽和（monounsaturated）脂肪。在飲食中，飽和脂肪有時稱為固體脂肪，這是因為這種脂肪通常會在食物的頂部形成一固態的油層。飽和脂肪存在於起士、肉類、全脂牛奶和鮮奶油、奶油、冰淇淋、棕櫚油和椰子油中。

　　飲食中攝取高量的飽和脂肪可能會導致冠狀動脈心臟病。飽和脂肪也會影響膽固醇濃度。在每日的攝取熱量中，來自飽和脂肪不應該超過 10%。

　　反式脂肪存在於植物性酥油、一些人造奶油、餅乾、休閒食品和部分氫化油製成的食品中。部分氫化的油是以氫化過程製造出來的，在這過程中會將液態油轉化為固體脂肪。部分氫化油中的反式脂肪會提高低密度脂蛋白（LDL），也就是「壞」膽固醇，並降低你的好膽固醇，也就是高密度脂蛋白（HDL），這兩者都會增加罹患心臟病的風險。

　　所幸一些公司已經改變他們製造食品的方式，減少產品中的反式脂肪含量。在購買加工食品時，請先檢查標籤，看看是否含有反式脂肪。建議要盡可能減少在飲食中攝取的反式脂肪。

　　大部分吃下肚的脂肪應該是多元不飽和脂肪以及單元不飽和脂肪。這兩者都是好脂肪。不飽和脂肪存在於酪梨、亞麻籽、堅果、鯡魚、鮭魚、鱒魚和以下食材製成的油類：菜籽、玉米、橄欖、紅花和高油酸紅花、大豆、向日葵和蔬菜。

補充資訊：

1. 脂肪會讓食物變得美味，並幫助你感到飽足。
2. 任何種類的脂肪攝取過多都會導致體重增加。

安布魯瓦茲 · 帕雷和手術結紮
Ambroise Paré and Surgical Ligature

當法國外科醫師安布魯瓦茲 · 帕雷（1510～1590）在 1500 年代中期進入軍隊時，槍傷通常是以截肢來處理，會以煮沸的油來燒灼患肢和截肢部位。帕雷注意到這種作法不僅無效，甚至很危險，因此在日後引進了外科結紮這種技術——堪稱是當今現代外科手術的前身。

帕雷是巴黎的一名外科醫師，一生服務過四位法國國王。有一次在治療士兵的槍傷時，他用完了熱油，因此用一塊浸泡過蛋黃、玫瑰油和松節油的布來包紮他們的傷口。他驚訝地發現這些士兵反而復原得更快，而且沒有出現以熱油燒灼處理的士兵會有的感染或發燒症狀。他認為槍傷本身並不如之前普遍相信的有毒，感染源其實來自外部，是被帶入體內的。他開始提倡清創術，將傷口打開加以清潔，加速癒合過程。為了在沒有燒灼的情況下進行截肢，他重新採用止血帶（tourniquet）——在截肢部位上方用繩子綁住肢體，以減少失血和感覺。然而，即使使用止血帶，要適當地進行大腿截肢，至少需要在 53 處做血管結紮，還需要受過訓練的助理來協助。由於必須將每條動脈都單獨綁起來，因此會延長進行手術時間，難以在未麻醉患者身上施行。只有在發明麻醉後，這種方法才得以廣泛使用。

1545 年，帕雷在《治療輕型火繩槍和其他槍支造成傷口的方法》（*La méthod de traicter les playes faites par les arquebuses et aultres bastons à feu*）一書中描述了這些做法。除了改善處理傷口的方式外，帕雷也協助普及了金眼、木牙和義肢等原始人工裝置的使用。他也對產科做出許多貢獻，首先描述了分娩時接生腳朝下嬰兒的技術，這是指嬰兒在子宮內的旋轉位向造成腳先出來的狀況。今日，他經常被稱為現代外科之父。

補充資訊：

1. 在為受傷的法國士兵截肢後，帕雷注意到他們當中有許多人表示會對失去的手臂或腿部感到疼痛，或是其他感覺。他是第一位描述這種令人費解的神經系統異常，現在稱為幻肢症候群（phantom limb syndrome）。
2. 帕雷的《治療傷口方法》一書成為重要文本，被翻譯成許多語言。不過在剛出版時，曾遭到嘲笑，因為帕雷是以口語法文來寫作，而不是當時學者和醫師使用的拉丁文。
3. 帕雷最初接受過理髮師的訓練，在進行外科手術之餘，也提供理髮服務。這兩種職業的結合在歐洲相當普遍，從業者稱為理髮外科醫師（Barber-surgeon）。至今在許多理髮店仍然可以看到紅白條紋相間的桿子，這源自於過去的理髮外科醫師會在門口晾曬染血舊布的習慣。

胎記
Birthmarks

　　許多新生兒在出生時或出生後不久身上會出現腫塊或斑點。這些胎記有多種大小和形狀，有的扁平，有的突起，有的邊緣規則，有的不規則，顏色則從紅色、粉色、紫色到灰色、古銅色或棕色都有。它們大多數是無害的，可能會漸漸縮小甚至消失。

　　胎記的出現完全是隨機的，並不是因為懷孕期間的飲食或行為所造成。胎記主要有兩種類型，一是有色的，是因為皮膚內的色素細胞過度生長所造成的。最常見的是咖啡牛奶色或棕褐色的斑點。其他則包括有蒙古斑，這是種藍灰色斑塊和痣，經常出現在下背部或臀部；應密切監測，因為當它們的形狀或外觀發生變化時可能是黑色素瘤這種皮膚癌的徵兆。

　　另一種胎記是血管性的，當血管纏繞或過度生長時便會出現。大約 10% 的嬰兒長有血管性的胎記。當中最常見的一種是黃斑，也稱為鸛咬傷、天使之吻或鮭魚補丁。它們多半呈紅色或淡粉色，2 歲前通常會逐漸消褪。血管瘤（Hemangiomas），或稱草莓痕，是種輕輕的突起，呈鮮紅色，有的甚至是藍色。它們出現在頭部或頸部，通常在孩子 5 ～ 9 歲之間會消失。最後一種是葡萄酒色斑，因為這種斑塊最終會變成深紅色而得名。這些畸形血管形成的斑塊會逐漸變暗。因為它們是永久性的，所以很多人會選擇以雷射方式去除。

補充資訊：

1. 著名的胎記有前蘇聯總統戈巴契夫（Mikhail Gorbachev，1931 ～）前額上的葡萄酒色斑和超模辛蒂 · 克勞馥（Cindy Crawford，1966 ～）嘴邊附近的痣。
2. 孩子天生的大痣在成年後會比小痣更容易發展成黑色素瘤。

普通感冒
Common Cold

很少有像感冒病毒這樣普遍感染人類的病原：每年光是在美國就有約 10 億人次的感冒。成人平均每年感冒 2 ～ 4 次，兒童則是 6 ～ 10 次。大半好發在深秋和冬季的月分，因為這時大家傾向待在室內更長的時間——相互密切接觸就會傳播病菌。

引起感冒的不是僅有一種病毒；有超過 200 種都會導致普通感冒的症狀。其中鼻病毒（Rhinoviruses）約佔 35%；冠狀病毒以及其他導致重症的病毒也在這一行列中。這些病毒的傳播通常是藉由吸入黏液飛沫（例如在別人打噴嚏時吸入），或是透過觸摸受感染的表面，然後摸到眼睛或鼻子。（感冒病毒不會透過口腔傳播接觸。）因為感冒病毒可以生活在體外一天以上的時間，專家建議經常用肥皂和水洗手，才能保護自己。

在受到感染後，大約兩、三天才會出現喉嚨痛、流鼻涕、全身無力、輕微咳嗽等症狀。雖然在 4 到 7 天內症狀就會消失，但悶熱感可以持續數週。感冒在前 3 天具有傳染性。雖然感冒在兒童和成人身上不至於造成危險，但會削弱免疫系統，使身體更容易受到細菌感染，如白喉。

要從感冒中恢復，沒有什麼比多喝水和休息更有效的了。服用非處方止痛藥和噴鼻液（一種去充血劑），以及用鹽水漱口有益症狀的緩解。至於其他流行的方式，如服用維生素 C、鋅和紫錐菊等還尚未有定論；目前的科學研究結果顯示它們的效果好壞參半。

補充資訊：
1. 每年，平均每個孩子會因為感冒而失去 22 個上學日。
2. 鼻病毒的英文 *Rhinoviruses* 源自希臘文中的「鼻子」。
3. 雞湯可以舒緩感冒症狀。研究發現，自製和罐裝版本都有抗炎作用，並可能有助於緩解充血。

青黴素或盤尼西林 Penicillin

　　青黴素這個藥物堪稱是醫學史上、甚或是 20 世紀最重要的一項發現。就在二戰前夕推出市面，這個「奇蹟藥物」在戰爭期間挽救了無數生命，因為這讓醫師得以在治療傷口時預防感染，並且首次能夠有效控制淋病和梅毒等疾病。這種藥物是繼磺胺之後的第二種強效型抗生素藥物，現在用於治療無數疾病。青黴素是第一種能夠真正殺死細菌的殺菌抗生素，與磺胺類藥物不同，磺胺只是抑制細菌生長的抑菌抗生素，好讓身體的免疫系統更輕鬆地殺死細菌（見第 2 頁「免疫」）。

　　青黴素是在 1928 年由一位英國的醫師亞歷山大 ‧ 弗萊明（Alexander Fleming，1881 ～ 1955）發現的，他在 1945 年因為這項發現而獲得諾貝爾獎。這種藥取自一種叫做青黴菌（Penicillium）的黴菌，弗萊明注意到它能夠殺死培養皿中的細菌。測試顯示，青黴素對許多致病細菌都會產生相同的效果，日後很快開發出可注射的形式，後來又發展出片劑，用於治療人類的細菌感染。

　　在青黴素發現後，多年來又發現許多真菌和微生物可用來製造抗生素，已經從這些微生物中萃取出藥物，在許多用途上取代了青黴素。然而，青黴素仍然廣泛用於治療肺炎和腦膜炎等疾病。青黴素對於引發普通感冒等病毒的感染無效，而且它對某些類型的細菌也不起作用。就跟所有抗生素一樣，青黴素還會在某些人身上中引起嚴重的過敏反應，偶爾還會致命。其他的副作用還有皮疹、蕁麻疹和腫脹。

　　此外，今日社會對青黴素等抗生素的濫用也造成更多抗藥性病原體，讓這些藥物逐漸失效，難以處理感染問題。在青黴素療程中，患者必須把藥完全吃完，若是任意停藥，即使在症狀消失後，也會導致抗藥性。目前常見的例子是耐甲氧西林的金黃色葡萄球菌（methicillin-resistant Staphylococcus aureus，MRSA），它已經發展出很強大的抗藥性，因此多數傳統抗生素都無法加以消滅。諷刺的是，這種細菌正是很久以前在弗萊明最初發現青黴素功效的培養皿上的那一種。

補充資訊：

1. 每年大約有 300 到 500 人死於對青黴素的嚴重過敏反應，稱為青黴素誘發過敏反應（penicillin induced anaphylaxis）。
2. 青黴素 V 會降低避孕藥的效果。

反射
Reflexes

身體在執行一些最原始的動作時，並沒有時間等待信號往返大腦。好比說，若是把手指伸進沸騰的開水中，你的手甚至在大腦感到疼痛前，就會抽離出來。這些反應稱為反射，信號是在脊髓之間來回，以縮短身體所需的反應時間。

反射的途徑通常涉及到一個感覺神經元（例如在你的指尖）送往位於脊髓中的運動神經元的資訊。反射是不自主的，這意味著我們通常不會控制它們，或是有自覺決定要這麼做。包括眨眼或是被突然的聲響嚇一跳，還有當異物進入鼻子或嘴巴時的打噴嚏或咳嗽等反應。當有東西堵塞喉嚨和呼吸道時也會引起嘔吐反射，還有瞳孔在強光下會變小也是一種反射。

膝反應是另一種眾所周知的反射，也稱為髕骨或深腱反射。當醫師用橡膠鎚敲擊膝蓋下方的區域時，那裡的髕骨肌腱會輕微地伸展，這個肌腱主要是和大腿肌肉相連。這時一條訊息會發送到脊髓，指示肌肉收縮，導致小腿向外踢出。整個過程大約僅需要 50 毫秒，對於保持平衡和站立很重要。手肘外側也有好幾處可以檢查深腱反射，分別是手臂前彎處、手腕和手肘。

在這個過程中，大腦僅是在一旁興味盎然的觀察反射反應，從中收集關於身體發生事情的訊息。大腦從這些非自主反應學習，以便在未來好好保護自己免於涉險（比如說煮沸的水）。

補充資訊：
1. 人通常每分鐘眨眼約 15 次；若是清醒的時間有 16 小時，那每天會眨眼 14,400 次。
2. 目前醫師還是不確定為何有些人在看到強光，或是走到戶外的陽光下時會打噴嚏。
3. 嬰兒出生就知道如何從乳房吸奶（覓食反射），如何緊緊抓住放置在手中的物體（抓握反射），以及在被巨響驚嚇時要如何移動四肢並大聲喊叫（莫羅氏反射）。

前列腺
Prostate Gland

就許多方面來看，前列腺可說是男性生殖泌尿系統的中央車站：尿液和精液在離開身體前，都必須經過這個位於膀胱正下方核桃大小的腺體。前列腺環繞著尿道，而尿道則是這兩種體液的通道。

前列腺內部有 30 ～ 50 個囊狀腺體，分泌的液體大約佔精液的 20%。輸送精液和精囊液的兩條射精管會在前列腺聚集，然後在尿道中匯集；在那裡會將前列腺液混入精液中。精液含有鋅、檸檬酸、鈣等物質，因此會呈現乳白色，這能中和陰道的酸性，幫助精子在女性陰道內存活。

前列腺大約在 12 或 13 歲的青春期發育完全，並且在接下來的三、四十年保持相同的大小。之後到了中年，會有超過一半的男性出現前列腺肥大的情況，稱為良性前列腺肥大（Benign prostatic hypertrophy，BPH），這是指前列腺的非惡性腫大。這時腺體可以長到像李子那麼大；在非常嚴重的情況下，可能會變成葡萄柚的大小。在大多數情況下，不用特別治療前列腺肥大，但前列腺肥大有可能會壓迫尿道，導致尿失禁或排尿困難。這時會開立處方藥物，或透過微創手術來幫助舒緩症狀。

補充資訊：
1. 前列腺癌是男性最常見的癌症類型。
2. 澳洲的一項研究發現，在 20 多歲時，每週手淫 5 次以上的男性日後罹患惡性前列腺癌的可能性會減少三分之一。研究人員認為頻繁射精可能會阻止致癌物質的積累。

膽固醇
Cholesterol

膽固醇是一種蠟狀的類脂肪物質，自然存在於身體中，是由肝臟所製造的。身體對膽固醇的利用很廣泛，包括保護神經、製造組織和產生荷爾蒙。人體還會從所攝取的食物中吸收到額外的膽固醇。

血液中膽固醇含量高會增加心臟病的風險，包括心臟病發作和中風。這是因為血液中的膽固醇濃度越高，在當中形成斑塊的機率也越大。膽固醇會附著在將血液從心臟運送到全身動脈的血管壁上，不斷堆積斑塊。

隨著斑塊的積累，它會縮小動脈管徑，最終阻斷血流。要是這條被堵塞的血管剛好是供血到心臟的動脈，可能就會導致心臟病發作。若是堵塞的動脈是供血給大腦的，可能會中風。

35 歲以上的男性以及 45 歲以上的女性應該每年檢查一次膽固醇。若是有其他風險因子，可能需要增加檢查次數，比方說有高膽固醇的家族史，或是體重過重，或是飲食習慣偏向高脂。如果確實有高膽固醇的問題，可以透過運動和攝取更多蔬果來降低，也可以服用藥物。吸煙者應該要戒菸。若是超重，減掉 2 ～ 5 公斤的體重會有所幫助。應該避免食用飽和脂肪和反式脂肪，並限制每天總膽固醇的攝取量低於 300 毫克，還要避開高膽固醇食物，如蛋、肥肉和高脂的乳製品。

補充資訊：

1. 低密度脂蛋白（LDL）和高密度脂蛋白（HDL）這兩類膽固醇特別需要測量。低密度脂蛋白會將膽固醇傳送到全身，而高密度脂蛋白則是會移除血液中的膽固醇。過多的 LDL 對身體不利，而高濃度的 HDL 則有益健康。
2. 總膽固醇濃度最好要低於 200，200 到 239 之間是臨界高標，240 以上就表示罹患心臟病的風險增加。

雷文霍克和顯微鏡
Van Leeuwenhoek and the Microscope

最早的顯微鏡基本上只是高倍的放大鏡，由眼鏡製造商在 1600 年左右開發出來，是將一小顆玻璃珠裝在管子中，或夾在兩塊金屬板之間所組成。這些工具能讓科學家更仔細地觀察周圍的世界，不過這當中一位荷蘭的研究者對微生物學領域的貢獻特別卓著。

來自荷蘭台夫特（Delft）市的布藝師安東尼 · 范 · 雷文霍克（Antoni van Leeuwenhoek，1632 ～ 1723）最初僅是將顯微鏡當作一種嗜好。據說他是受到英國科學家羅伯 · 虎克（Robert Hooke，1635 ～ 1703）的《微物圖解》（*Micrographia*）所啟發，這本書中附有跳蚤、蒼蠅、植物細胞和虎克自己做的顯微鏡等插圖。1674 年雷文霍克展開研究，透過自製的標本鏡頭，放大倍率可達兩百多倍，他觀察到許多他所謂的「非常微小的動物」，後人鑑定出當時他所看到的是細菌和原生動物。他估計在每滴液體中，這些微小動物的族群密度超過 1 百萬。

在接下來的幾十年裡，木材、植物、昆蟲和甲殼類動物都成為雷文霍克顯微鏡的觀察目標。他研究骨頭、頭髮、牙齒、不同動物的眼睛、肌肉和血管，並且是第一個準確描述紅血球的人。他也是第一個觀察到人類精液中的精子，這項發現引發了關於受孕起源的爭論。雷文霍克的研究顯示昆蟲、害蟲和貝類確實是從微小的卵中孵化出來，此觀察有助於駁斥當時廣泛流行的自發生成說。

雷文霍克大部分的發現都發表在英國皇家學會於倫敦出版的《自然科學會報》（*Philosophical Transactions*）——包括他的一幅插圖，這是史上第一個細菌的圖像記錄。但他絲毫不願透露顯微鏡的設計秘密，其品質在 1800 年代以前都無人能及。

補充資訊：

1. 磨玻璃來製造顯微鏡是一項危險的職業。雖然雷文霍克活到 90 歲，但磨玻璃產生的有毒粉塵可能導致另一個人的死亡，他是著名的荷蘭鏡片製造商兼哲學家巴魯克 · 史賓諾莎（Baruch Spinoza，1632 ～ 1677）。
2. 簡單的單眼顯微鏡是雷文霍克時代的首選，因為複合式顯微鏡——由兩個透鏡製成——會增加色差，在影像邊緣會出現有色條紋，這是因為不同波長的光在射進玻璃時有不同的彎曲角度。
3. 虎克在顯微鏡下發現乾燥軟木塞的細胞與當時寺院裡僧侶住所的隔間很相似，於是把同樣的字挪用過來，創造出「細胞」（cell）一詞。

巴克假說
Barker Hypothesis

1980 年代後期，一位名叫大衛 · 巴克（David Barker，1938 ～ 2013）的英國醫師兼流行病學家在他的研究數據中，發現了一個有趣的相關性：他注意到出生時較瘦小的男性，長大後得到心臟病的機率較高。巴克推測這有可能是在子宮內的營養不足導致發育不良，使得嬰兒一生都得面對心臟病、糖尿病和肥胖風險的問題。這個論點日後便稱為巴克假說。

照這樣來說，母親的體重、飲食和運動習慣都會影響嬰兒在子宮內的新陳代謝，因此調控器官形成、基因活化和大腦的化學發展，所有因素都會影響到胎兒的健康。

儘管這話題至今仍引發激烈爭論，不過支持巴克假設的證據不斷累積。研究顯示，懷孕期間的肥胖會增加胎兒出生缺陷的風險，包括脊髓、心臟和四肢等缺陷。同時又有另一項研究發現，高血糖的母親所生的嬰兒將來有肥胖問題的可能性是血糖濃度正常母親的兩倍。專家表示，胎兒可能會增加胰島素來適應持續接觸到糖分的環境。因此，這些嬰兒在長大成人時可能變得對胰島素較不敏感，因而增加肥胖和罹患糖尿病的風險。

為了確保孩子的長期健康，專家建議準媽媽要控制增加的體重，並攝取富含水果、蔬菜、瘦肉蛋白質和全穀物的健康飲食。

補充資訊：
1. 研究顯示，採取高碳水化合物或高蛋白飲食的準媽媽生出體重正常孩子的機率都是一樣的。重點在於攝取的熱量。
2. 巴克的想法於 1995 年發表在《英國醫學期刊》（*British Medical Journal*）上，正式稱為巴克假說。

鼻竇炎
Sinusitis

鼻竇是顱骨中的腔室，內襯有黏膜。一般認為有助於加熱和潤濕吸入的空氣，在沒有遭到感染前，通常不會有人重視它。在美國，每年大約有 3,700 萬的人飽受鼻竇炎的困擾。

造成鼻竇堵塞的原因有過敏、感冒、鼻息肉（鼻腔內襯中長出的小團塊），和鼻中隔彎曲（鼻子中軟骨或骨頭彎曲），這些都可能導致鼻竇炎。若是這些狀況干擾到黏液的排出，可能會導致臉部疼痛、頭痛、綠鼻涕和持續一個多星期的充血。

急性鼻竇炎的症狀會在感冒後短暫出現，可用抗生素和減充血劑來治療，反應都很良好。然而，若是慢性鼻竇炎，鼻竇感染可能斷斷續續長達 3 個月以上。鼻息肉或過敏這類潛在問題通常是罪魁禍首，必須要加以處理才能緩解症狀。醫師可以開立過敏藥，若是問題出在鼻息肉或鼻中隔，就要進行外科手術。

也可以開立讓腫脹的鼻內膜收縮的鼻用類固醇。要緩解症狀，專家建議在睡眠時將頭部抬高，方便鼻竇排出液體。用燈泡注射器沖洗鼻竇，吸入蒸汽，或是喝大量的液體來稀釋黏液也有所幫助。

補充資訊：
1. 美國人每年因鼻竇炎花費近 600 萬美元的醫療保健費用。
2. 細菌感染引起的鼻竇炎往往比病毒感染引起的更痛。
3. 鼻竇炎是造成頭痛的一大常見原因。

四環素
Tetracycline

四環素是全世界最普遍開立的抗生素處方藥之一，用於治療各種細菌感染，從痤瘡到淋病都有。四環素會阻斷 RNA 轉移的過程，這是合成新的蛋白質所必須的，因此能夠從根本阻止細胞的生長和繁殖。

現代醫學中使用的第一種四環素是金黴素（aureomycin），這是一種淡黃色的物質，是 1948 年由研究土壤細菌的美國植物學家班傑明・道格爾（Benjamin Duggar， 1872 ～ 1956）所發現的。

四環素並不會破壞現有的細胞，而是能夠預防細菌群的繁殖。儘管細菌比人類細胞更容易受到這種藥物的負面作用，但藥物還是會同時停止宿主和入侵細胞的生長。它們通常用來治療紅斑痤瘡等皮膚問題，以及衣原體這類性病的感染，或是其他傳染疾病。陸續發現其他幾類的抗生素後，這類藥物也開始添加到牲畜飼料中。然而，近來研究人員開始擔憂起在動物和人類身上過度使用四環素的現象。這些藥物受到廣泛使用，甚至是在沒有醫學需求的情況下，這會助長抗藥性生物體的發展，讓感染變得更棘手。

有些人可能會對四環素產生超敏反應，包括噁心、嘔吐和味覺變差。這些藥物會讓皮膚對陽光變得更敏感，容易曬傷，而且會降低避孕藥的效果。牛奶和其他乳製品，還有綜合維生素或鐵劑，以及碳酸氫鈉、硼酸鹽或抗酸劑，都會干擾胃腸道吸收四環素。

補充資訊：
1. 雖然直到 1950 年代才作為藥物，但考古研究人員發現努比亞（蘇丹北部）和其他非洲文化的木乃伊中四環素濃度相當高，這些木乃伊的日期最早可回溯到 4 世紀。據信，他們體內的四環素可能來自於當時釀造的啤酒。
2. 骨骼會吸收四環素，在螢光燈下發光，因此在做身體活組織檢查時可以用四環素來當作骨骼的生長標誌物。
3. 四環素可抑制骨骼生長，破壞牙齒的琺瑯質，造成牙齒永久性變黃或灰白。不應該開處方給孕婦或 8 歲以下的兒童。

味道
Taste

我們的味覺不僅在產生食慾和享受食物方面很重要，也是為了生存：味覺實際上提供了一個早期的預警系統，可以偵測東西是否變質，甚或可能有毒。

當食物或飲料中的分子刺激口腔、舌頭或喉嚨中的味覺細胞時，品嚐過程就開始了。每個人平均約有 1 萬個杯狀味蕾，每個味蕾包含 50 到 150 個細長的受器細胞。這些細胞會透過神經纖維將訊號傳到延腦，在那裡它們會與溫度、味道和質地等其他訊號相遇。這些訊息上升到丘腦，然後進入大腦皮質和邊緣系統的味覺接收區，在那裡轉譯成我們用來辨識和評判食物的感受。

腦部會識別基本味道：甜味（有機化合物，如酒精、糖和人工甘味劑）、酸味（酸）、苦味（如奎寧和咖啡因等生物鹼）和鹹味。最近又新添了鮮味（umami）這一味道，這是當我們吃到含有谷氨酸的食物時所感受的味道，如馬鈴薯、蘑菇、起士和用味精製成的食物。每個受體細胞都對一種特定味道敏感，而且聚集在舌頭的不同區域。然而，大多數細胞可以辨識至少兩種不同的味道。味道只是整體氣味的一部分，其中還包括其他細節，例如氨的刺痛感、辣椒的刺激和薄荷醇的涼爽。氣味在很大程度上來自於嗅覺：若是捏住鼻子，你可能無法分辨蘋果和梨之間的風味差異，但你還是可以感受到這兩者都很甜。

有種罕見的情況叫做味覺缺失（ageusia），會導致味覺的喪失。鼻塞或過敏可能導致暫時性的失去，還有服用某些藥物、接觸危險化學品，或是癌症的放射治療也是如此。味覺的敏感性會隨年齡增長而下降，因為味覺和嗅覺細胞（每1～2週更換一次）會隨著老化而減緩再生速度。

補充資訊：

1. 舌頭中的一些味覺纖維會沿著舌神經延伸到鼓索神經（chorda tympani），這是一條細長的神經，在通往大腦的途中會穿過耳膜。當耳膜受傷和鼓索神經受損，味蕾可能開始死亡，在同一側舌頭後方的味覺可能會喪失敏感性。

2. 當食物或飲料的溫度略低於體溫時，通常最能感知它們的味道。

3. 味覺甚至可以控制嬰兒的吸吮反應：與白開水相比，嬰兒更容易接受有甜味的溶液，而苦味、鹹味或酸味的刺激往往會阻止吸吮反應。

月經週期
Menstrual Cycle

女孩進入青春期時，複雜的荷爾蒙系統便開始活躍起來。這些變化會導致乳房、女性曲線等性徵發育。大約也是在這個時候，她們會經歷到人生的第一次月經週期，包括大約 28 天的荷爾蒙相互作用週期，主要是準備讓身體懷孕，以及產生等待受精的卵子。在她生命接下來的幾十年裡，將再經歷大約 450 次這樣的循環。

當大腦產生荷爾蒙來刺激腦垂體釋放促濾泡素（FSH）和黃體素（LH）等促性腺激素時，月經週期就開始了。這些身體製造的化學物質會引發少數濾泡開始成熟為卵子。同時，荷爾蒙也會使卵巢開始分泌出雌激素，刺激子宮內膜變厚，為受精卵的著床做準備。大約 2 週後，一顆成熟的卵子會從其中一個卵巢釋放出來，在靠近輸卵管的地方卵子可能會與精子結合。除了雌激素外，中空的濾泡還會釋放黃體酮，這種激素對懷孕早期很重要。然而，要是卵子沒有受精，子宮內膜就會破裂，在 3 ～ 5 天內從體內脫落，這約是在排卵後 2 週發生。結束後，月經週期又會再重新開始。

補充資訊：

1. 月經與女性健康博物館（The Museum of Menstruation and Women's Health）位於馬里蘭州紐卡羅爾頓市，但已關閉。今日，可以在其網站 www.mum.org 找到它建立的月經史檔案和月經廣告。
2. 今日，女孩開始月經的年齡比以往任何時候都來得早。雖然專家不清楚確切原因，不過有一個可能是胖女孩的數量增加了；脂肪會產生更多的雌激素，而且女孩會在較早的年齡就達到月經所需的最低體重。
3. 在第一次月經來潮後，大約需要 3 年的時間，月經週期才會變得規律。

DHA 和 EPA

二十二碳六烯酸（Docosahexaenoic acid，DHA）和二十碳五烯酸（eicosapentaenoic acid，EPA）是來自魚和魚油的 ω-3 不飽和脂肪酸（omega-3 fatty acids）。研究顯示，魚或魚油中的 DHA 和 EPA 會降低體內三酸甘油酯（triglyceride）的濃度，減緩造成動脈硬化的粥樣斑塊積聚，還能降低血壓。DHA 和 EPA 還可以降低死亡、心臟病發、心律不整和心臟病患者的中風。

大人的建議攝取量是每天 0.3 ～ 0.5 公克的 DHA 和 EPA。然而，在美國，成人平均每天僅攝取約 0.1 ～ 0.2 公克的 DHA 和 EPA。要增加攝取量，一種方式就是每週至少吃兩次含脂量較高的魚。推薦的魚種有鯷魚、鯵魚、鯉魚、鯰魚、大比目魚、鯡魚、湖鱒魚、鯖魚、鯧魚、鮭魚、條紋鱸魚、鮪魚（金槍魚）和白鮭。然而，由於魚類可能含有甲基汞，因此幼童和孕婦或哺乳期的女性應與醫師討論食用魚類的總量。

另一個增加 DHA 和 EPA 攝取量的好方法是服用魚油。但是，應謹慎使用。攝取過量的 DHA 和 EPA 可能有害，會增加出血風險。每種魚油含有的成分和數量都不同，即使是同一品牌。在使用魚油補充劑前，請諮詢合格的醫療保健專業人員，討論你應該使用的量。魚油膠囊不應給兒童服用，除非有醫師的醫囑。

補充資訊：

1. 一般認為 DHA 比 EPA 的好處更多。

2. 目前已發現 DHA 和 EPA 在懷孕期間對母體和胎兒的健康都很重要。此外，據信母親在懷孕期間有從食物或補充劑中攝取 DHA 的嬰兒，日後的解決問題能力和視覺系統會發展得更好。

3. α- 亞麻酸（Alpha-linolenic acid，ALA）可能有類似於 DHA 和 EPA 的益處，儘管目前的研究還不太有說服力。ALA 來自一些堅果和植物油。

威廉‧哈維與血液循環
William Harvey and Blood Circulation

當英國醫師威廉‧哈維（1578～1657）於 1628 年聲稱心臟就像幫浦，負責將血液送往全身時，醫學界對他群起批評。今日，我們知道他的研究奠定了我們對循環和生理學的現代認識。

哈維是倫敦一位備受尊敬的醫師，是國王詹姆士一世（King James I，1566～1625）和他兒子查理一世（Charles I，1600～1649）的御醫。1615 年，哈維出任內科醫師學院的講師，經常在那裡討論他深具爭議性的理論。他對心臟的看法和當時普遍接受的觀念完全不同，當時人們認為血液在全身的運行是靠動脈本身所產生的脈動來推進。這種傳統哲學將血液分成兩類，一是靜脈血，一是動脈血，血液是在肝臟中所產生的，是由食物轉化而來。當時還認為，血液不是連續循環，而是會被身體所吸收，所以會不斷製造出新血。

哈維研究的巔峰是在《論動物心臟和血液運行》一文發表時，他在這當中充分解釋了血液是如何透過心跳在動脈中被推動。在文中，他指出在動物實驗裡觀察到一小時內從心臟中排出的血量遠遠超過整個生物所具有的血量，這意味著血液必定在循環，否則動脈會因為血壓過大而爆裂。雖然哈維並沒有親眼看到從血管分支出去、滋養身體組織並將動脈連接到靜脈的微血管，他還是提出了有微小血管存在的可能性。

哈維的想法在當時並不為人採信，而且他的激進理論導致他失去了許多病患。但在他有生之年，他的想法最終被接受了，儘管還是沒有改變多年來常見的放血這類錯誤的醫療方式。

補充資訊：

1. 哈維於 1651 年發表他的第二份原創性著作，《論動物的生殖》（*Essays on the Generation of Animals*），日後公認是現代胚胎學的基礎。

2. 哈維曾親眼目睹人類心臟泵血的方式。有個年輕人因為童年受傷，胸部一個大洞。男人在傷口上蓋著一片金屬板，但他可以移除它，讓哈維和其他觀察者看到在傷疤組織後方的心跳。

3. 哈維在一項著名的實驗中展示出靜脈中具有瓣膜，以及它的功能。他以止血帶綁著患者的手臂，阻止血液循環，然後試著推動腫脹靜脈中的血液，有遠離心臟方向的，也有朝向心臟的，但只能在一個方向（朝向心臟）上推動，這顯示瓣膜只允許血液單向流動。

發育遲緩
Developmental Delay

寶寶發出的第一個聲音,搖搖晃晃地踏出第一步,還有第一次喊「媽媽」,都讓每對父母自豪不已。在小兒科醫師眼中,這些行動則是代表孩童身心發展的重要指標。如果孩子在運動、語言、社交或思維技能等任何一個層面上明顯展現出落後同年齡層的兒童,那他們就有發育遲緩的問題。

發育指標早在嬰兒 1 個月大時就可看出端倪。例如,在滿月時,嬰兒應該會左右轉頭,雙手握拳,聚焦在至少二、三十公分遠的物體上,能夠辨別聲音,並且喜歡甜味。要是嬰兒在強光下不眨眼,很少移動手腳,吃奶緩慢,或對響亮的聲音沒有反應,這可能是發育遲緩的跡象。父母和兒科醫師必須密切注意嬰兒前 3 年的成長過程。

這些遲緩並不是由單一的原因引起的。有各式各樣的病症和疾病可能導致嬰兒發展得比其他人慢。一些遺傳原因,例如唐氏症候群,或是感染或早產引起的妊娠併發症或分娩併發症,都可能會引起發育遲緩。其他的還有因為耳部感染或鉛中毒而導致的慢性聽力損失,但這些是有可能治癒的。專家鼓勵家長在懷疑孩子可能有發育遲緩的問題時諮詢兒科醫師; 研究顯示,越早診斷出發育遲緩,而且予以適當治療,之後的結果就越好。

補充資訊:
1. 專家認為約有 3% 的兒童無法達到發育標準;這些孩子中大約 15 ～ 20% 真的有異常發育問題。
2. 「正常」發育的範圍很廣。
3. 早產兒通常在 2 歲時就能趕上足月兒的發育。

過敏
Allergy

大約有 5,000 萬的美國人有過敏或免疫系統過度反應的問題。過敏者的身體不會忽略花粉和動物皮屑這類無害的顆粒，反而將它們標記成入侵者，釋放發炎化學物質來對付它們。

過敏分為四型。第一型過敏，又稱為過敏性反應（anaphylactic reactions）最為常見，包括花粉症、食物過敏和對昆蟲叮咬的反應。身體在接觸過敏原時會立即釋放一波又一波的組織胺（histamines）和白三烯（leukotrienes）。因此，氣管和鼻內膜會腫脹，導致充血、喘息、頭昏。治療方式有抗組織胺藥和退敏注射（desensitizing shots），隨著時間過去，逐步增加注入的抗原量，直到不再會引起過敏反應為止。嚴重的第一型過敏，稱為過敏性休克（anaphylaxis），會危及生命，因為氣道關閉，血管迅速擴張，這時可用腎上腺素來治療，這種荷爾蒙能導致氣管打開和動脈收縮。

第二型過敏，又稱為細胞毒性反應（cytotoxic reactions）是發生在細胞層級上；好比說身體會與附著在細胞表面的抗原戰鬥，想辦法加以移除，例如輸血時發生的排斥反應。第三型過敏是免疫複合體相關反應（immune-complex-related reactions），是當抗體—抗原配對沉積在小血管壁上，導致發炎以及細胞和血管損傷，最常見的例子是類風濕性關節炎。最後一項同樣也很重要的第四型過敏，或稱細胞介導反應（cell-mediated response），要兩天的時間才會發作。這項反應是由過量的 T 細胞所引起的，包括皮膚過敏和移植器官的排斥反應。

補充資訊：

1. 奧地利醫師克萊門斯 · 巴宏 · 馮 · 皮爾奎（Clemens Baron von Pirquet，1874 ～ 1929）在 1900 年代早期創造了過敏的英文 allergy，源自於希臘文的 *allos*，意思是「其他」。
2. 雖然很多人懷疑自己有食物過敏問題，但美國只有 2% 的人真的有食物過敏。
3. 專家認為，全球暖化所導致的豚草生長增加，也會導致季節性過敏激增。

降血壓藥 Blood Pressure Drugs

在美國，有近三分之一的成年人患有高血壓——在定義上是指高於 140 ／ 90 毫米汞柱（mmHg）。高血壓會增加中風、心臟病發作、心臟衰竭和腎衰竭的風險，因此有必要加以治療，有些人可以透過飲食和運動降低血壓，但大多數人需要服用一種以上的下列藥物來控制。

利尿劑（Diuretics）或水丸：幫助腎臟排出體內多餘的水分和鹽分，從而減少血量。當血管中推動管壁的流體減少，血壓會下降到更安全的範圍。利尿劑會導致頻尿、脫水和口渴等副作用。

血管收縮素轉換酶（ACE）**的拮抗劑**：可阻止身體形成血管收縮素 II，保持血管放鬆，以此來降低血壓；但血管收縮素 II 會導致血管變窄。

血管收縮素 II 受體拮抗劑（Angiotensin II receptor Blockers，ARBs）：相較於上述藥物，這類藥物的作用方式不太一樣，它能夠讓血管不受血管收縮素 II 的影響，而不是直接去抑制這種激素的生成。不過，一項 2008 年的研究發現，一種名為替米沙坦（telmisartan）的新型 ARB 在中風患者身上降低中風、心血管疾病或糖尿病的機率並沒有比安慰劑組的低。

β - 受體拮抗劑：用於治療包括高血壓在內的多種疾病。這類藥物會降低心跳速率和心臟收縮力，進而導致血壓下降。然而，一項 2008 年的研究發現，受體拮抗劑無法預防高血壓患者的心臟衰竭，應該不能當作一線治療藥物。

其他藥物，如鈣通道拮抗劑（calcium channel Blockers）、α - 受體拮抗劑（alpha-blockers）、血管擴張劑（vasodilators）和神經系統拮抗劑，則是透過減少傳遞到血管的神經脈衝讓血管放鬆，讓血液能夠更順暢地通過。這些藥物通常與其他類型的血壓藥物一起開立，也有將兩種不同藥物組合在同一膠囊中的形式。

補充資訊：

1. 降血壓藥的用量不應讓人血壓過低：在 2008 年的一項研究中，服藥的冠狀動脈心臟病患者，若舒張壓（低壓）低於 70，因為心臟病、中風或其他原因的致死機率反而會增加一倍。
2. 一般會鼓勵高血壓患者購買家用血壓計定期檢查，而不只是去醫院看診時檢查。

記憶 Memory

大腦最重要的一項功能是記憶，讓人能夠回想起之前學到的事實、人物、事件和其他訊息，並儲存下來以備日後使用。在大腦中，由灰質所構成的皺紋狀外皮層充滿了記憶，它們就像存滿檔案的電腦磁片一樣，等待被開啟，將其拉回到意識中的思考過程。

記憶有兩種基本類型。要記住很快就需要的訊息片段，大腦會依賴**短期記憶**（short-term memory），或稱工作記憶（working memory）。你可能需要付出一番努力才能讓想法留在腦中，比方說有人告訴你電話號碼，但你卻不能馬上寫下來。

當暫存記憶轉移到大腦中較為長久的記憶庫之後，就形成了**長期記憶**（long-term memory）。並不是每條訊息都會進入長期記憶；要做出這樣的轉換，必須要加強和強化這些訊息所經過的神經路徑；這就是為什麼學習指引經常會建議學生至少閱讀三遍，或加以背誦。與記憶建立強烈的情感聯繫有助於訊息的保留，良好的睡眠對於將短期記憶轉變為長期記憶也很重要。

長期記憶可以進一步區分為三個亞型：外顯記憶（explicit memories）、內隱記憶（implicit memories）和語義記憶（semantic memories）。外顯記憶是透過自我訓練來認識的，之後必須「下令」大腦將其提取出來，例如化學課時學到的元素周期表。內隱記憶則是像打字或駕駛汽車這類技能任務，這些是大腦透過你的經驗來加以訓練，因此能夠自動化地執行。語義記憶可能是某種像是對自己名字的記憶，可以毫不費力地立即回憶起來這樣的訊息。

隨著步入中年，成人會開始忘記一些小事，這是正常的。但若是經常健忘，尤其是重要的細節，例如地址、或如何使用電話，就有可能是中風、阿茲海默症或其他失智疾病的徵兆。酒精和服用某些藥物也可能導致記憶問題。定期運動和食用健康脂肪（如 ω-3 脂肪酸）可以維持大腦的營養，有助於預防與老化相關的記憶喪失。

補充事實：

1. 腦部創傷可能造成罹患失憶症（amnesia），這些失去的記憶通常會慢慢回復。
2. 睡眠呼吸中止症（Sleep apnea）是指氣道在睡眠時受到阻塞，因此停止呼吸的情況，這會損害大腦將短期記憶轉變為長期記憶的能力。未經治療的睡眠呼吸中止症患者可能難以記住幾個小時前發生的事情。

受精
Fertilization

生命的奇蹟始於受精，也就是精卵相遇的那一刻。之後就像骨牌效應一樣，按照精心設計的順序走完整個過程。如果這條反應鏈上出現任何中斷，受精就不會發生。

第一個因素是時機：女人一個月排卵一次，她的卵子在不斷下行到輸卵管的旅程中，只有 24 到 72 小時的壽命。在這期間，精子必須進入體內。射精出來的百萬顆精子要游過酸性的陰道液，努力游過子宮頸的黏液，然後游過子宮，進入輸卵管，找到卵子加以受精。在這場旅途中，每個精子都會脫落其蛋白質外層，直到露出稱為頂體（acrosome）的頭尖。當精子最終找到卵子時，有許多精子會釋放出一連串強大的頂體酶，來分解卵子堅韌的透明帶。一旦有一顆精子穿過這一層，到達卵子的內膜，卵子就會催毀它自身的受器，阻止其他精子進入。

當這個精子到達卵子的中心時，精子的染色體開始膨脹並與卵子中已經存在的染色體配對。卵子和精子細胞核中的雄性和雌性染色體會對應排列，融合彼此的遺傳訊息；在這個時刻，卵子發育成合子（zygote），或稱前胚（preembryo）。合子還必須花上一週的時間，沿著輸卵管向下移動到子宮。在這期間，它會分裂並生長成一個充滿液體的細胞球，稱為囊胚（blastocyst），之後便發育成胚胎，然後著床在子宮中。

補充事實：

1. 囊胚附著在子宮內的黏性蛋白質表面上。大約一週後，內襯在子宮腔中的內膜細胞就會完全覆蓋住胚胎。

2. 剛受精的合子需要經過 36 小時的分裂，才能進入兩個新細胞的階段。

反式脂肪
Trans Fat

反式脂肪，或稱反式脂肪酸（trans fatty acid）或不完全氫化油（partially hydrogenated oil），是最常見的食用油，在製造過程中會添加氫氣到液態蔬菜油中使其固化。許多食品公司和餐館會使用反式脂肪，因為它的生產成本低，可以保存很長時間，而且會使食物變得美味。

反式脂肪存在於許多食物中，包括油炸食品，如炸薯條和甜甜圈，以及糕點、餡餅皮、餅乾、比薩麵團、餅乾、乳瑪琳和起酥油等烘焙食品。可以在食品包裝的營養成分標示中找到所含的反式脂肪含量。在成分表中，反式脂肪通常會標示為不完全氫化油。在某些肉類和乳製品中也存在少量的天然反式脂肪，例如牛肉、羊肉和乳脂。

反式脂肪有害健康，因為它會提高你的「壞」膽固醇 LDL 的濃度，降低「好」膽固醇 HDL 的濃度，增加罹患冠狀動脈心臟病、中風和第二型糖尿病的風險。每日攝取的反式脂肪量應該限制在總熱量的 1% 以下。也就是說，若是你每天需要 2,000 大卡的熱量，那就表示每天來自反式脂肪的熱量不應超過 20 大卡。這意味著你可能不應該吃任何含有反式脂肪的商業製成品。最好是以單元不飽和脂肪酸或多元不飽和脂肪來代替反式脂肪。

補充事實：

1. 1990 年以前並不清楚反式脂肪對健康的影響，但現在美國政府要求食品製造商在營養成分標示上要列出反式脂肪。
2. 冠狀動脈心臟病是美國的主要死因之一，在美國約 1,250 萬人有這類疾病。
3. 一些膳食補充劑、能量棒和營養棒也含有來自氫化植物油的反式脂肪。購買前最好先閱讀這些產品的營養訊息和成分表。

輸血 Blood Transfusion

　　儘管首次輸血的成功案例距今不到一個世紀，但是鮮血能賦予新生的想法流傳已久。第一次真正的輸血嘗試可能是 1492 年用在教宗依諾增爵八世（Pope Innocent VIII，1432 ～ 1492）身上。當時教宗身染一種不知名的疾病，陷入半昏迷狀態，於是為他注入了三個小男孩的血。三個捐贈者都死了，教宗在不久後也往生。

　　到了 17 世紀，英國醫師哈維（1578 ～ 1657）發現血液在一處動脈中的流向和同一處靜脈中的相反，這為輸血奠定了新理論。英國醫師理查 ‧ 洛爾（Richard Lower， 1631 ～ 1691）於 1667 年進行了第一次動物對人的成功輸血，把羊的血注入人手臂的靜脈。法國醫師尚—巴蒂斯特 ‧ 丹尼斯（Jean-Baptiste Denys，1640 ～ 1704）寫道，他更偏好使用動物的血而不是人類的，因為牠們的血液不太可能「因為激情或邪惡而變得不純。」不過，1668 年丹尼斯進行了一次牛人輸血，之後他的病人出現胃部不適與黑尿，在接受第二次輸血的幾個月後便往生。一場官司隨之而來，最後天主教會明令禁止輸血，科學家也不再使用這種做法。（時至今日，世人才知道動物和人的血液是不相容的，只要少量的輸血就會造成致命性的「溶血性輸血反應」。）

　　直到 19 世紀醫學界才重新對輸血產生興趣，特別是醫師詹姆斯 ‧ 布倫德爾（James Blundell，1790 ～ 1877），他被譽為「現代輸血之父」。 布倫德爾判定不能用動物的血液替代人血，並且引進了以注射器來進行人際輸血的想法。1829 年，他進行了堪稱是史上第一次的成功輸血，患者是一名產後嚴重出血的婦女。之後又發現人有不同的血型，再加上抗凝血劑的開發，這些都大幅降低了輸血相關的死亡率和併發症。

　　卡爾 ‧ 蘭德施泰納（Karl Landsteiner，1868 ～ 1943）首次將人類血液分為 A 型、B 型、AB 型和 O 型。到了 1950 年代，亞歷山大 ‧ 維納（Alexander Wiener，1907 ～ 1976）進一步指出，大約有 85% 的人與恒河猴（rhesus monkeys）共享一個因子，即 Rh 因子。免疫系統缺乏這種因子的女性在懷孕期間會與她懷的 Rh 陽性嬰兒的血液發生反應，導致新生兒的「Rh 病」。今天，會為孕婦注射 Rh 免疫球蛋白，以預防這種情況發生。

對立性反抗症
Oppositional Defiant Disorder (ODD)

每個孩子在某些時候，都會與父母、老師或其他權威人物爭論或故意不服從，展現出一時的叛逆。但若是這種行為過度，而且持續 6 個月以上，可能預示著他們有對立性反抗症這種行為障礙。大約有 5 ～ 15% 的兒童會經歷對立性反抗症。

這種疾病的症狀包括憤怒、發脾氣和使用刻薄或仇恨的語言。孩子也可能會經常爭吵、拒絕遵守成人的要求或規則，並把自己的錯誤歸咎於他人。雖然專家尚無法確定造成對立性反抗症的確切原因，他們認為有許多遺傳、心理和社會因素可能促成這種病症的發展。

對立性反抗症（ODD）經常會與其他精神或行為問題一起發生，例如注意力不足過動症（attention deficit/hperactivity disorder，ADHD）、焦慮症和憂鬱症。此外，研究還發現，ODD 兒童大腦中神經傳遞物質（neurotransmitters）的量異常，顯示這疾病也有生物層面的因素。此外，虐待、接觸到暴力或缺乏監督等社會層面的問題也可能會促成對立性反抗症。

醫療和心理諮詢都可以幫助 ODD 兒童。醫師可以開立憂鬱症或 ADHD 這類相關精神問題的處方藥物來幫助治療對立性反抗症。同時，治療師可以教父母如何管理孩子的行為，幫助孩子調適情緒。

補充事實：

1. 研究顯示大腦某些區域的缺陷或損傷會導致行為問題，如兒童的對立性反抗症。

氣喘
Asthma

　　至少從古希臘時代開始，就有治療慢性肺病氣喘的記錄。幾個世紀以來的治療方法也是無奇不有，諸如吸入在熱石上的草藥和動物糞便的蒸氣，喝大量雞湯，再不然就是單純地禱告。儘管現代科學家尚未找到治癒氣喘的方法，他們還是開發出比過往更有效的藥物。

　　在美國，大約有 2,200 萬人患有氣喘，這是由支氣管發炎引起的；這些管道是運送空氣進出肺部的管子，當黏液堵塞住氣管通道時，氣管會收縮，引起喘息和咳嗽，還會造成胸悶和呼吸急促。大約有一半的氣喘病例是在 10 歲前發生，主要是由花粉和灰塵、蟎蟲等過敏源產生的敏感性反應所引發，通常是遺傳性的。事實上，根據專家的估計，父母中若有一人患有氣喘病的，大約有四分之一的機會遺傳給孩子；要是雙親皆氣喘，孩子得病的機率更是高達近四分之三。

　　不過過敏、病毒感染和慢性暴露在污染物中也會導致成人氣喘發作。有多種誘發因子可能會導致氣喘發作，包括過敏原、香煙煙霧和呼吸道感染。這時會以速效型的支氣管擴張劑來治療，當中含有可以放鬆氣管肌肉的成分。給藥方式通常是手持式吸入器，若是較為嚴重，則會使用霧化器（nebulizer）這種口罩或面具型的噴霧。氣喘患者通常也會以每日服用皮質類固醇來控制發炎，避免症狀發作。

補充事實：

1. 1800 年代後期，製造商曾銷售含有草藥的氣喘捲菸。
2. 英文中的氣喘一字 *asthma* 源自於希臘文，意思是「喘氣」。
3. 有氣喘的兒童通常在長大成人後就會自行痊癒。

癲能停
Dilantin

　　苯妥英（Phenytoin），在美國是以 Dilantin 和 Phenytek 這兩個藥名推出販售，這是一種抗癲癇藥或抗驚厥藥。作用機制是放慢大腦中引起抽搐（痙攣或癲癇發作）的神經脈衝速度，可以開立給癲癇患者，或其他會出現癲癇症狀的病患使用。

　　儘管這項藥物今日已廣泛使用，但最初的發現純粹是個意外。二苯海因是由一群想要開發新鎮靜劑的科學家研發出來，但它沒有發揮最初期待的作用，之後一直要到 1938 年這種藥物具有的強大抗癲癇效果才受到注意。

　　具體而言，科學家注意到這種藥物可用於治療強直陣攣癲癇發作，或稱大發作（grand mal），但是對肌陣攣（myoclonic seizure）、失張力發作（atonic seizure）或失神發作（absence seizure）這幾類則無效。

　　最初癲能停是以 Dilantin 這個英文名稱銷售，但後來通用名稱改為苯妥英。癲能停和苯妥英藥丸僅有 100 毫克，但後來推出的新品牌 Phenytek 則有 300 毫克的劑量（每顆膠囊包含三個「迷你包」，可分階段釋放藥物），這讓患者每天僅需要服用一粒，而不是兩三粒。苯妥英也有推出可咀嚼的含片或藥水的形式。

　　這類藥物可能有多種有害的副作用，短期的有噁心和難以集中注意力，長期則是出現皮疹或毛髮過度生長。癲能停也會與其他藥物產生相互作用，包括抗憂鬱藥物和抗酸劑等。

　　服用苯妥英過量可能非常危險，甚至會致命。服用過量的症狀可能有：眼睛抽搐、言語不清、失去平衡感、肌肉僵硬、虛弱或震顫、噁心和嘔吐，以及呼吸緩慢或過淺。藥物過敏反應的症狀也可能很嚴重，可能會出現發燒、喉嚨痛、起水泡、皮疹、意識模糊、幻覺、極度口渴或容易瘀傷或出血。較輕微的副作用發生的機率更高，包括有抽搐、輕度皮疹或搔癢、頭痛、關節痛、牙齦腫脹或疼痛。

學習 Learning

「活到老學到老」的古諺很可能是正確的：研究顯示，大腦在一生之中會不斷形成新的神經元，尤其是在維持得很健康、並且予以心智活動刺激的情況下。學習確實是一個終生的過程，甚至在人出生之前就開始了，每當你獲取和儲存新知識時就會發生。

當你學習新訊息時，大腦的許多部分會協同工作：首先，必須以感官來記錄刺激——無論是閱讀統計數據，聽一首歌，品嚐奇怪的食物，或是第一次摸到熱爐。然後大腦必須決定要如何對這樣的刺激反應和適應。最後，這種情況會儲存在長期記憶中，可以在需要時回想起這些知識。

當一遍又一遍地重複某樣事物時，學習就會發生——這就是為什麼複習是學校教育中的重要環節。在第一次學騎腳踏車，或背一個新的數學公式時，會覺得很困難，那是因為大腦還沒有形成儲存這項訊息的神經元間的新路徑。但透過練習和重複，你會隨著這些聯結越來越緊密而進步——而且最終你可以在不需多加思索的情況下輕易完成任務，或是應用數學公式。大腦因應新的經驗而形成新連結，並且發生形狀結構上的改變，此一現象稱為神經可塑性（neuroplasticity）。

當涉及多種感官時，學習似乎最有成效；香味特別有助於加強學習過程，這已獲得證明。在一項研究中，當學生在玩記憶遊戲時首先吸入一種玫瑰香味，然後在入睡前再聞一次，第二天他們就能更容易地回想那些記憶。

最簡單的學習類型是非關聯學習（nonassociative），這是指人或動物僅是以重複的方式來學習。聯想學習（Associative learning），也稱為條件化（conditioning），是指大腦在兩種刺激之間建立起持久的連結，伊凡・巴卜洛夫（Ivan Pavlov）的經典實驗就是一個例子，他訓練狗每次在他按鈴時分泌唾液，期待食物出現。

補充事實：

1. 死記硬背是一種經常受到批評的記憶技巧，強調記憶教材，以便準確地回憶起讀到或聽到的內容，但卻避開內容中任何複雜或實際的理解。

2. 目前提出很多加強記憶力的方法，其中一種是補充銀杏這種原產於亞洲的樹種。但目前的研究結果未定，也有許多科學研究顯示它沒有效果。

有絲分裂
Mitosis

　　人類生命的奧秘可以追溯到低等的蠑螈。1880 年代，一位名叫華爾瑟 · 弗萊明（Walther Flemming，1843 ～ 1905）的德國生物學家開始研究這些兩棲類的幼蟲。他將生物體以一種特殊染料染色，以便在顯微鏡下觀察，之後弗萊明便追蹤細胞核中的絲狀物質是如何在細胞分裂的不同階段縮短並分裂成兩半。他將這個細胞複殖過程命名為 mitosis（有絲分裂），取自希臘文中的「絲」。

　　然而，這項發現的重要性，直到幾十年後才完全為世人所理解，那時科學家發現這些絲狀物就是染色體，是含有每個個體基因訊息的結構。人體細胞要分裂成兩個完全相同的細胞時，需要經歷一連串的步驟，整個過程超過 24 小時。先從細胞的指揮中心，也就是細胞核的分裂開始，這一步稱為前期（prophase），這時染色單體（chromatids）——由鈕扣狀的中節或稱著絲粒（centromere）連接成一組兩條的染色體——會凝聚在一起，緊密盤繞著。同時，兩束稱為中心粒（centrioles）的管子會分別往細胞核的兩端移動，朝著彼此長出細長的小管，形成紡錘體（mitotic spindle）。

　　接著就進入下一階段的中期（metaphase），染色單體會沿著紡錘體整齊排列開來。然後，就到了後期（anaphase），著絲粒會解開，每個染色單體分裂為二，分別被拖向細胞的兩端。這時就進入末期（telophase），染色體開始建立一個新家：它們伸展開來，周圍生長出核膜。最後，進入胞質分裂（cytokinesis），在這過程中細胞的中間會內陷，最後分成兩個，每個都有一套完整的染色體。

補充事實：

1. 在有絲分裂發生前，細胞還會經歷間期（interphase）這個過程，這時它們的 DNA 會複製出第二套，為有絲分裂的開始做準備。
2. 有絲分裂所需要的時間從幾分鐘到一個多小時不等，取決於細胞的種類和生物體的類型。

體適能
Fitness

　　體能好是保持身體健康的關鍵。生活活躍的人不僅壽命較長，也比較容易保持健康的體重。而運動可以改善甚至預防糖尿病、心臟病、高血壓、中風和某些癌症等疾病。

　　體適能有很多定義，但最簡單的是心血管的適能。這意味著在劇烈活動時，你的心跳（脈搏）不會超過你年齡的最大期望值。一個常見的公式：用 220 減去你的年齡，然後乘以 80%，這就是你的最大值。以一個 40 歲的人為例：220–40 = 180，180 × 0.8 = 144，就是最大脈搏值。

　　大多數成年人應該每週進行 5 次，每次至少 30 分鐘的中度體力活動，以保持身體健康。中等強度的體力活動應該會讓你呼吸更困難，但你仍然應該有足夠的呼吸來繼續對話。中強度活動的例子有快走、跳舞、游泳或騎自行車。重訓和伸展運動也可以提高你的體適能。

　　要達到足夠的運動量可能很困難。然而，有必要把身體活動擺在優先。有些人會在日常生活中安排運動時間，比方說早起或午休時間的運動，不然就是參加晚間課程。也可以將身體運動添加到日常活動中，例如以更有活力的方式來做家事。將運動融入日常生活的另一種方法是與家人和朋友在空閒時間一起做喜歡的活動，例如遠足、運動競賽或晚餐後的散步。

　　要讓運動計劃成功，制定具體目標也很重要。從短期目標開始，例如每週 3 天、每天步行 10 分鐘。然後嘗試做每次至少 30 分鐘的中強度體力活動，每週至少 5 次。記錄下來你的目標和活動，追蹤自己的進步，這樣有助於保持動力。

補充事實：

1. 要減重或是避免多餘的體重，每天可能需要進行 30 分鐘以上的體能運動。
2. 有規律的體能活動可以增加活力和改善情緒。
3. 有慢性健康問題的 40 歲以上男性和 50 歲以上女性在開始運動計劃前，應該先與醫療保健專家討論。
4. 研究顯示，劇烈運動可降低女性罹患心臟病和乳癌 30% 的風險。

紐約貝爾維尤醫院的第一台救護車
The First Ambulance, Bellevue Hospital, New York City

　　貝爾維尤醫院是美國早期深具影響力的醫療院所，1736 年於曼哈頓下城設立時僅是一間為了照護紐約市貧困者的醫務室和救濟院，僅有六張床位。在接下來兩百年間，這間醫院推出了全美第一間產科病房、第一個兒童診所，以及相當特別的第一個城市救護車服務。

　　醫院救護車系統的想法源於美國內戰，在此期間軍隊救護車很普遍。內科醫師愛德華・道爾頓（Edward B. Dalton，1834 ～ 1872）在戰爭期間曾負責波托馬克軍團的野戰救護隊，當時他被派駐在貝爾維尤醫院，負責運輸和組織工作，戰場經驗給了他救護車的靈感。這套方法後來成為一種作業模式，在全美各地廣泛複製。

　　從 1869 年開始，貝爾維尤醫院在接獲電報後就會從位於中央街的分院派出救護車；光是第一年，他們就處理了 1,800 多個來自整個城市的求助要求。馬車上通常配備有來自醫院的醫師或外科醫師；不過要是沒有醫師可派出時，醫院可能會派一名勤雜工甚至是守衛或廚師去到現場。救護車通常要幾個小時後才會到，而且派去的人員幾乎沒有受過治療傷患的訓練，也沒有足夠的急救設備。因此，大多數的重傷患者在到達醫院前就已死亡。

　　隨著城市人口的快速增長和工業事故變得日益頻繁，市府意識到需要一套更大、更有效率的救護車系統。（1929 年，全紐約市僅有 45 輛救護車，要處理每年 343,000 通求助電話。）今日，紐約市的救護車由醫院部的救護車交通司來營運。1999 年，紐約大學的退休醫師莫頓・加爾斯頓（Morton Galdston，約 1913 ～ 2003）發表了他 60 年前在貝爾維尤實習時在救護車值班的那一個月筆記。他的觀察提供了經濟、社會和公共衛生觀點，說明何以需要建立一套城市救護系統，並且讓人一窺當時緊急醫療的樣貌。

補充事實：

1. 紐約市最初的規定是所有交通工具都必須讓路給救護車——除了消防和郵政用車之外。
2. 貝爾維尤醫院的救護車委員會批准了兩種道爾頓推薦的救護車，他們特別說明，「每輛救護車的駕駛座下方應放有一個盒子，當中要有一夸脫的白蘭地、兩個止血帶、六個繃帶、六個小海綿，一些夾板材料，用於填充的舊毯子，各種長度的帶扣，還有一瓶兩盎司的鐵過硫酸鹽（persulphate of iron）。

疫苗接種
Vaccination

　　為健康人注射病原體來抵禦重症的想法可以追溯到西元前 200 年左右的中國。古代的治療師會將天花的結痂吹進患者的鼻子內，保護他們免於遭受疾病的侵害。1796 年，英國醫師愛德華 · 詹納（Edward Jenner，1749 ～ 1823）將這項技術往前再推一步，直接給一名男孩注射牛痘（一種與天花類似但相對無害的疾病），然後在男孩痊癒後，讓他接觸天花病毒，結果男孩一直很健康。根據此一發現，詹納以拉丁文中的 *vacca*，即「牛」，創造出英文中的疫苗（*vaccine*）一字。

　　當時詹納並不懂背後的科學機制，但是從那時起，研究人員不斷揭露出免疫的運作原理。疫苗讓免疫系統做好準備，迎接這些未來的攻擊。免疫接種（immunization）是指將減弱的無害病毒株送入體內，活化 B 細胞和 T 細胞，產生記憶細胞。這些細胞會在體內複製數十年，所以當人再次遇到那個特定的病毒時，已經有一批專門應付它的白血球隨時準備好要摧毀它。

　　目前，美國疾病管制中心（Centers for Disease Control and Prevention，CDC）建議所有嬰兒和兒童接受多種疫苗的接種。這些注射有的可能只要一次，也可能需要多次注射。例如，白喉和破傷風的免疫需要在五、六年間接種五次。由於需要加強注射來提醒身體的記憶細胞，成年人每隔幾年，也需要接種疫苗。因為病毒會不斷地變異和變化，就像那些導致流感的病毒一樣，因此每年每個人都需要注射不同的流感疫苗。

補充事實：

1. 愛德華 · 詹納接種的男孩是他家附近農民的兒子。當詹納問農民是否可以在他孩子身上做實驗時，這位父親出乎意料地同意了。
2. 有家長質疑疫苗中的防腐劑和重金屬，如硫柳汞和汞會導致幼兒自閉症。美國疾病管制中心表示目前沒有任何科學證據支持此一說法。

自體免疫性疾病
Autoimmune Disease

　　身體的免疫系統是抵禦疾病所必需的。但有約 5% 的人患有自體免疫性疾病，在他們身上這種自然防禦系統會轉而攻擊自身細胞，把它們當成是危險的外來入侵者。這類疾病共有 80 多種，包括類風濕性關節炎、多發性硬化症和紅斑性狼瘡。女性罹患這類疾病的機率是男性的兩倍。

　　通常，免疫系統中會發動攻擊的細胞是白血球中的淋巴白血球（lymphocytes），有 B 細胞和 T 細胞，它們會辨識身體的「主要組織相容性複合體」（major histocompatibility complex，MCH），這就好比每個細胞所帶有的一種客製化條碼。但是基因缺陷、病毒或誘導突變會讓這類細胞出錯，使得它們忽略這項安全功能，反而將攻擊目標鎖定在自身的一些細胞上。身體也有可能長出含有免疫系統無法識別的不同 MCH 的新細胞。

　　自體免疫性疾病可分為兩大類型。其一是特定器官性的，免疫系統會鎖定某一特定器官所帶有的抗原。（第一型糖尿病便是這樣的例子，免疫系統會去攻擊胰腺中產生胰島素的細胞。）第二種類型較為常見，是全身性的，會有好幾個器官或結締組織受到攻擊。自體免疫性疾病的症狀各不相同，不過早期常見的症狀通常有：疲勞、肌肉酸痛和低燒，以及這類症狀的復發和緩解的循環。治療方式取決於具體疾病，但通常都是開立減緩發炎反應的藥物。

補充事實：

1. 自體免疫性疾病中的紅斑性狼瘡（lupus）其英文字來自於拉丁文中的「狼」，因為它所引起的皮疹和病變，看上去就像被狼咬傷。
2. 治療自體免疫性疾病的王道是能夠抑制有害免疫機制又不至於影響整套系統的運作。例如，以注射抗體來中和多發性硬化症患者體內過度活躍的 B 細胞和 T 細胞。
3. 自體免疫性疾病通常有家族遺傳史。

抗組織胺藥物 Antihistamines

最常見的過敏症狀——打噴嚏、眼睛發癢、流鼻涕——是由一種名為組織胺的化學物質所引起的，這是人體產生來對抗過敏原的物質。可以抵消這些化學物質的作用、舒緩症狀的藥物就稱為抗組織胺藥物。

抗組織胺藥物最常用來減輕由花粉、豚草、塵蟎、黴菌、動物皮屑和蟑螂等不勝枚舉的過敏原所引起的症狀。若是對這些誘發因子中的任何一個過敏，身體在接觸到時就會製造組織胺來抵抗過敏原，這些物質會附著在細胞上的組織胺受體，導致發炎反應和產生黏液。抗組織胺藥物可以與這些受體結合，從而防止組織胺引起症狀。

抗組織胺藥物有非處方藥和處方藥，有片劑、膠囊或藥水形式，甚至偶爾也有注射劑或栓劑。抗組織胺藥最常見的副作用是疲倦——由於這非常普遍，因此這種藥物也會用在夜間咳嗽和感冒藥的配方中，還有非處方的安眠藥。其他可能的副作用還有胃部不適、便秘、頭痛、口乾舌燥，這些尤其會發生在還有其他健康問題的老年人身上。這些藥物不應該給 4 歲以下的人服用，因為在幼童身上的副作用可能會危及生命。

非處方的抗組織胺藥物有溴苯那敏（brompheniramine）、苯海拉明（diphenhydramine）、氯雷他定（loratadine）等。這些分別是得敏脫（Dimetapp）、貝咳華納（Benadryl）和納寧（Claritin）等藥品中的活性成分。它們經常與其他藥物，如止痛藥或減充血劑混合，用於治療感冒、流感或過敏等諸多症狀。處方的抗組織胺藥物有艾來錠（Allegra）的非索非那定（fexofenadine）、治敏速（Zyrtec）的西替利嗪（cetirizine）、康瑞斯持續性藥效錠（Clarinex）中的地氯雷他定（desloratadine）。處方鼻噴霧劑則有噴立停鼻用噴液劑（Astelin）的氮卓斯汀（azelastine）。研究顯示這些藥物並沒有比非處方藥更有效，不過它們比較不容易引起疲倦嗜睡等問題。

由於抗組織胺藥物會導致嗜睡，因此得警告服用該藥物的人在駕駛汽車或操作機器時要特別小心。安眠藥、鎮靜劑、肌肉鬆弛劑、降血壓藥和酒精會強化抗組織胺藥物引起的嗜睡。

智力 Intelligence

有很多方法可以描述一個人的思考方式：可以是藝術的、有創造力的、聰明的，知識淵博的，或是記憶力很好。但要解釋人解決問題和理解周圍世界的能力，我們會採用智力這個詞。

目前對智力廣泛接受的定義來自於一篇 1994 年發表的文章《主流科學論智力》（Mainstream Science on Intelligence）：

一種非常普遍的心理能力，包括有推理、規劃、解決問題、抽象思考、理解複雜的想法，快速學習與經驗學習等能力。不僅是從書本學習的狹窄學術技能，或是應付考試的聰明。反應的是理解我們周圍環境的一種更為廣泛和深層的能力、是能夠「掌握要領」與「通曉事理」，或者是「弄清楚」該做什麼。

研究人員一直對於是否可以量化智力爭論不休。目前廣為接受的方法是進行智商測驗，其中包括數學和邏輯問題、記憶和視覺練習，以及有關單詞或句子重組的問題。智商平均在 90 ～ 110 之間，高於 130 為高智商，低於 70 表示心智能力遲緩。然而，這些測驗也受到批評，因為這帶有文化偏差，而且在主觀問題上不允許有多個正確答案。因為智商測試不僅是在衡量一個人的知識，還要衡量理解想法的能力，學習新知不一定會增加智商。不過這可讓你動腦，有助於發展出更好的認知能力。整體來說，人的智商不會隨著時間出現太大的變化。

高智商似乎有家族遺傳，儘管研究尚未發現對此有重大影響的特定基因。也有人提出智商高低可能會受到體重與腦容量的比例、以及大腦灰質的位置所影響。家庭教養似乎會影響兒童智商，但是在青春期後期，這項因素就變得沒有那麼重要：收養的兄弟姐妹，在長大後往往會展現出截然不同的智商高低，但是雙胞胎或同父同母的兄弟姐妹似乎智商都很接近。

補充事實：

1. 1983 年，心理學家霍華 · 加納（Howard Gardner，1943 ～）定義了幾種智力類型，包括語言、視覺、身體、音樂、數學、內省和人際關係。在多數標準智力定義中，並未將上述這些特徵中的許多因素考慮在內。
2. 愛因斯坦（Albert Einstein，1879 ～ 1955）去世後，有研究人員測量他的大腦，發現他比大多數人的大腦寬約 15%，而且頂葉也異於常人，有些人認為這可能有助於他的數學技能。

減數分裂
Meiosis

　　體內絕大多數細胞是透過有絲分裂來再生複製，不過精子和卵細胞則是透過另一系列的減數分裂來複製。這個過程對於生殖至關重要，因為這得以讓父方和母方的染色體結合，創造出一個獨特的新個體。

　　細胞進行有絲分裂時，需要經過四個步驟的分裂，才能產生兩個相同的細胞，都是帶有 46 條染色體的二倍體（diploid）。但是在減數分裂時，這個循環會發生兩次，形成四個子細胞，而且每個子細胞僅有一組 23 條染色體，這是所謂的單倍體（haploid）。不過在循環開始前，每條染色體會先複製，變成一對染色單體，由著絲粒連接；乍看之下有點像是英文字母中的 X。在前期階段，這些染色單體會縮短，並且與來自異性的染色體連結起來，配成一對。在這個當下，染色單體開始交叉，或是交換遺傳物質。這個過程解釋了為什麼一個人可能有媽媽的眼睛和爸爸的捲髮。

　　在歷經中期、後期和末期之後，會產生兩個子細胞，每個都帶有二倍體的一組染色單體。接著發生第二次減數分裂，這兩個細胞各自再分裂成兩個。這一次染色單體沒有複製而只是分開，因此每個細胞中的染色體數目減半。最後便產生四個子細胞，每個細胞都帶有一套單倍體的新染色體——是 23 條而不是 46 條。然後透過受精，精卵兩細胞結合，因為都帶有一半的染色體數量，合起來就成為創造一個獨特的人所需的染色體。

補充事實：

1. 減數分裂的英文發音是「my-OH -sis」，源自於希臘文的 *meioun*，意思是「減弱」。
2. 染色單體的交叉過程稱為重組（recombination）。

心血管訓練
Cardiovascular Training

心血管訓練是一種讓呼吸更深層的有氧運動，迫使心臟更努力地泵血。這在許多方面都能改善健康，包括降低早逝的風險、冠狀動脈心臟病、中風、高血壓、第二型糖尿病、結腸和乳房癌以及憂鬱症。訓練心血管的運動有很多，例如散步、跑步、有氧舞蹈、騎自行車、划船和游泳。

要達到真正的心血管訓練，需要讓心跳達到目標值。可以先測量自己的心跳（以每分鐘為單位）來判斷。持續 15 秒測量你的脈搏，將其乘以 4，便可以得到相當準確的每分鐘心跳次數。

目標心跳次數取決於年齡。通常，最大心率的算法是以 220 減去你的年齡。不過在剛開始一項運動計劃時，最好以最低目標心跳率為目標，大約是最大心率的 60%。隨著體能的提升，可以提高運動目標心跳，設定在你最大心率的約 85%。

一般來說，理想的運動目標是每週進行 4 ～ 6 次 30 ～ 60 分鐘的運動。應該先與你的醫師討論，制定適合你的運動計劃。慢慢開始總是比較好。

為了避免受傷，在每次運動開始前最好先進行 5 ～ 10 分鐘的熱身，例如以輕鬆的速度進行輕度活動和伸展，幫助肌肉與關節更加靈活。在運動結束時應該做同樣的伸展，平靜下來，讓心跳恢復正常。若是運動時感到疼痛或頭暈、昏厥或噁心，要立即停止。

補充事實：

1. 有時會覺得難以堅持運動計劃。如果你選擇一項喜歡的活動，和朋友一起運動，或是變化運動類型，可能會有所幫助。這可以避免讓運動變得無聊，也有助於預防運動傷害。
2. 避免在飯後或室外太熱或太冷時運動。
3. 每週至少走 1.6 公里的路 3 次，這是改善心血管健康的最低門檻。

維生素 C 和壞血病 Vitamin C and Scurvy

壞血病，是一種致命的維生素 C 缺乏症，曾在 18 世紀重創英國海軍，造成海上水手大量死傷和病痛。不過從這波疫情中得到很寶貴的東西：世界上第一場有控制組的臨床試驗。

1700 年代的軍事衛生極其惡劣；蘇格蘭海軍外科醫師詹姆斯 · 林德（James Lind，1716 ～ 1794）曾經指出，幾個世紀以來，軍隊「因為疾病失去的人比死在刀劍下的還多。」即使在英國海軍力量接近高峰時，還是有一半以上的船員出海時因病喪生。

壞血病是一種可怕而痛苦的疾病，會在身體上產生巨大的黑藍色印子和紅色斑點，還會導致牙齦出血、牙齒脫落，最終心臟衰竭而死。過去船上不衛生的條件造成海上生活的高死亡率。

當時林德懷疑這種疾病是因為軍隊的飲食所引起，因為存糧中只有不易腐爛的食品，少有新鮮水果和蔬菜。為了證明他的假設，他設計出史上最早的一場具有控制組的臨床試驗。

1754 年林德發表了他深具原創性的「論壞血病」（*Treatise on the Scurvy*）一文，總結了這場實驗的結果。他挑選出 12 名患有壞血病的水手，將他們分成 6 組，給每組不同的食物。收到橘子和檸檬的 2 個水手迅速恢復；其餘的則沒有。林德得出結論，柑橘類水果能夠治癒壞血病，但後來發現是水果中含有的維生素 C 治好了這疾病。

18 世紀後期船上的衛生狀況逐漸改善，讓英國人能夠擺脫壞血病的威脅，繼續擴展帝國版圖。到 1790 年代，更要求所有英國海軍艦艇攜帶柑橘類水果。萊姆經常用來代替柳橙和檸檬，因此英國水手後來又被暱稱為「萊姆兵」（Limeys）。

補充事實：

1. 維生素 C 的化學形式是抗壞血酸（ascorbic acid），是匈牙利學者阿爾伯特 · 聖捷爾吉（Albert Szent-Györgyi，1893 ～ 1986）於 1928 年發現的，這是他在 1937 年獲得諾貝爾生理醫學獎眾多成就中的一項。
2. 抗壞血酸補充劑在全球廣泛使用，被視為可用來治療和舒緩普通感冒，還能抗老化和預防癌症和心臟病（雖然尚未獲得最終證實）。
3. 除了人之外，大多數哺乳動物都會自己合成維生素 C，因此對壞血病免疫。僅有小白鼠、某些類型的蝙蝠，還有我們的表親靈長類動物，牠們也都缺乏合成維生素 C 所需的酵素。

皮疹
Rash

　　皮膚是身體抵禦傷害、細菌和其他潛在危害的第一道防線。一生之中，它飽受外來攻擊、風吹雨打日曬，還有無數的擦傷、割傷和傷害。而這樣的苦難似乎還不夠，幾乎每個人都曾出現過幾次皮疹——皮膚一陣陣地發炎腫起。

　　皮疹有多種形狀和大小，主要取決於引發因子。病毒、真菌、寄生蟲、藥物、化學品、過敏和高溫，都會導致皮膚變紅、粗糙、乾燥、破裂、發癢、起泡或變軟。大多數的皮疹是溫和的，會自行消退，但有些需要治療，當中有少數可能會發展成像是萊姆病（Lyme disease）這類更為嚴重的疾病。

　　最常見的皮疹是接觸性皮膚炎（contact dermatitis），會引起凸起的紅色斑塊。當皮膚接觸到刺激性或過敏性物質，像是肥皂、洗衣粉、毒藤、橡膠製品和珠寶中的金屬，就會起疹。暴露在刺激性物質的環境後，皮膚炎通常會慢慢地自行消失。另一種常見的皮膚病是濕疹（eczema），會導致乾燥、發癢、皮膚鱗片狀和起泡。雖然科學家還不確定確切的原因，但這似乎好發於有過敏或氣喘家族史的人身上。濕疹可用非處方或處方形式的可體松（cortisone）乳膏治療。

　　蕁麻疹（Hives／urticaria）是另一種由壓力、過敏、出汗，或嚴寒炎熱的天氣所引發的皮疹。皮膚對這些因素作出反應，製造出會導致皮膚發炎的組織胺。最常見的發作形式是長出一團紅色包圍的蒼白腫塊。由於有其他潛在原因會引發皮疹，發作時最好去看皮膚科醫師，診斷出確切原因，開立適當的治療藥物。

補充事實：
1. 為什麼抓癢的感覺這麼好？神經生物學家說抓癢會產生輕微的疼痛感，這會蓋住發癢的感覺。
2. 皮膚非常敏感的人，光是用力觸碰皮膚就會觸發組織胺的釋放，導致該部位腫脹。皮膚劃紋症（dermatographia）即使只是輕輕刮擦皮膚也會導致凸起的紅色條紋，看起來就像是劃寫上去的圖案。

肺炎 Pneumonia

1936 年以前，肺炎佔美國死因的第一位。絕大多數的病例是感染擴散到肺部，導致肺部發炎，造成膿液充滿氣囊，體內氧氣濃度下降。這種氧氣短缺的情況，再加上蔓延開來的感染，很可能會奪走人的性命。不過，隨著對抗細菌感染的抗生素問世，現在肺炎通常很容易治癒，每年僅奪走 6 萬人的生命。

儘管大多數病例是以咳嗽和發燒開始，但症狀可能因人而異，取決於導致病症的感染類型。若是病毒感染的話，會出現一般流感症狀和清晰或白色的痰，約佔了一半的肺炎病例。病毒會導致呼吸系統累積過多液體，創造一個細菌可以生長的環境。結果可能導致繼發性的細菌性肺炎，出現高燒、寒顫、出汗和咳痰——呈黃色或綠色。尤其是肺炎鏈球菌（*Streptococcus pneumoniae*），這是導致細菌性肺炎最常見的原因。1977 年，一種預防這種細菌的疫苗問世；現在推薦給慢性病患者和老年等高風險族群使用。

黴漿菌肺炎（mycoplasmal pneumonia）則是另一種狀況，由於黴漿菌這種微小的病原體引發的是類似輕度流感的症狀，有些感染者並不會感到不適，仍可以繼續日常生活，因此這類型的肺炎通常又稱為行走性肺炎（walking pneumonia）。比較罕見的是引起輕度至重度症狀的真菌性肺炎（fungal pneumonia），以及攻擊免疫系統不全者的肺囊蟲肺炎（*Pneumocystis carinii pneumonia*），會導致咳嗽、發燒和呼吸急促。

為了診斷病情，醫師會使用聽診器聽你呼吸的聲音，也可能要求進行胸部 X 光檢查，以便診斷和確定感染程度。細菌性肺炎通常僅限一片肺葉（lobar），肺的左右邊都受影響的病例稱為雙側肺炎（double pneumonia）。

補充事實：

1. 發霉的加濕器或老鼠糞便所產生的某些灰塵可能也會引發過敏反應，這會導致過敏性肺炎，症狀包括寒顫、咳嗽、肌肉疼痛和頭痛。
2. 舞者演員弗雷德 · 阿斯泰爾（Fred Astaire，1899 ～ 1987）、俄羅斯作家托爾斯泰（Leo Tolstoy，1828 ～ 1910），以及美國總統威廉 · 亨利 · 哈里森（William Henry Harrison，1773 ～ 1841），都是死於肺炎的名人。

可體松 Cortisone

皮質類固醇（corticosteroid）是身體在承受壓力時釋放的一種荷爾蒙。可體松和皮質醇（cortisol）便是由這種荷爾蒙的人工合成物所製作出的藥物，廣泛用於治療過敏、皮膚病、關節炎和呼吸困難等病症。可體松也會抑制免疫系統，這種現象或許可解釋壓力和疾病之間的聯繫。儘管這可能是個意想不到的副作用，但目前也利用這一特性來治療身體的自然防禦反應過度所引發的自體免疫疾病。

1930 年代，任職於明尼蘇達州羅切斯特梅約診所的生化學家愛德華・肯達爾（Edward Kendall，1886～1972）和風濕病學家菲利普・韓區（Philip Hench，1896～1965）注意到一現象，他們發現診所裡的一些關節炎患者在經歷疾病、分娩或手術等壓力大的事件後，疼痛反而會得到暫時緩解。這項觀察讓他們提出一個理論：經驗會觸發體內產生一物質，其作用類似天然的抗風濕藥。他們找出造成這種反應的荷爾蒙，並將其命名為化合物 E，不過一直要等到 1948 年，才有辦法測試他們的理論。結果令人驚訝：第一位接受注射化合物 E 的患者表示在三天內疼痛就減輕了。今天，這個化合物 E 稱之為可體松，經常是以注射的方式來治療關節炎、關節和肌腱發炎，以及運動過度造成的傷害。

類似的化合物，包括皮質醇在內，則是以口服或吸劑的形式來治療自體免疫疾病，如過敏、氣喘、克羅恩病（Crohn's disease）、紅斑性狼瘡、類風濕性關節炎和潰瘍性結腸炎，還能用來防止器官移植後的排斥反應。最常見的口服皮質類固醇藥物是潑尼松（prednisone）。可體松乳膏按照強度分成處方用和非處方用，主要是治療濕疹、牛皮癬和其他皮膚刺激。

皮質類固醇會抑制發燒和整個免疫系統，讓人更容易罹患重症和感染。任何接受皮質類固醇治療者，應避免與患有水痘或麻疹的人接觸，不應接受以活病毒製成的疫苗。服用其他藥物或患有肝病或腎臟病、糖尿病、甲狀腺疾病、骨質疏鬆症、青光眼、白內障、胃潰瘍、精神疾病或高血壓者可能需要進行特定檢查來研判是否可以安全地服用可體松。在懷孕和哺乳期間，通常應避免使用可體松，因為會影響兒童的生長。

睡眠 Sleep

　　夜晚當我們閉上眼睛，讓身體休息時，大腦並不會停止運作。科學家近來才理解到，睡眠是學習、記憶和恢復身體的重要過程，就和空氣、水和食物一樣重要。

　　進入睡眠是一個多步驟的過程，因為這涉及到許多身體變化。化學物質腺苷（adenosine）會在血液中累積，讓人產生昏昏欲睡的感覺。一旦燈光熄滅，大腦就會開始製造褪黑激素（melatonin）——這種荷爾蒙有助於讓我們在黑暗中產生睡意，並且在有光的時候醒來。睡眠涉及到四個由淺而深的漸進階段循環，接著再進入快速動眼期（rapid eye movement，REM），此時呼吸加速、眼球會前後抽動，並出現暫時性的肢體麻痺。REM 睡眠期間似乎會作夢，有助於夜間記憶，讓隔天恢復警覺。

　　大多數人每晚需要睡 7 ～ 8 個小時，這樣隔天才能以最佳方式運作。長期睡眠不足會導致疲勞和損傷，還會增加罹患糖尿病、心臟病和憂鬱症的風險。睡眠不足也會改變食慾和飽足感荷爾蒙的濃度，因此疲累的人反而吃得更多。

　　失眠（insomnia）發作時會讓人無法入睡，通常是由壓力、注意力分散、疼痛或疾病所引起。若是失眠長達數週以上，身體可能會習慣新的睡眠模式，需要重新訓練才能恢復正常的時間表。非處方的抗組織胺藥物，或是處方的安眠藥可以用來誘導睡眠，儘管專家同意認知行為療法才是戰勝慢性失眠的最佳方法。必須與醫師合作，找出哪些行為能讓你清醒，並且學習更好的睡眠習慣。其他睡眠障礙包括有睡眠呼吸中止（sleep apnea），這是指人的氣管遭到阻塞，夜晚睡覺時會停止呼吸數次；不寧腿症候群（restless legs syndrome），是一種因為不斷想要移動腿而讓人保持清醒的病症；此外還有夢遊和噩夢連連的異睡症（parasomnias）。

補充事實：

1. 據說達文西（Leonardo da Vinci，1452 ～ 1519）每 4 小時僅需睡 15 分鐘，換算起來每天只睡 1.5 小時。研究人員已證明，這種睡眠狀態有可能發生，但只是暫時的。
2. 在睡眠的第一階段，也是最淺眠的時候，很多人會突然出現不自主的肌肉收縮，這稱為「催眠性肌陣攣」（hypnic myoclonia），或稱為「睡眠開始」，通常之後會有墜落的感覺。
3. 第一次的快速動眼期發生在人入睡後約 70 ～ 90 分鐘，一個完整的循環平均需要 90 ～ 110 分鐘。
4. 在快速動眼期，四肢會暫時癱瘓，所以我們的夢只會在腦海中出現。

染色體
Chromosome

　　染色體是另一項人體驚人工程的例證。由於人類的 DNA 很長，難以全部塞進細胞核中——細胞核中的 DNA 長鍊包含有 20,000 到 25,000 個基因，最長的可長達近 2 公尺，因此基因被有效地包裝成一個微觀結構，即染色體。就像繞住線軸的線一樣，DNA 緊緊地將自身纏繞成一個螺旋梯的結構，稱為雙螺旋（double helix），DNA 最後依序排列成一個染色體。每個細胞包含有 46 條染色體，一組 23 條來自母方，另一組 23 條來自父方。

　　每條染色體都有一個往中間收緊的腰部構造，這稱為著絲粒，會將其分成兩條臂。較短的臂稱為 p 臂，較長的是 q 臂。在每條臂的末端，都有一段具有保護性的 DNA 片段，稱為端粒（telomeres）。就像鞋帶尖端收緊的小配件一樣，端粒可以防止染色體散開。因為細胞會複製新的來取代舊的，染色體在分裂時必須確保每個新細胞接收到一整套基因。任何數量或結構上的變化，都可能導致嚴重的健康問題。某些癌症，例如某一類的白血病，就是由缺陷基因引起的，若是出現額外的染色體，則會導致唐氏症（Down syndrome）這類遺傳性疾病。

　　科學家為了研究人的染色體組，經常會用化學物質處理細胞，從中找出被染色的染色體。然後為全部的染色體拍照，稱為核型（karyotype）。染色體就是因為這樣的染色過程而得名：英文中的染色體（*Chromosome*）源自希臘文中的「顏色」（*chroma*）和「體」（*soma*）。

補充事實：

1. 科學家在 1800 年代後期首次發現染色體，當時並不了解它們的功能。到了 1900 年代初期，美國遺傳學家托馬斯 · 亨特 · 摩根（Thomas Hunt Morgan，1866 ～ 1945）在果蠅研究中，確定了染色體和遺傳性狀間的聯繫。

2. 細胞不分裂時，在顯微鏡下是看不到染色體的；它們仍蜷縮在細胞核內。

3. 在某些細胞中，細胞每次複製時，端粒就會失去一小段的 DNA；當端粒完全耗盡，細胞分裂的週期可能會停止，這是老化過程的一部分。

負重運動
Weight-Bearing Exercise

　　負重運動，是指雙腳的動作需要讓人抵抗重力。這是保持骨量的最佳運動方式，對於預防骨折和骨質疏鬆症這類骨質流失問題很重要。負重運動有很多，比方說有氧運動、跳舞、園藝、遠足、慢跑、爬樓梯、網球、步行和重訓。一般來說，運動員的骨密度比非運動員高出 13%，而一天到晚都臥床休息的人會導致嚴重的骨質流失。

　　骨骼是活組織，對運動的反應就是要變得更強健，就像肌肉一樣。兒時的體育活動有助於日後發展出更高的骨量。在 25 ～ 30 歲前的骨量越多，晚年逐漸失去骨質時就會越健康。隨著年齡的增長，以活動來增加骨量的效果會漸漸沒有年輕時來得好，但是負重運動還是很重要。一般來說，一套鍛鍊肌肉、改善平衡和協調性的運動，可以保持骨質密度，有助於防止跌倒，這是老年人最需要擔憂的問題。跌倒會增加髖部、脊柱、腕部或其他部位骨折的機率。骨折會影響生活品質，失去獨立能力，甚至可能導致早逝。

　　老年人每天應進行至少 30 分鐘的中強度體力活動，包括負重運動、重訓和平衡訓練這樣一套的組合。運動再搭配攝取充足的鈣和維生素 D，便可以幫助減少因為老化造成的骨質流失。然而，過度運動可能對骨骼有害，尤其是關節。

補充事實：

1. 某些運動器械，例如跑步機、爬樓梯機、滑雪機和阻力裝置，會提供一些負重運動。騎自行車和游泳不算是負重運動，但仍然有其他的健康益處。
2. 已經患有骨質疏鬆症的人，應該要持續運動，以保持骨質，並加強背部和臀部的訓練。但是應該避免高衝擊運動，並向醫師諮詢，確定自己從事何種運動才安全。
3. 光是運動就可以預防或治療骨質疏鬆症。

愛德華 · 詹納和天花
Edward Jenner and Smallpox

英國科學家愛德華 · 詹納（1749～1823）在 1700 年代中期還是個男孩時，據說在無意間聽到一位乳製品女工提到，因為她之前得過牛痘，所以能夠抵禦在歐洲肆虐的天花。今天，我們要慶幸當年的這場機遇，因此消滅了致命的天花病毒。

天花可能起源於非洲，傳播到印度後，再於西元 700 年左右傳到歐洲。到 18 世紀，歐洲每年有 40 萬人死於天花，許多倖存者不是失明，就是帶有毀容的疤痕。這種疾病稱為天花或小痘（variola or small pox）──以便和梅毒這種「大痘」區分開來。

因為那些經歷天花倖存下來的人，後來再接觸時已經產生免疫，人痘接種術（variolation）──今天稱為接種（inoculation）──於是逐漸變得普及。過程是從患有天花者的膿皰中取出體液，注射在未感染者的皮下。雖然有少數的接種發展出完全的天花病情，或是感染到其他血液傳播疾病，大多數人都只有輕微的反應，並且存活下來。

愛德華 · 詹納還是個小男孩時就做過人痘接種術，長大後成為了英國著名的生物學家。他一直對於牛痘究竟是如何能預防天花的原理感到很好奇，1796 年他從一名患有牛痘的牛奶女工手臂中取出膿液，然後注射到一名 8 歲男孩身上。男孩出現發燒和輕微感冒的症狀，但是後來當詹納為他注射引起天花的小痘後，男孩卻沒有感染。詹納稱這整個過程為疫苗接種（vaccination），這是他從拉丁文中的「牛」（vaca）創造出來的字。

疫苗接種的做法後來傳播到大多數歐洲國家，並在 1800 年傳到了美國，之後人痘接種術逐漸遭到淘汰。1900 年代中期見證了更為穩定的冷凍乾躁疫苗的發展，而天花病毒也在 1980 年宣告完全滅絕。

接種疫苗的原理是欺騙免疫系統產生可以抵禦真正致病生物的免疫細胞。自從詹納的發現以來，陸續又開發出流感、肺炎、狂犬病、腦膜炎和其他嚴重疾病的疫苗。

水痘
Chicken Pox

我們多數人都對童年種水痘的畫面記憶猶新。畢竟，直到 1995 年，這種疾病每年影響大約 400 萬兒童。水痘疫苗在美國獲得批准時，情況就是這樣嚴重。時至今日，儘管水痘仍然很普遍，但病例數已因為疫苗接種而大幅下滑。

水痘是由水痘－帶狀皰疹（varicella-zoster）病毒引起，透過與感染者的近距離接觸而傳染。病毒在進入人體後，大約需要 2 週來繁殖和傳播。最初的症狀包括發燒、頭痛和咳嗽，然後是那些標誌性的粉紅色小腫塊。它們會變成充滿液體的水泡，最終在病好前會結痂。

在兒童身上，水痘是一種輕微的病症，儘管會讓他們感到很不舒服。但在成人身上，病情可能較嚴重，尤其是在孕婦和那些免疫系統不全的人身上。水痘的併發症有皮膚細菌感染、腦炎和肺炎。更糟的是，水痘－帶狀皰疹病毒會潛伏在神經細胞中，在多年後重新活化，重新長出讓人疼痛的水泡，這稱之為帶狀皰疹。大約 10% 長過水痘的人會罹患帶狀皰疹。

然而，今日所有兒童會在快滿 1 歲時接種水痘疫苗，並在 4 ～ 6 歲之間再接種一次。專家說，疫苗有 90% 的效力；就算接種者真的感染，症狀也非常輕微。儘管如此，有些父母仍對接種疫苗抱持戒慎恐懼的態度，寧願把孩子送去參加「水痘派對」。舉辦這些聚會是為了讓孩子接觸到已經感染的孩子，希望他們也能感染水痘，從而建立對它的免疫力。

補充事實：

1. 在英文中，水痘之所以有雞痘這個別名，是因為會長出的指標性小腫塊類似雞皮，儘管專家對此尚有爭論。有人說這是因為腫塊很像又稱為雞豆的鷹嘴豆（chickpeas），這在拉丁文中稱為 *cicer*，也有人說是因為這些腫塊看起來像是雞留下的啄痕。
2. 65 歲以上的人長帶狀皰疹時病情可能會很嚴重，根據醫學專家的建議，最好重新接種疫苗。

支氣管炎
Bronchitis

支氣管炎的明顯症狀有胸悶、乾咳、或是有黃色或綠色的痰，這是因為支氣管，也就是空氣通向肺部的主要通道發炎了。當這些管子腫脹，在當中會形成濃稠的黏液，讓人呼吸困難。觸發這種常見狀況的原因很多，包括病毒或細菌感染、吸入香煙煙霧或刺激性的化學物質。

支氣管炎有兩種主要類型：急性和慢性。急性支氣管炎基本上來去匆匆，持續時間從幾天到幾週不等，經常會與引起感冒、流感和白喉的病毒或細菌一起出現。絕大多數的患者可以用祛痰藥、止咳藥或是支氣管擴張劑（bronchodilator）這種有助於打開氣管的藥物來治療。若是問題出在細菌，通常會開始一段抗生素療程。

慢性支氣管炎，或是持續超過 3 個月的病例，是指病情持續不斷的狀態。最常見的原因是支氣管受到香煙煙霧或化學物質所刺激。導致胃酸的胃食道逆流疾病（Gastroesophageal reflux disease，GERD），是另一個罪魁禍首。雖然專家估計有多達 1,400 萬的美國人患有慢性支氣管炎，但其中約有一半未確診。慢性病的治療方法與急性支氣管炎大同小異。

若是懷疑自己罹患支氣管炎，可以請醫師檢查，僅需以聽診器來聽呼吸就可以判斷。醫師也可能要求進行胸部 X 光檢查或痰液檢查，確定痰中是否有細菌。亦可採取其他的篩檢方式，以排除氣喘和肺氣腫等其他呼吸障礙的可能性。

補充事實：
1. 慢性支氣管炎是慢性阻塞性肺病的一種，因為一連串的肺部問題而導致呼吸困難。
2. 慢性支氣管炎中有 80% 都是吸煙造成的。

百憂解 Prozac

　　百憂解這種抗憂鬱藥物於 1987 年在美國推出，由於開立狀況普遍，幾乎成為一項流行文化特色。百憂解是市面上第一個選擇性血清素再吸收抑制劑（selective serotonin reuptake inhibitor，SSRI）藥物，這類藥物透過增加血清素的量來幫助數百萬人克服憂鬱症；血清素是一種在腦中調節情緒的化學物質。

　　今日，百憂解——連同其通用名藥物鹽酸氟西汀（fluoxetine hydrochloride）——用於治療臨床憂鬱症、強迫症、暴食症和恐慌症。由於過去二十年來的流行，百憂解成了電影和書籍探討的一項主題，包括伊麗莎白 • 沃策爾（Elizabeth Wurtzel，1967 ～ 1994）的自傳《憂鬱青春日記》（*Prozac Nation*）。百憂解僅能透過處方取得，而且建議療程是 6 ～ 12 個月。在開始感覺變好就立即停止服藥的患者，往往會有憂鬱症狀復發的問題。

　　百憂解的副作用有噁心、睡眠困難、嗜睡、焦慮、震顫、食慾不振或性慾減退。這些往往在治療早期發生，會在幾週內消失。皮疹可能是嚴重疾病的徵兆。所有抗憂鬱藥物上都有一個黑框警告標示，說明它們有可能導致更多的自殺念頭和行動；患者需要衡量包括自殺在內的風險和其他與用藥相關的問題，評斷輕重緩急後再用藥。因為有這些風險，任何服用抗憂鬱藥物的人都應受到密切監控。

　　就跟大多數抗憂鬱藥物一樣，可能需要用藥 4 週以上才會開始感受到治療的好處。並非所有抗憂鬱藥物對所有患者都有效，許多人必須經過一段時間測試不同藥物的效果，才能找到對自身有效的。2008 年的一項研究發現，沒有一種抗憂鬱藥物的療效特別優於其他，不過每一種的成本和副作用各不相同。目前有一種長效百憂解（Prozac Weekly）的特定劑型，這是第一種設計出來每週僅需服用一次的抗憂鬱藥物。百憂解也獲得批准用在患有嚴重憂鬱症或強迫症的兒童身上。

補充事實：

1. 法律案例顯示抗憂鬱藥物的使用與暴力之間存在關聯。1989 年，一名男子在服用百憂解 4 週後，在肯塔基州開槍打死了 8 個人，然後舉槍自盡，引發了對製藥廠的訴訟。
2. 其他選擇性血清素再吸收抑制劑，還有舍曲林或稱樂復得膜衣錠（Zoloft），和帕羅西汀或稱百可舒（Paxil）。
3. 美國在 2007 年開立了超過 2220 萬張的氟西汀仿製藥處方，使其成為第三大抗憂鬱處方藥物。

作夢 Dreaming

「要是入睡，興許會作夢：唉！就是這樣的兩難」
——威廉·莎士比亞《哈姆雷特》

每個人都會作夢，數千年以來，我們每晚的幻覺帶給藝術家和詩人無數發想。但直到最近，科學才開始解開一些作夢的奧秘，專門研究夢境的夢學家（oneirologist）持續探索夢在人類心智中的確切角色。

好幾個世紀以來，世人都相信夢是由超自然力量引起的，在許多宗教傳統中都有出現一系列的夢。科學界到 1953 年時對夢有了一項關鍵認識，當時的研究人員確定大多數的夢是發生在所謂的快速動眼期（rapid eye movement，REM）這個睡眠階段。

找出這一關連，等於是為作夢所扮演的心理功能提供一項重要線索。REM 睡眠與學習和記憶有關，一些科學家認為夢可能也是。當一個人進入 REM 睡眠時，身體會暫時停止四肢的運動能力。這種狀態讓大腦可以夢見種種活動但不會真的指揮身體去從事夢中的動作。在這個睡眠階段，大腦外層的皮質區也有活動，這個區域是負責學習、思考和組織訊息——以及創造夢想故事線的地方。關於夢還有很多不確定性，不過研究人員目前確知大多數的夢境持續約 5 ～ 20 分鐘的時間，睡眠週期正常的人通常每晚會作夢約 2 小時——即使他們並不記得。大腦可能會將外部刺激，例如正在播放的音樂或是他人的對話，納入快速動眼睡眠期的夢境中。過去一天或一週的個人經歷也經常會入夢。

一般人每年平均會做上千個夢，研究顯示大多數人都夢想著同樣的事情。1966 年，克利夫蘭的西儲大學（Western Reserve University）——現今的凱斯西儲大學（Case Western Reserve University）——研究人員研究了世界各地人們的回報，彙整出一份常見的夢境主題清單。被追、摔倒、掉牙、經歷尷尬時刻，忍受親人亡故以及隨機墜入愛河——這些是跨越國家和文化的普遍夢想。夢到性事的人相對較少，僅佔受訪者的 10%。其他研究聲稱，有 12% 的人只會做黑白的夢，不過這項發現一直有爭議。

性聯遺傳性疾病
Sex-Linked Disease

　　三花貓、色盲和血友病之間有什麼共同點？具有這些特徵的個體都是因為 X 染色體上所帶有的一個基因造成的。性聯遺傳性疾病則泛指透過一性染色體傳遞的遺傳資訊所引起的疾病。

　　這些疾病大多數是由 X 染色體上的基因所造成的，如裘馨氏肌肉失養症（Duchenne muscular dystrophy）和 X 染色體脆折症（fragile X syndrome）。因此，這類疾病在男性身上的比例要比女性高。那是因為女性是由 XX 這一對性染色體所決定的，而男性則是 XY。女性要罹患性聯遺傳性疾病，她得同時繼承到兩個都帶有這種基因的 X 染色體——一個來自母親，一個來自父親。要是父母中只有一人將這致病基因傳下去，那女兒僅成為這隱性基因的攜帶者，也可將其傳遞給她的後代。

　　另一方面，由於男性只有一個 X 染色體。若是這上面帶有異常的基因，他們就會遺傳到這個疾病。Y 染色體上的基因比 X 染色體少，所以即使是隱性基因也會表現出來。然而，Y 染色體上還是有遺傳資訊，與睪丸的形成和功能有關，所以它是男性身體正常發育所必需的。

補充事實：

1. 英國維多利亞女王（1837 ～ 1901）患有性聯遺傳性的血友病，血液不能正常凝結。她的曾孫阿列克謝（Alexei，1904 ～ 1918）是俄羅斯王儲，也患有這種疾病。他的父母僱用了神秘的治療師拉斯普京（Rasputin，1872 ～ 1916）幫助減輕阿列克謝的疼痛和止血；他們屈服於這個渴望名聲的僧侶，最後導致了 1917 年的俄國革命。
2. 帶有性聯遺傳性疾病基因的女性還有一條正常的 X 染色體，這通常會保護她們，所以不會出現症狀。但在極少數情況下，正常的 X 染色體沒有表現，因此可能會出現症狀。

皮拉提斯
Pilates

皮拉提斯是一種透過受控的動作來調節和加強身體的運動。可以使用器械輔助，或是在地上鋪墊子來進行。皮拉提斯可改善身體的靈活度和身心健康，強化包括核心（軀幹）肌群在內的肌肉，並改善循環。一般認為這套方案還可以改善姿勢，讓人更不容易受傷，從而提升個人的整體健康。

皮拉提斯的創始人約瑟夫‧皮拉提斯（Joseph H. Pilates，1880～1967）從小是個體弱多病的孩子，靠著運動才變得身強體壯。一次世界大戰時他擔任護理師，最初使用皮拉提斯的技術來幫助無法移動的患者復健。這套運動方法基於瑜伽和中國武術，融合了專注、精準、控制、呼吸和流暢的動作。

無論是剛開始運動的新手，還是有運動習慣的人，皮拉提斯都是絕佳的運動。許多健身中心都有提供皮拉提斯的課程。為了避免受傷，在練習皮拉提斯時請確保有專業的合格教練在旁監督，而他們都已完成數百小時的皮拉提斯技術和指導培訓。

大多數人開始皮拉提斯時都著重在墊上練習，這系列的設計是讓人可以用自己的體重當作阻力。動作會循序漸進，從一個練習進展到另一個。皮拉提斯機器利用阻力來加強和調整身體。皮拉提斯不會增加肌肉量。

初學者應該從基本練習開始，然後逐步往高階動作發展。重要的是要穿舒適的衣服，而且不要穿鞋，將注意力放在呼吸和身體動作的結合上，流暢地動作。也可以加快運動的節奏來提高心跳。在開始任何運動計劃之前，一定要先諮詢醫師。

補充事實：
1. 幾十年來皮拉提斯一直廣受舞者和體操運動員的喜愛，現在連好萊塢的演員也很熱衷。
2. 皮拉提斯對心血管系統、靈活度和肌肉的韌性都有好處。

愛丁堡醫學院和盜墓賊
Edinburgh Medical Schooland Grave Robbers

在醫學發展的早期，人體解剖學研究人員面對的一大難題是醫師和學生需要人類屍體來進行解剖和研究，但是社會和宗教卻反對玷污人體。在 19 世紀的蘇格蘭，當科學家沒有足夠的屍體時，就得靠盜墓來取得——甚至是謀殺。

在 1700 年代和 1800 年代初期，議會只允許將死刑犯的屍體捐贈給科學，這讓愛丁堡那批由精英組成的醫學院師生得面臨屍體短缺的困擾。醫師和醫學研究人員要求議會通過《解剖法案》（Anatomy Act），允許科學家使用在貧民窟和醫院無人認領的遺體，但這個提議受到下層階級和羅馬天主教會的激烈爭論。最後科學家索性和當時在英國發展起來的地下盜墓者網絡聯繫，以滿足其對屍體的需求。這些「復活者」前去洗劫墓地，挖出最近下葬的屍體，賣給那些對他們的違法行徑視而不見的醫師。一具屍體可以賣到 7 英鎊，這在 19 世紀初期是一筆巨款。這批偷屍者的入侵狀況日益嚴重，以至於有些墓地開始設置哨兵，或是築牆防賊。

愛丁堡的兩名工人，威廉 · 伯克（William Burke，1792 ～ 1829）和威廉 · 黑爾（William Hare，1792 ～ 1870）還將這樣的商業模式往前推進一步。為了掌握賣屍體的巨額利潤，這些人決定放棄盜墓，轉而謀殺：他們在鎮上經營寄宿公寓，在那裡引誘窮人、流浪者，當然也少不了妓女。為了不讓買屍體的醫師起疑，伯克和黑爾悶死他們的受害者，因此身上不會留有明顯的傷害或犯罪跡象。在這兩人於 1828 年被捕前，據推測可能殺死了 16 ～ 30 人。黑爾作證時招出了伯克，因此被釋放，而伯克則是在 1829 年的 1 月在 25,000 人面前被公開吊死。他的屍體捐給了醫學解剖，骨架至今仍展示在愛丁堡大學醫學院的博物館內。

補充事實：

1. 有人懷疑愛丁堡醫學院院長羅伯特 · 諾克斯（Robert Knox，1791 ～ 1862）在這樁罪行中也是知情不報的幫兇。當時在街頭流行的一首歌，有句歌詞是「伯克是屠夫，黑爾是小偷，諾克斯是買肉的男孩。」
2. 這時期在英文中出現了兩個新用語，一個是 Burking，意思是「謀殺」，另一個是 Burkophobia，指的是公眾懷疑在每個角落都埋伏著殺人犯而產生的歇斯底里和偏執心態。
3. 大約在同一時期，紐約市的盜墓事件也猖獗起來，主要也是要賣給醫學院來謀財。這引發公眾強烈抗議，還引發幾起街頭動亂，因為市民擔心家庭成員的遺體被盜。

德國麻疹
German Measles

在美國還是英國殖民地的時候，蠟燭是主要的照明設備，一位名叫丹尼爾‧森納特（Daniel Sennart，1572～1637）的德國醫師注意到在一些病人身上出現了紅色皮疹。他以拉丁文中的「紅色」，將其命名為 *röteln* 或風疹（rubella）。兩個多世紀後，德國研究人員對這種疾病有了更清楚的認識，將其與也會導致紅色皮疹但更為嚴重的麻疹區分開來。這就是風疹之所以被稱為德國麻疹的原因。

風疹也稱為三天麻疹，病毒透過飛沫傳播，一般是在吸入感染者咳嗽或打噴嚏時的呼吸分泌物而感染。症狀通常是在感染後約 2 週出現，有輕度發燒、頭痛、眼睛發紅、鼻塞。染病的明顯徵兆是出現細小的粉紅色皮疹，從臉部開始，然後蔓延到軀幹、手臂和腿部，會持續約 3 天。大約四分之三感染德國麻疹的成年女性在手指、手腕和膝蓋處會出現類似關節炎的症狀，會持續約 1 個月。在罕見的例子中，這種病毒也可能導致耳炎，甚或是更危險的腦炎。

因為風疹感染的症狀很輕微，通常不需要治療，因此專家認為它是無害的。但是在 1941 年，一位澳洲醫師發現這種病毒會攻擊孕婦的胎兒，導致出生缺陷、耳聾、白內障和生長遲緩。所幸，1969 年開發出來這個病毒的疫苗。麻疹、腮腺炎和風疹的混合疫苗，或稱為 MMR 疫苗，會在所有 12～15 個月大的孩童身上施打，然後到 4～6 歲時再讓女童施打，確保在未來懷孕前不會感染。根據美國疾病預防控制中心的統計，因為施打疫苗，風疹幾乎在美國絕跡了。

補充事實：

1. 全世界約有一半的國家有施打風疹疫苗。
2. 1999 年，阿肯色州爆發了 12 例風疹。
3. 風疹在出疹前一週左右具有傳染力性，然後在疹子消失後的 1～2 週內也有傳染性。

腦膜炎
Meningitis

要是你曾經迎頭撞上頭頂上的燈具或門廊，得要好好感謝保護你大腦的腦膜。這一組三層的膜圍繞著大腦和脊髓。但是當腦膜和緩衝大腦的脊髓液遭到感染和發炎時，可以會造成危及生命的腦膜炎。

雖然病毒、真菌和原生動物都可以引起感染並造成腦膜炎，不過最危險的是細菌性腦膜炎。因為這是會傳染的，而且很容易在近距離傳播，像是大學宿舍，這經常會成為報紙上的頭條新聞，受到各種媒體的關注。最常見的病原是肺炎鏈球菌（*Streptococcus pneumoniae*）和腦膜炎球菌（*Neisseria meningitidis*）。

細菌性腦膜炎之所以構成重大公衛威脅，主要是因其症狀常常來得很快，而且可能在幾個小時內致命。當細菌開始在血液中繁殖，最早的跡象是發燒，可能還伴隨有皮疹。當細菌感染腦膜，發炎和膿液會使腦脊液變得濃稠，導致嘔吐、劇烈頭痛和頸部僵硬。如果腦液阻塞了腦室，會在腦中聚積，產生有害腦部的壓力，可能導致患者昏迷甚至死亡。

相較之下，大多數的病毒性腦膜炎鮮少致命，而且通常約在 2 週後就會消除。症狀包括皮疹、喉嚨痛、關節酸痛和頭痛欲裂。醫師會採喉嚨的樣本進行細菌培養、胸部 X 光檢查和脊椎穿刺來分析腦脊液，以診斷腦膜炎。如果確定是細菌性腦膜炎，就會採用抗生素治療，或是在極少數情況下，以手術排出腦內積液。

補充事實：

1. 在發明抗生素之前，有一半的細菌性腦膜炎病例是致命的。

2. 腦膜炎的英文是 meningitis，其中 *meninges* 這個字根，源自於希臘文中的 *meninx*，意思是「膜」。

3. 雖然腦膜炎隨時都可能發生，但細菌型的好發在冬天，而病毒型的則以夏天較為常見。

煩寧
Valium

這種白色小藥丸很容易辨認，因為它的商標是一個大寫英文字母 V，煩寧（連同以地西泮 diazepam 為原料的其他學名藥）是過去半個世紀以來全世界最常開立的處方藥物之一。煩寧是苯二氮平類藥物（benzodiazepine）中第一個竄紅的藥物，與其他治療焦慮症的同類藥物相比，在 1960 年代就被證明更安全、更強而且有效，至今仍廣泛使用。

苯二氮平類藥物能夠減緩中樞神經系統，並且與大腦中可能導致失衡與引起恐慌、失眠或焦慮的化學物質作用，是一種鎮靜劑。煩寧是羅氏藥廠（Hoffmann-La Roche）研發出的第二個鎮靜藥物，於 1963 年獲得批准上市後，銷售額很快就超過之前效力較弱、效果較差的上一代藥物。在 1969 ～ 1982 年間，地西泮類藥物成了美國銷量最高的藥，1978 年其銷售額達到尖峰，一年賣出 23 億顆藥丸。與麻醉劑和巴比妥酸鹽相比，煩寧的危險性較低，而且致死的比例相對較低。

然而，煩寧可能會被濫用，並養成服藥習慣。隨著對這種藥物危險性的認識，開立的處方逐漸減少，儘管仍然廣泛使用。苯二氮平類藥物也經常用於治療失眠症，不過目前有推出新一類副作用較少且隔日清晨宿醉感也降低的藥物，稱為非苯二氮平類藥物（nonbenzodiazepines），目前已是治療睡眠相關問題的第一線推薦用藥。

煩寧也可用於治療戒酒期間的精神激動、顫抖和幻覺；手術前讓患者放鬆；減輕某些類型的肌肉疼痛。在服用煩寧期間，不應喝酒和服用其他鎮靜藥物；患有青光眼、氣喘或其他呼吸問題的人；腎臟或肝臟有病變者；或者有憂鬱症或毒癮史的人，在服用煩寧時需要調整劑量，以策安全。服用煩寧的老年人經常出現意外跌倒的狀況，因為藥物在他們身上的作用可能更強。

補充事實：
1. 根據世界衛生組織，地西泮是一種「必需藥物」，是基本醫療保健系統必須要提供的。
2. 神經科醫師已開始開立地西泮來治療某些類型的癲癇症和「僵硬人症候群」（stiff person syndrome）這種罕見疾病。
3. 煩寧因為在商業界頗受歡迎，因而獲得「總裁藥癮」（Executive Excedrin）的綽號，還有「母親的小幫手」——來自 1966 年滾石樂團的一首歌——因為忙碌緊張的中產階級家庭主婦也很愛用。

腦血管造影
Cerebral Angiogram

當醫師懷疑病患有中風或腦動脈受損時，可能會進行所謂的 MRI（Magnetic Resonance Imaging）也就是磁振造影掃描，或是 CT（Computed Tomography），即電腦斷層掃描。有時，光靠 CT 掃描或 MRI 還無法做出診斷，那就必須動用 MRA，也就是磁振造影血管攝影（magnetic resonance angiogram）。然而，即使是 MRA 也有可能不夠具體，只能顯示出有異常的存在。如果成像檢測到異常，診斷的下一步是做腦血管造影，這時會將染料注入到血中，好讓 X 光顯示出腦中血管的流動和形狀。

X 光片通常看不到動脈，因此得注入一種稱為對比染料的特殊材料到一條或是兩條頸動脈──就是氣管兩側的主要血管，在那裡可以感覺到脈搏的地方。整個過程會透過一台螢光鏡（fluoroscope）來監控，這是一種特殊的 X 光機，會將圖像發送到監視器的螢幕上。

對比染料是以一條細而柔軟的導管穿過腹股溝或頸部注入動脈的。每隔一段固定的時間就會用含有肝素這種血液稀釋劑的生理食鹽水來沖洗，以免染料在血液中流動時血液凝結在導管中。拍好的 X 光片，會以專門的電腦軟體來將骨骼和組織過濾掉，只留下血管和任何異常，例如洩漏或破裂的地方，這邊的血液可能會溢出到其他區域。這些影像可以幫助醫師判定大腦的問題，或是在手術前評估頭部和頸部動脈。

整個過程需要 1～3 個小時，患者在檢查後必須休息 6～8 個小時。若是沒有出現併發症，患者可以在當天出院。

補充事實：

1. 進行腦血管造影時，患者的意識是清醒的，護理師偶爾會提出問題，或是要求患者做簡單的動作以監測其感受。
2. 在導管穿過動脈時，會有輕微的壓力感，而在注入染料時則會有灼熱感和急促感。

X 染色體脆折症
Fragile X Syndrome

　　每個人都擁有超過 2 萬個基因，這些 DNA 指令是打造我們自身的個人藍圖。在我們成形時，每一個基因都扮演關鍵的角色，只要稍有偏差，都可能產生嚴重後果。比方說，最常導致遺傳性心智遲緩的原因就是 X 染色體上有一個地方出錯，也稱為 X 染色體脆折症。這種遺傳性疾病，發生在男性身上的機率是四千分之一，女性則是六千分之一，患者會出現發育遲緩、學習障礙以及言語和行為問題。至於展現在身體的症狀則很微妙，包括長而窄的臉以及一雙大耳。

　　1991 年，三位任職於出生缺陷基金會（March of Dimes）的研究人員發現了造成這個綜合症的基因，並將其命名為 FMR1（fragile X mental retardation-1）。

　　這個基因位於 X 染色體的長臂上，可能會出現一種稱為置換（permutation）的重複。要是重複太多次，基因就會完全關閉。因此，它不會製造原本要生產的蛋白質；科學家認為，這種特定的蛋白質負責調節大腦神經細胞之間的交流。

　　因為 FMR1 基因位於 X 染色體上，所以只有一條 X 染色體的男性更容易罹患這種病。女性必須從父母雙方都得到這樣的基因，才會發展出這種症候群。若是女性只遺傳到一個 FMR1，可能將這種病傳給她的孩子。（每 259 名女性中就有 1 人是攜帶者。）可以驗血來篩檢基因，便能診斷出是否罹患 X 染色體脆折症。

補充事實：
1. 大約 5% 的自閉症是由 X 染色體脆折症引起的。
2. 患有此綜合症的女性其症狀通常比男性更輕。
3. 患有 X 染色體脆折症的人可能對光、聲音、觸覺和質地更敏感。

伸展
Stretching

伸展是指延伸身上的肌肉，在任何運動中都很重要，因為這可以增加身體的靈活性。提高靈活性會改善日常表現，無論是從事哪種活動，都會比較輕鬆，不容易感到疲累。伸展還可以減少傷害，增加關節的運動範圍，放鬆緊張的肌肉，改正運動姿勢，增加協調性。

在運動前伸展肌肉是有益的，但需要先熱身至少 5 ～ 10 分鐘。熱身應該包括輕度有氧運動，通常就是做之後要從事運動的低強度版本。伸展尚未熱身的肌肉會導致肌肉拉傷或撕裂。運動之後也應該伸展。若是只有在運動後伸展，運動時應該要緩慢增加強度，不能像運動前有伸展的強度一樣。

正確伸展很重要，伸展時應該不會感到疼痛。若是真的出現疼痛，應該要放鬆肌肉或改變姿勢，直到能夠舒適地伸展為止。伸展時不要彈跳。每個伸展動作要保持 10 ～ 30 秒，每個動作反覆兩三遍。記得要呼吸。身體兩側的伸展要一樣。

應該針對所有的主要肌肉群，包括小腿、大腿、臀部、下背部、肩部和頸部。如果從事的是單一一項特定的運動或特定類型的運動，做伸展運動時要特別針對那些稍後要使用的肌肉。比方說，若是打網球，一定要伸展手臂肌肉。

補充事實：

1. 如果有受傷，或是罹患慢性病，應該先與醫師或物理治療師討論伸展運動。一般的伸展運動可能會造成進一步的傷害，有必要加以調整。
2. 某些類型的按摩，如日式指壓，也有用到伸展技術。
3. 太極拳（來自中國）和瑜伽（來自印度）將伸展當作一種運動方式。

氯仿 Chloroform

「她有氯仿真是太幸運了。」據傳維多利亞女王（1819～1901）在1859年，當她得知大女兒臨盆時有用到當時流行的麻醉劑時，說了這句話；幾年前，女王本人也曾使用過氯仿。不過，儘管多年來氯仿減輕了許多患者的痛苦，但在其充滿爭議的歷史，也曾造成許多死亡和折磨。

氯仿最初是1831年由美國化學家山繆‧古斯里（Samuel Guthrie，1782～1848）製造出來，他當時試圖混合威士忌和氯化石灰來製造一種廉價的殺蟲劑。這項神秘的化學物質——估計甜度高達食用糖的四十倍——後人稱為古斯里甜威士忌（Guthrie's sweet whiskey）。1847年，蘇格蘭醫師詹姆斯‧楊格‧辛普森爵士（James Young Simpson，1811～1870）開始在手術前使用氯仿來誘導昏迷。氯仿不易燃，而且能讓人很快入睡，這兩項優點讓它取代當時最常用的麻醉劑乙醚。

醫師指出，氯仿的作用分為五個階段，取決於劑量或吸入時間長度：

1. 病人失去知覺，但仍有意識。
2. 患者進入昏睡狀態，可以感覺到一些疼痛。
3. 患者無法動彈，感覺不到疼痛。
4. 患者呼吸急促，肌肉完全鬆弛。
5. 經常有患者在這時出現致命性的胸肌麻痺。

對大多數外科手術的麻醉建議是到第3階段就好——問題是從第3階段到第5階段的氯仿用量非常小，不易掌控。很快就開始出現死亡個案，伴隨有肝損傷和「延遲性氯仿中毒」等其他永久性健康問題。1911年，艾爾佛列德‧古德曼‧李維（Alfred Goodman Levy，1866～1954）在動物實驗中證明了氯仿會引起心臟顫動，即心律不整。但即使具有危險性，氯仿在歐洲還是成了流行一時的麻醉劑，美國對此的熱情則較低一點。在1865～1920年間，歐洲的英語和德語系國家有80～95%的麻醉過程是使用氯仿，即使它大幅增加了死亡率。在1930年代，隨著更安全、更簡便的一氧化氮這類氣體麻醉劑的引入，氯仿的使用率才有所下降。

補充事實：

1. 今日氯仿被認為有可能致癌。　　2. 氯化自來水通常含有微量氯仿。

麻疹
Measles

過去認為每個人在一生之中的某個時候都會長麻疹。大約有 90% 的美國人在慶祝第 15 次生日前，都曾遭受麻疹病毒的侵襲。不過這一切在 1963 年麻疹疫苗問世後完全改觀，美國的病例數從每年三、四百萬減少到僅僅 60 個案例。

麻疹病毒是透過密切接觸傳播的，具有高度傳染性。這種病毒首先會在喉嚨和肺部繁殖，然後傳播到全身。起初，患者會出現眼睛發炎、咳嗽、輕度發燒、喉嚨痛和流鼻涕。大約在 2 天後，會發高燒到 40℃，口腔內側會出現中心呈藍色的微小白色斑點，這稱為柯氏斑點（Koplik spots），然後全身上下會出現略為發癢的紅疹。這些症狀持續約一週後便會自行消失。

麻疹可能會嚴重到危及生命，尤其是在幼兒身上。全球每年有將近 100 萬人死於麻疹，因為這種疾病會導致脫水、支氣管炎、肺炎和腦炎。由於病情嚴重，專家建議所有兒童接種麻疹、腮腺炎和風疹的三合一疫苗，或稱 MMR 疫苗。第一劑在所有兒童 12 到 15 個月大時施打，第二劑是針對 4 ～ 6 歲的女孩。

補充事實：

1. 10 世紀時，波斯醫師拉齊（Rhazes，860 ～ 932）宣稱麻疹比天花更可怕。
2. 柯氏斑點是以發現這些斑點的美國兒科醫師亨利 ‧ 柯普力克（Henry Koplik，1859 ～ 1927）來命名。
3. 目前全球每年有三、四千萬的麻疹確診病例。

結核病
Tuberculosis (TB)

羅伯特・柯霍（Robert Koch，1843～1910）在 5 歲時向父母宣布自己學會了看報紙，讓父母震驚不已。這是那個德國小男孩展現出來的第一個早熟跡象。柯霍後來成為著名的醫師和科學家。1882 年，他在一場講座中發表了他的發現，指出結核病是由結核分枝桿菌（*Mycobacterium tuberculosis*）引起的。觀眾聽得目瞪口呆，然後一個一個起身去看他的證據，那是一批染色好的玻片。

結核分枝桿菌是在患者咳嗽、說話或打噴嚏時傳播出來的，微小的飛沫會在空氣中擴散。結核病並不容易感染；多數情況是在與感染者（例如家庭成員）長期接觸造成的。在感染後大約 1 個月，身體的免疫系統開始啟動，前去包圍在肺部的細菌。這可能會導致潛伏性結核病，它不會傳染出去，也不會引起症狀。事實上，全世界有三分之一的人口曾接觸過結核菌，但 90% 的人得到的都是這種無害形式的疾病，或是身體已將其區隔開來，使得細菌因缺乏營養而死亡。

不過對另一群人來說，結核病可能是致命的。當免疫系統失靈，結核菌會攻擊肺部，進入血液，再透過血液擴散到身體的其他部位。症狀包括持續 3 週以上的咳嗽、痰中帶血、胸痛、發熱、寒顫和消瘦等。這種活動性的結核病是會傳染的。

醫師會以結核菌素測驗，或稱芒圖測驗（Mantoux test）來篩檢，查看是否有感染。這項測試會將少量的 PPD 結核菌素（PPD tuberculin）物質注射到皮膚中。如果在 2 天內有出現凸起，很可能是結核感染。不論是潛伏型還是活動型的結核病，都可用藥物治療來消滅細菌。因為結核菌生長緩慢，療程通常持續 6 個月至 1 年。

補充事實：

1. 希臘醫師希波克拉底曾說過違背醫師誓言的話，誓言中要求醫師必須治療任何需要醫療照顧的人。但他卻警告同事不要去看肺結核晚期患者，因為這些患者無法避免死亡，前去探視反而有辱醫師的聲譽。
2. 全世界每秒鐘都有人感染結核分枝桿菌。

怡諾思 Effexor

儘管「選擇性 5- 羥色胺再攝取拮抗劑」（selective serotonin reuptake inhibitors，SSRIs）這些如百憂解之類的藥物是常見的憂鬱症用藥，但並非每個患者都能從中得到緩解。對這些藥物沒有反應的人可以嘗試另一類「血清素－去甲腎上腺素再攝取拮抗劑的藥物」（serotonin-norepinephrine reuptake inhibitors，SNRIs），例如怡諾思。

用於重度憂鬱症和焦慮症的怡諾思，其學名藥是文拉法辛（venlafaxine），於 1993 年首次發布。不過由於這種藥物的副作用相當多，還可能會增加自殺風險，因此不建議用做第一線治療。目前有標準型和緩釋型的膠囊。

與其他 SNRIs 一樣，怡諾思是透過阻斷轉運蛋白來作用。一般認為這種蛋白會將血清素和正腎上腺素——影響情緒的關鍵神經傳遞物質——帶離大腦，送回儲存它們的囊泡。研究證明這些藥物會增加多巴胺的取得，因此有時也稱為「血清素正腎上腺素與多巴胺回收抑制劑」（serotonin-norepinephrine-dopamine reuptake inhibitors）。

患者通常需要服藥約 3 ～ 4 週才能感受到怡諾思和其他 SNRIs 藥物的效果。怡諾思的半衰期較短，建議患者要堅持嚴格的服藥程序，通常每天服用 2 ～ 3 粒；只要少服用一劑都可能導致戒斷症狀。怡諾思的副作用包括高血壓、心跳加快和眼壓升高。此外，若是患者在服用怡諾思的前後時間還有服用其他影響血清素的藥物或物質，例如偏頭痛藥物、其他抗憂鬱藥物或聖約翰草，可能會出現致命性的症候群。患者不應在停止使用「單胺氧化酶拮抗劑」（monoamine oxidase，MAO）的任何藥物 14 天內開始服用怡諾思。

怡諾思屬於苯乙胺類化學品，安非他命和甲基苯丙胺也屬於同一類化學物質，可能導致憂鬱症和焦慮症患者的體重減輕。其他病症的患者則認為怡諾思具有很好的鎮靜作用。

補充事實：

1. 通常也會開立怡諾思來治療偏頭痛、猝睡症的肌肉衰弱和潮熱等其他疾病，不過這些用途未經食品和藥物管理局批准。
2. 服用文拉法辛的劑量若是高於每天 375 毫克的建議最大劑量時，會導致記憶力減退。
3. 怡諾思有可能在尚未診斷有躁鬱症患者身上引發躁狂狀態，症狀有出現狂喜和表現出危險行為。

脊椎穿刺
Spinal Tap

要取得圍繞在大腦和脊椎的腦脊液（cerebrospinal fluid，CSF）樣本，醫師得進行腰椎穿刺手術（lumbar puncture），比較通俗的講法就是脊椎穿刺（spinal tap）。採樣的程序是要將針插入下背部兩個椎骨間充滿腦脊液的空隙，抽取液體進行後續檢驗。為了避免傷到脊髓，患者必須在這半小時的採樣過程中保持胎兒的姿勢。雖然這經常會讓人感到不舒服，但脊椎穿刺很少像實際上聽起來那樣恐怖，而且這會提供重要訊息給醫師，幫助他們診斷許多嚴重的疾病。

腦膜炎是指圍繞大腦的膜出現感染，需要進行腰椎穿刺來加以診斷。其他神經系統疾病如多發性硬化症（multiple sclerosis）、神經性梅毒（neurosyphilis）或格林－巴利症候群（Guillain-Barré syndrome）這類神經病變也可用腰椎穿刺來檢驗。穿刺時會進行局部麻醉，但仍可能發生輕微不適或疼痛。

腦脊液通常是透明的，因此混濁或有顏色的樣本可能意味著感染、出血或是當中有蛋白質或細胞堆積。腦脊液壓力高於正常值可能是由於顱內壓力增加所造成；腦脊液壓力過低可能是休克、昏厥或糖尿病昏迷的徵兆。

腰椎穿刺的基本結果可在採樣後 1 小時內獲得，但細菌培養通常需要大約 2 天的時間進行分析。在許多情況下，醫師會建議患者在脊椎穿刺後躺著。有 5 ～ 10% 的患者會出現頭痛，也有極少數會出血或感染。這項檢驗對於服用血液稀釋劑或特別容易感染的人來說風險較大。

補充事實：

1. 腰椎穿刺手術是由哈佛醫學院的亞瑟 • 溫特沃斯（Arthur Wentworth）教授引進美國。他因為在兒童身上抽取脊髓液而遭到起訴，儘管後來被無罪釋放，但他的職業生涯幾乎全毀。
2. 脊髓造影（myelogram）是將染料注入腦脊液，然後以 X 光或電腦斷層掃描來檢查。
3. 腦部若遭到梅毒入侵，通常要進行腰椎穿刺，並且檢查腦脊液才能診斷。

克拉夫特－艾賓 Krafft-Ebing

　　說起性，就不得不提德國神經精神病學家理查德 · 巴倫 · 馮 · 克拉夫特－艾賓（Richard Baron von Krafft-Ebing，1840 ～ 1902）以此主題寫的書。1886 年，他出版了《性病態心理學》（*Psychopathia Sexualis*），這是一項關於性偏差的開創性研究。原本設定的讀者是醫師和法醫科學家，並且將這本書定位在參考用的專書，因此克拉夫特－艾賓是以拉丁文來寫當中最難以言表的細節，避免非專業讀者一窺堂奧。儘管如此，這本書推出後十分暢銷，一共再版 12 次。

　　在這項研究中，克拉夫特－艾賓詳細介紹了 45 個性異常的案例研究，從陽痿到戀屍癖都有，並且將其按照性本能來劃分成三大類：一種是性本能異常誇張的感覺過敏症（hyperaesthesia），一種是毫無性本能的麻木（anaesthesia），最後一種是性本能顛倒的感覺異常症（paraesthesia）。克拉夫特－艾賓在描述患者時所用的術語有許多一直沿用到今天，比方說異性戀（*heterosexual*）、同性戀（*homosexual*）、戀物癖（*fetishism*）。他還根據法國狂放不羈的作家薩德侯爵（Marquis de Sade， 1740 ～ 1814）創造出性虐待（*sadism*）一詞：而被虐症／受虐狂（*masochism*）一詞則是取材自奧地利小說家利奧波德 · 馮 · 薩克－馬索克（Leopold von Sacher-Masoch，1836 ～ 1895）的名號，他筆下的角色經常在痛苦和屈辱中產生性興奮。

　　除了向社會介紹這些令人臉紅心跳的話題外，《性病態心理學》還建立起性和生物學之間的關聯。儘管當時主要認為性偏差是由於精神錯亂或魔鬼附身所造成，但克拉夫特－艾賓認為性行為是由大腦和脊柱主導，而且會受到遺傳的影響。

　　除了對性的研究，克拉夫特－艾賓還對心理領域做出了許多貢獻，比方說，他讓法醫學和催眠變得更為普及。克拉夫特－艾賓也讓精神病的治療方式更貼近中上層人士的品味，建立起收治「瘋子」的郊區療養院。

補充事實：

1. 克拉夫特－艾賓在德國海德堡大學獲得醫學學位，並在 32 歲時，成為法國史特拉斯堡大學的心理學教授。
2. 著名心理學家卡爾 · 榮格（Carl Jung，1875 ～ 1961）在即將完成考古學學位時讀到《性病態心理學》，激發他轉向心理學探尋。

瑜伽
Yoga

　　瑜伽是一種生活方式的修煉，主要目標是訓練心智、身體和呼吸，有助於放鬆，以及管理壓力與焦慮。瑜伽包括身體運動，但動作只是這種生活方式哲學的一部分。瑜伽起源於三千多年前的印度。瑜伽一詞來自梵文，原文的意思是「共軛」，也就是將心智、身體和精神結合起來。傳統上，練習瑜伽必須遵守嚴格的行為、飲食和冥想的種種教條。不過，即使不嚴格遵循瑜伽的一切規矩，還是能獲得一些舒壓的好處。

　　瑜伽的身體動作部分稱為哈達瑜伽（hatha yoga），主要專注在體位姿勢上，通常是以動物命名。練習哈達瑜伽時，要在控制呼吸的同時進行一連串的姿勢變化。

　　瑜伽簡單易學，不需要任何器材。除了放鬆之外，還可以調整身體，伸展肌肉，並加強心血管系統。哈達瑜伽有許多不同類型。在美國，快節奏的流瑜伽（Vinyasa）非常受歡迎。其他類型的哈達瑜伽包括熱瑜伽（Bikram yoga），是在加熱到 37.78°C 的房間中練習，溫和瑜伽則是放慢速度在進行。

　　許多健身中心都有提供瑜伽課程，指導體位、呼吸和冥想，有些地方還有念誦課程，適合各種能力的人選擇。在開始任何運動計畫之前，應該先諮詢醫師。

　　在典型的哈達瑜伽課程中，要學習 10 ～ 30 個體位，從簡單的姿勢不斷增加難度。例如，躺在地板上，完全放鬆的這種較為簡單的攤屍式。還有一些非常困難的體位，需要多年的練習才能掌握。

補充事實：

1. 上瑜伽課之前，應該先確認教練有取得認證資格，並且至少有過 200 小時的瑜伽技巧訓練。
2. 練習瑜伽時應該穿著舒適衣物。不需要鞋子，因為瑜伽練習是赤腳的。

塞麥爾維斯和產褥熱
Semmelweis and Childbed Fever

塞麥爾維斯（Ignaz Semmelweis，1818 ～ 1865）這位匈牙利醫師經常被稱為「母親的救世主」，在 19 世紀大幅降低奧地利產房的死亡率，而且僅是透過一個簡單的程序：洗手。

1844 年，塞麥爾維斯被任命為維也納一家教學醫院的負責人，這間醫院有兩間產科病房，一間由助產士照顧，一間由醫師和醫學生照顧。他注意到助產士照護病房的產婦女死亡率遠低於醫師的，死亡率大約是 2% 比 16%，而且大多數的死因都是產褥期發生的不明源由敗血症（感染）或稱產褥熱。他要求兩間病房的工作人員互換後，確定高死亡率是來自於人員，而不是病房本身。他也注意到，在家生產的女性發生產褥熱的風險也比醫院低得多。

雖然所有產房工作人員都遵循相同的慣例，但塞麥爾維斯找出兩間的區別：醫師和醫學生每天會對前一天去世的女性進行驗屍，這些醫務人員經常直接來回在屍體和產婦之間，很少洗手。1847 年，一位教授在醫院驗屍時割傷了自己的手，隨後死於類似產褥熱的症狀。塞麥爾維斯認為這一定是相同的疾病——顯然具有傳染性，而且是從死去的女性屍體傳到產婦暴露出來的生殖器區域（還有那位不幸的醫師的手）。

塞麥爾維斯試驗了各種清潔劑，並要求所有進產房的人在每次碰觸陰道進行檢查前，都要用氯化石灰溶液洗手。結果死亡率立即下降，只剩不到 3%，但他的理論卻遭到廣泛拒絕，而他也被一個不相信疾病可能是由細菌引起的社會所嘲笑。一直要到 19 世紀末，法國科學家巴斯德（Louis Pasteur，1822 ～ 1895）證明了細菌理論，要求相關人員在產婦分娩期間使用殺菌劑的規定才廣為接受。今日已知大多數的產褥熱是由鏈球菌引起，這種細菌會在分娩時被帶入生殖管道。

補充事實：

1. 在醫學界駁回塞麥爾維斯的觀察後，他寫了一連串憤怒和挖苦的信給以前的教授和同事，指責他們是「醫界的暴君尼祿」和「殺人犯」。
2. 傳聞塞麥爾維斯晚年得了精神病，死在一間精神病院，諷刺的是，據傳死因是他自己弄傷的傷口所導致的敗血症。
3. 印度教和希臘的古代文本有為助產士的衛生提供建議，希波克拉底有提過產褥熱。但在塞麥爾維斯之前，似乎沒有醫師了解真正的原因。

腮腺炎
Mumps

看到美味的甜點時，就會流口水，這是來自於唾腺的運作。這些腺體中最大的那個稱為腮腺，位於耳朵和上顎之間。當腮腺受到腮腺炎病毒感染時，便會腫脹起來，讓感染者擁有看起來像是花栗鼠的臉頰，一眼就能看出這種病的症狀。

腮腺炎的英文源自於一個古字 mumps，意思是「腫塊」或「咕噥」，這種病是透過受感染的唾液傳播，可能是吸入噴嚏或共用餐具或飲料。有 15% 的人是無症狀者。但是，對於不幸的大多數人來說，症狀會在感染後兩、三週出現，包括發燒、頭痛、疲勞、失去食慾、唾腺腫脹以及咀嚼或吞嚥時疼痛。雖然大多數人在兩週內就能完全康復，腮腺炎卻可能導致危險的併發症。如果病毒在體內散播開來，會引起腦炎，甚至聽力損失。其他併發症包括男性的睪丸炎、女性的卵巢炎，以及孕婦流產。

儘管大多數病例都是 15 歲以下的兒童，但感染腮腺炎的青少年會有不孕的高風險。所幸 1967 年研發出腮腺炎疫苗，目前每年在美國受腮腺炎影響的平均人數已為從 20 萬減少到低於 1,000 人。儘管如此，這種疾病還是會突然爆發：2006 年，美國中西部曾出現有 1,100 多人感染的疫情。

補充事實：

1. 根據愛爾蘭的傳說，將患有腮腺炎兒童的頭部與豬背摩擦，可能會將這個病轉移到動物身上，孩子便得治癒。
2. 腮腺炎疫苗一共有兩劑，通常與麻疹和風疹這兩個疫苗一起接種。

帶狀皰疹
Shingles

對於絕大多數的我們來說，水痘一生只會有一次。不過也有人比較不幸，水泡的病情可能會以疼痛的皮疹重新出現，這就是帶狀皰疹（又名為 herpes zoster），光是在美國每年就約有 100 萬的人感染。

一旦感染水痘，水痘－帶狀皰疹病毒（varicella-zoste）就永遠不會完全離開身體，即使在痊癒之後。它會在神經細胞中休眠多年，甚至幾十年，基於專家不確定的原因，它會重新活化。50 歲以上或是患有癌症或愛滋病等免疫系統受損的人，是最脆弱的一群。

病毒會透過神經網路傳播到皮膚，導致皮膚出現微紅色的突起。由於帶狀皰疹沿著神經分布，這種皮疹通常只出現在身體的一側，在有皮膚神經的區域。幾天之後，它發展成充滿液體的水泡，可能伴隨有發燒、寒顫、噁心和腹瀉。

儘管水泡每週都會破裂並結痂，但帶狀皰疹可以持續幾個星期。在大約 15% 的病例中，疼痛會持續 1 ～ 3 個月，稱為帶狀皰疹後遺神經痛。帶狀皰疹通常會自行消失，但醫師可以開抗病毒藥物加速恢復，以及止痛藥和消炎藥以緩解疼痛。如果病情擴散到眼睛，會留下疤痕，損害視力並導致青光眼。

補充事實：

1. 在義大利，帶狀皰疹又被稱為聖安東尼之火（*fuoco di Sant'Antonio*）。
2. 2006 年，市場上推出了一種預防帶狀皰疹的疫苗。兩年後，美國疾管局（CDC）建議所有 60 歲以上的人接種此疫苗。

藥用腎上腺素
Epinephrine

有些人會對一般人意想不到的事物過敏，例如被蜜蜂螫傷或是吃到一口貝類，可能會導致過敏者呼吸困難，甚至死亡。不過有一種叫做腎上腺素（又名為 Adrenaline）的藥物，會模擬體內分泌的這種天然「戰鬥或逃跑」荷爾蒙，可以打開呼吸道，應付這種突如其來的過敏反應。

透過注射方式來給藥，腎上腺素會啟動心臟，放鬆氣道的肌肉，有助於治療過敏性休克、喘息、呼吸急促和過敏性肺部腫脹或閉合。此外，它還會讓血管緊縮，避免危及生命的低血壓。腎上腺素也用於治療心臟驟停的人。

患有嚴重過敏反應的人通常會攜帶一根預裝的單劑型自動化腎上腺素注射針管，如速效注射型腎上腺素（品牌名稱包括 EpiPen 和 Twinject），過敏發生時可以插在大腿上。注射後應該去醫院，避免從事體力活動。注射劑可能會引起胃部不適、出汗、頭暈、虛弱、面色蒼白、頭痛和無法控制的顫抖等副作用。

開立含有腎上腺素的液體眼藥水可治療青光眼，或是在眼科手術期間降低眼睛周圍血管的壓力。這些眼藥水可能會導致視力暫時模糊或下降、眼睛刺痛或刺激與頭痛等。藥物吸收過多的症狀有心跳加快或心律不整、頭暈、腫脹加劇、臉色蒼白和顫抖。

患有氣喘、糖尿病、眼病、心血管疾病、高血壓、亞硫酸鹽過敏或甲狀腺亢進者，可能無法服用腎上腺素。

補充事實：

1. 拉丁文中的 *ad* 和希臘文中的 *epi* 意思都是「附近」或「周圍」。而拉丁文中的 *ren* 和希臘文中的 *nephros* 則是「腎」的意思。因此，在英文中，位於腎臟頂部的腎上腺拼寫成 adrenal gland，而它分泌的腎上腺素則是 epinephrine。
2. 在英文中經常會以「腎上腺素癮君子」（*adrenaline junkie*）這個詞來形容這類著迷於驚險刺激或是極限運動和冒險的人，他們會尋求能夠刺激天然腎上腺素釋放的壓力行為。
3. 有高達 35% 的人，光是注射 EpiPen 的單劑量不足以阻止嚴重的過敏反應，可能需要第二劑。

精神科醫師和心理學家
Psychiatrists and Psychologists

　　一般人在有精神或情緒方面的困擾，覺得有需要求助於專業人士時，可能會去諮詢精神科醫師或心理學家。這兩類醫師都可以為家庭關係緊張、工作壓力、藥物濫用、腦傷復健或精神疾病等問題提供諮詢和應對方案。兩者之間的主要差別是精神科醫師可以開藥，但大多數的心理學家不能。

　　精神科醫師是有執照的醫師，通常在神經學或精神病學等領域有取得資格認證。他們可能在談話治療和諮詢方面的訓練較少，主要是集中在造成行為的生物原因和解決方案，例如體內的化學失衡，或是受到藥物影響。具有醫師資格的精神科醫師可以在患者有需要時安排或執行全方位的身體和心理檢查，並且開立藥物或是展開療程，例如必要時採取電休克療法等。精神病學中有許多專業主題，例如兒童、藥物濫用和老年心理學。

　　相較之下，心理學家則擁有博士學位（PhD、PsyD 或 EdD），但不是醫師。他們可以透過兩種方式取得證照：一種是臨床心理學家，他們是在醫院、私人診所、學校或社區中直接處理患者；另一種是研究心理學家，他們會就人類行為的身體、認知或社會層面進行實驗，通常是任職於大學或政府的實驗室。心理學家需要了解人類生物學的基礎知識，他們所採用的方法往往側重在整體治療上，包括提問、觀察並與患者討論問題。心理學家通常特別著重在行為上，包括藥物對行為的影響，因此他們經常會與開藥的醫師合作。也有心理學家選擇在工業、體育、法律、或學校部門擔任顧問或研究員，評估計畫並提出更有效的方式來組織和執行目標。

補充事實：

1. 在美國的路易西安那州、新墨西哥州和某些政府醫療保健機構，受過適當培訓的心理學家可以合法開藥。
2. 精神科醫師與心理學家的教育和培訓年數不同：精神科醫師需要 6～7 年，而心理學家則需要 3～4 年才能取得學位。
3. 美國大約有 42,000 名精神科醫師和 166,000 名心理學家。隨著員工醫療保健保險計劃開始意識到心理健康的必要性，諮詢服務逐漸成為大眾負擔得起的就醫選項。

性衝動
Libido

簡單來說,性衝動就是性慾。儘管這定義很容易了解,但是這份衝動的內部運作卻不易描繪,而且相當複雜。

在心理學中,有幾個流行的理論在探討究竟性慾是什麼。精神分析學派的創始人西格蒙德 • 佛洛伊德(Sigmund Freud,1856～1939),就是最初創造出這個詞的人。他相信人類的性慾是一股存在的驅動力。他的理論是,在每個人身上都有三種功能在相互競爭:自我(ego)是趨向於以社會可接受的方式來實現性慾,超我(superego)是將社會行為內化,可能導致人對性衝動感到羞恥或內疚,而本我(id)則是性慾和侵略最原始的形式。心理學家卡爾 • 榮格(Carl Jung,1875～1961)則以更為廣泛的角度來看待性衝動,認為這是一種心靈能量(psychic energy)。

除了這種思考方式外,還有科學家提出另一種看法:他們認為性衝動是受到睾固酮和雌激素等性荷爾蒙再加上精神狀態的影響。壓力、抑鬱和其他情緒會阻礙性慾,另外有一些處方藥,還有酒精和抗焦慮藥,也有類似的效果。

補充事實:

1. 性衝動的反義詞是 *destrudo*,在佛洛伊德心理學中是破壞性衝動。
2. *obsolagnium* 一詞是指隨著老化而逐漸減弱的性慾。但許多專家認為,原因不是身體上的;而是因為許多老年人不再自認性感。
3. 約有 15% 的男性和 30% 的女性有性慾低下的問題。

心臟健康飲食
Heart-Healthy Diet

有益心臟健康的飲食可以降低血液膽固醇，還能減少冠狀動脈心臟病、心臟病發作和中風的風險。要維持心臟健康，飲食中應限制不健康的脂肪和膽固醇，選擇低脂蛋白質來源，增加蔬果，選擇全穀物而非精製麵粉製成的產品，減少鹽分攝取量，並將整體食量控制在適中的分量。若是能夠依循上述概念製作飲食計畫表，最能成功地堅持有益心臟健康的飲食。

要吃得讓心臟健康，最重要的步驟是限制飽和脂肪和反式脂肪的量。每日攝取的飽和脂肪應該少於總熱量的 10%，反式脂肪應該要低於 1%，如果是健康成年人，膽固醇應限制在每天 300 毫克以下，如果有高膽固醇的問題，則每天攝取的膽固醇要少於 200 毫克。限制飲食中固態脂肪的食用量，例如奶油、人造黃油和起酥油，並使用低脂的替代品。真的要使用脂肪時，請選擇單元飽和脂肪，如菜籽油和橄欖油。在酪梨、堅果、橄欖和種子中的多元不飽和脂肪也是有益心臟健康飲食的選擇。不過，所有的脂肪都應該適量食用。

在尋找低脂蛋白質來源時，最好的選擇是魚、瘦肉和去皮家禽、低脂乳製品，和蛋清或雞蛋替代品。某些魚類，如鯡魚、鯖魚和鮭魚，對心臟健康特別有益，因為它們含有大量的 omega-3 脂肪酸，可以降低血脂。蔬菜，如豆類、扁豆和豌豆以及大豆蛋白，也是良好的蛋白質來源。

補充事實：

1. 要減少脂肪和膽固醇，每天吃的魚肉類（煮熟的）不可超過 6 盎司（170 公克）。確保每週至少吃兩次魚。
2. 要降低鹽的攝入量，不要在餐桌上放鹽罐，並注意食品包裝上的營養標籤，檢查其鈉含量。

路易・巴斯德和巴氏殺菌
Louis Pasteur and Pasteurization

今天在店裡買到的所有牛奶和起士幾乎都經過一種稱為巴氏殺菌的滅菌過程，能殺死細菌，讓乳製品安全食用。這個過程是由法國微生物學家路易・巴斯德（1822～1895）開發出來的，他設計實驗證明了細菌的來源與作用。

巴斯德受過化學家的培訓，於1854年開始工作，為法國酒商解決生產製程的問題。他發明了巴氏滅菌法──將液體加熱後冷卻以殺死細菌的過程──來防止葡萄酒和啤酒變酸，這對法國的釀酒商和葡萄酒商是個寶貴的發現。巴斯德也做了很多研究，推翻古代的自發生成論。在一個著名的實驗中，他監測了三組放有湯的燒瓶：一個是敞開的，另一個用棉花塞住，第三個是裝上鵝頸噴嘴，完全防止空氣進入。僅有鵝頸燒瓶裡的湯沒有接觸到空氣，也沒有滋生細菌，這證明微生物必定是來自外在環境。

將巴氏殺菌應用在乳製品上明顯減少了法國的食源性疾病。在巴氏殺菌出現之前，許多疾病是喝生乳造成的。直接喝從奶牛那裡剛擠出來的牛奶似乎是最好的喝牛奶方式，但實際上動物體內的細菌足以讓人罹患致命疾病。動物的乳房和周圍都有外來生物聚集，這些生物最終會掉落到生乳中。傳統上，巴氏殺菌的過程是將牛奶加熱到一定溫度，差不多就是在到達沸點後，然後保持一定時間，確保細菌死光。不過，今日的商用牛奶盒通常是加熱到140.5℃，持續個1～2秒，稱為超高溫巴氏殺菌。以這種方法來處理乳製品的額外好處是得以延長冷藏的保存期限。

今日有些人聲稱未經高溫消毒的牛奶更健康、口感更好，但科學家警告這隱含有大腸桿菌、李斯特菌和沙門氏菌等病原體引起的食源性疾病危險。在美國，有二十多個州規定跨州銷售生乳是違法的。

補充事實：

1. 巴斯德拯救了法國南部陷入困境的絲綢業──那裡的蠶以驚人的速度死去──他鑑定出感染家蠶的寄生蟲，並建議要挑出沒有遭到感染的卵來飼養。
2. 巴斯德解釋了炭疽、霍亂、天花和肺結核等病原，有助於疫苗接種，而且還研發出狂犬病疫苗。
3. 今日牛奶會以另一種稱為均質化的過程處理，可以防止油水分離成無脂牛奶和全脂奶油。這程序會將脂肪分子分解到非常小，讓分子懸浮在整個液體中，創造出光滑、均勻的質地。

第五病
Fifth Disease

全世界約有一半的人感染過微小病毒 B19 型（parvovirus B19），簡稱 B19 病毒，不過大多數感染者並不會意識到，因為感染後的症狀很輕。B19 病毒更為人熟知的名稱是第五病，因為這是在一組兒童疾病中第五個發現會引起類似皮疹的疾病，前四個是麻疹、風疹（德國麻疹）、雞痘和玫瑰疹（皮疹）。

第五病好發於冬末春初，傳播方式就跟感冒一樣，是透過接觸到受感染的表面，或是吸入病原。起初，這種疾病看起來就像感冒，會引起發燒、頭痛、疲勞、胃部輕微不適，以及鼻塞或流鼻涕。但是大約在一個星期後，兩邊臉頰都會出現鮮紅色的皮疹。（這就是為什麼第五病也被稱為耳光症。）幾天後，皮疹會蔓延到手臂、軀幹、臀部和大腿，有點像是粉紅色的網狀物。皮疹可能會持續長達 3 週，但病毒通常會自行消失，無需就醫治療。

雖然第五病通常被認為是一種兒童疾病，但也會影響到沒有感染過的成年人；不過在初次接觸後，就會獲得終身免疫。

在成人身上中，B19 病毒可能導致關節疼痛，尤其是在手、手腕、膝蓋和腳踝。準媽媽要特別注意；有小比例的女性在懷孕期間的前三個月，會因為這種病毒讓胎兒出現嚴重的併發症。最常見的問題是胎兒貧血，會導致新生兒充血性心臟衰竭。因此，醫師會密切監測感染 B19 病毒婦女的胎兒。

補充事實：

1. 細小病毒 B19 也稱為傳染性紅斑。
2. 細小病毒也會感染寵物，尤其是狗，但這與細小病毒 B19 型不是同一株。這種病毒不會從動物傳播給人類。
3. 鐮狀細胞病或免疫系統較弱的人，如正在進行化療者，可能會因感染第五病而出現併發症。

白血病
Leukemia

　　大部分在體內循環的血球都是在骨髓中生長;骨髓是指位於骨骼內的軟組織。由於血球僅能存活幾天到 3 個月的時間,因此骨髓每天會生產數十億個血球。當骨髓製造出異常運作的癌性白血球時,這種情況就稱為白血病。由於這些細胞不會按照一般預定的時程凋零死去,它們的存在會排擠健康的血球,阻止正常血球與全身遭到的感染戰鬥。

　　每年,大約有 40,000 名美國人罹患這種骨髓造成的癌症,奪走 21,000 人的生命。這種疾病的危險程度取決於轉移速度,緩慢的就是慢性,另一種就是迅速惡化的急性型。白血病還可以再進一步按照所影響的細胞類型來劃分:淋巴性白血病(Lymphocytic or lymphoid leukemia)涉及到 B 細胞或 T 細胞,而骨髓性白血病(myeloid leukemia)則會改變原本要發育成紅血球、血小板或幾類白血球的細胞。急性骨髓性白血病是最常見的形式,會發生在兒童和成人身上,而急性淋巴型則占兒童白血病的 75%。罹患慢性淋巴型和骨髓性白血症的患者可能會在患病數年後才會病發,出現症狀。

　　白血病的症狀包括發燒、發冷、疲勞、淋巴結腫大、體重降低和骨骼疼痛等。醫師會透過檢驗血球和骨髓,查看是否有癌細胞,以此確定白血病。這種病的治療方法有化療、放射性療法和骨髓或幹細胞移植。隨著科學進步,過去 50 年來,白血病的 5 年生存率增加了四倍。在 1960 年代初期,確診後僅有 14% 的機率可以活上 5 年;今日,可能性約為 51%。

補充事實:

1. 有接觸到輻射或某些有毒化學品、吸煙或是有家族史的人,罹患白血病的風險較高。
2. 古代中國人、希臘人、羅馬人都有用砒霜治療白血病。今日研究人員相信毒藥實際上可能是透過誘導癌細胞死亡來對抗這種疾病。

抗膽鹼劑和乙醯膽鹼
Anticholinergics and Acetylcholine

大腦和神經會釋放一種叫做乙醯膽鹼的化學性神經傳遞物質，來協助調節肌肉運動以及汗腺和腸道的運作。阻斷這種化學物質的藥物則稱為抗膽鹼劑。抗膽鹼劑可以放鬆肌肉並打開氣管，會用來治療胃痙攣和腸躁症，無法控制的動作和肌肉痙攣、氣喘和其他呼吸障礙以及尿失禁。

由於抗膽鹼劑會讓肌肉放鬆，打開通向肺部的通道，使呼吸更順暢，因此可用於治療氣喘或慢性阻塞性肺病（chronic obstructive pulmonary disease，COPD）。抗膽鹼劑有長效型和短效型兩種，可透過吸入器或霧化器給藥。

抗膽鹼劑（也稱為解痙藥）有時用於預防噁心或嘔吐，有時也會在手術前給患者注射，幫助他們放鬆和減少唾液分泌。在手術過程中，可用抗膽鹼劑來保持心跳正常。

抗膽鹼劑是第一個獲得批准的帕金森氏症治療用藥，這種疾病有部分是因為腦內多巴胺濃度偏低所造成。這種藥物用於阻斷神經衝動，幫助控制四肢和身體其他部分的肌肉，還能降低乙醯膽鹼的濃度，使其與多巴胺接近，達到平衡。

其他常用的抗膽鹼劑包括阿托品（atropine）、顛茄（Belladonna）、雙環胺（dicyclomine）和東莨菪鹼（scopolamine）。抗膽鹼劑藥物的副作用可能有：心跳加快或心律不整、口鼻乾燥、便秘、出汗減少和體溫升高、視力模糊、頭暈和嗜睡。

補充事實：

1. 乙醯膽鹼是科學家第一個找到的神經傳遞物質。於 1914 年被發現，最初命名為迷走釋放物（vagusstoff），因為它是由迷走神經中釋放出來的。
2. 2008 年的一項研究發現，抗膽鹼劑藥物的使用與老年人認知表現的衰退速度更快有關。
3. 許多沒有特別強調或描述為抗膽鹼劑的藥物實際上也具有溫和的抗膽鹼特性。這些藥物包括華法林（warfarin）、呋塞米（furosemide）、氫氯噻嗪（hydrochlorothiazide）和雷尼替丁（ranitidine）。

腦積水
Hydrocephalus

　　腦內積液過多就是腦積水，這個詞彙的英文來自希臘文中的 *hydro*（意思是「水」）和 *cephalus*（意思是「頭」）。不過，這樣的組合其實有點用詞不當，因為實際上這疾病中的流體並不是過去所認定的水，而是一種混合有腦中化學物質的腦脊液。大腦需要腦脊液，但若是過多就會導致腦腫脹、病變、視力模糊和失去方向感。

　　在正常情況下，頭骨中的液體會讓整個腦部保持在漂浮狀態，具有減震的緩衝作用，還會提供養分帶走廢物。這種流體是不斷產生的，因此，任何阻礙吸收回流的情況都會導致腦室中出現液體過度積累的情況。嬰兒出生時可能會有先天性的腦積水，最明顯的跡象就是頭圍會迅速擴大。其他類型的腦積水則會發生在任何年齡層，可能是由於頭部外傷、感染、手術併發症和其他不明原因所造成的。當人的頭骨無法擴張來適應積液，就會出現噁心、嘔吐、嗜睡、易怒或協調問題等症狀。

　　腦積水可透過超音波檢查、電腦斷層掃描或是 MRI 來進行診斷。最常見的治療方式是將帶有可調節閥門的分流器插入腦室，將液體引流到下方的腹部或胸部，讓它們被吸收到血液中。不過，這些分流器並不完美，通常需要定期監測以校正過度排水或排水不足的情況。然而，恰當的治療通常可以幫助患者完全康復，並且過著幾乎沒有限制的正常生活。

補充事實：

1. 常壓腦積水好發於老年人，有時會被誤診為無法治癒的阿茲海默症或癡呆症。症狀包括失去方向感和行動笨拙、記憶力減退、尿失禁和步態蹣跚。
2. 腦積水最常見的原因之一是導水管狹窄（aqueductal stenosis），這是因為在腦部中間的第三和第四腦室間的西爾維烏斯（Sylvius）這個小通道的導水管變窄所致。
3. 2007 年，法國科學家報告了一名 44 歲男子腦積水的特別案例，由於腦內液體不斷累積，他頭骨內的大腦已經縮小到只剩一層薄薄的組織。這位育有兩個孩子的已婚男性是因為左腿無力而接受檢查，醫師驚訝地發現，儘管腦部組織所剩無幾，但他的智商還有 75，並過著正常生活。
4. 每 1,000 個嬰兒中就有一、兩個在出生時患有腦積水，這種情況發生的機率就跟唐氏症一樣，比脊柱裂或腦腫瘤更常見。

性高潮
Orgasm

性高潮因人而異，但都有一個共同點，這是一種因為性緊張的釋放而突然產生的歡愉感，是生殖器區域的肌肉收縮所造成的。隨著肌肉收縮、心跳加快，腦波模式發生變化以及瞳孔放大，全身都能感到這樣的效果。

雖然最終的感官經驗非常相似，但刺激男女達到性高潮的方式很不同。在男性身上，刺激陰莖上的神經末梢——尤其是龜頭，會導致射精。在性高潮期間，連接前列腺的神經會觸發射精。演化生物學家認為這種歡愉感覺是一種促進人類繁殖的內在獎勵制度。（不過，男人也有可能在沒有射精的情況下達到高潮，或是僅是因為直接刺激前列腺神經而在沒有性高潮時就射精。）

在女性身上，刺激陰蒂、乳頭甚至陰唇的神經以及 G 點（陰道前壁上的一個區域，即女性前列腺）就會達到性高潮。受刺激後，訊號會被傳送到腦中的下視丘，這時這個區域就會分泌一種叫做催產素的荷爾蒙。當這個激素進入血液、大腦和脊髓，就會引發愉悅的感覺和肌肉收縮。與男性不同的是，女性的性高潮並沒有任何生殖作用。這可以解釋為什麼大約有 30% 的女性表示很少在性愛期間體驗到性高潮。然而，在性交時女性的身體可能經歷到不只一種的性高潮。在男性和女性身上，大腦都有參與性高潮，這通常被描述為一種反射。

除了令人產生愉悅快感之外，性高潮還有益健康。研究顯示性高潮可以降低壓力，改善睡眠品質，而且在男性身上，還可以減少前列腺癌的風險。

補充事實：

1. 《一個妓女的驚世自白》（*The Happy Hooker*）的作者薩維拉 · 賀蘭德（Xaviera Hollander，1943 ～ ）表示她曾因為警察把手放在她肩膀上而感到性高潮。

2. 在法語中，將性高潮描述成「小死亡」（la petite morte）。

3. 直到 1930 年代，醫師都會透過刺激讓女性達到性高潮，以此來治療「歇斯底里症」（hysteria），這個臨床程序稱之為「醫療按摩」。

地中海飲食
Mediterranean Diet

地中海飲食通常富含橄欖油、穀物、水果、堅果、植物還有魚類,包括適量的紅酒,並限制肉類、高脂乳製品和其他類型的酒精。之所以稱為地中海型飲食,是因為這是環繞地中海的 16 個國家的一般飲食模式。遵循地中海飲食的人,與正常美式飲食的人相比,會攝取更少的飽和脂肪和更多的纖維。研究顯示,維持 2 年地中海飲食的人,在這段時間裡,會比採用高蛋白飲食或是低脂飲食的人減去更多的體重。

然而,地中海飲食仍然含有來自脂肪的高比例熱量,這導致地中海國家日益嚴重的肥胖問題。好消息是這些熱量大部分來自單元不飽和脂肪,也就是橄欖油中的那種。這是攝取脂肪的較佳選擇,因為單元不飽和脂肪,不會像飽和脂肪(來自動物油脂)那樣增加膽固醇。因此,在這些地區的國家,心臟病的發生率比美國低。也有證據顯示,採行地中海飲食可能會降低罹患癌症、帕金森氏症和阿茲海默症的風險。至於地中海飲食是否會降低死於心臟病的風險,則需要做進一步的研究來確定。

補充事實:

1. 美國心臟協會目前建議每人脂肪攝取量應佔總吸收熱量的 25 ～ 35%,無論是否有想要減重。存在於肉類和熱帶植物油中的飽和脂肪,應限制在每日熱量的 7%,商業烘焙食品中的反式脂肪則不應超過每日攝取熱量的 1%。
2. 患有心臟病的人應盡量減少飽和脂肪或反式脂肪含量高的食物。

格雷戈爾 · 孟德爾和遺傳學
Gregor Mendel and Genetics

「遺傳學之父」格雷戈爾 · 孟德爾（1822 ～ 1884）讓我們明白了綠眼睛和棕頭髮這類遺傳特徵的由來。透過交叉培育具有不同性狀的植物，他發現了今天仍然觀察得到的遺傳學基本定律。

孟德爾是捷克籍的牧師，在維也納大學擔任生物學教授。透過豌豆莢植物的實驗，他發現了遺傳特徵是如何世代相傳的。孟德爾的分離律指出植物的生殖細胞可能包含兩種不同的性狀，但不會同時兼具這些特徵——植物可以有白色的花或紫色的花，但不會兩者都有。他的自由配合律（後來稱為孟德爾遺傳定律），指出各個特徵是相互獨立遺傳的——有些人是金髮藍眼睛，但並非所有金髮的人都有一雙藍眼睛。他還主張每個遺傳特徵是由兩個遺傳因素——就是今天所謂的對偶基因（alleles）——所決定，分別來自父方與母方。這些因素決定一性狀是顯性還是隱性的，也就是說這性狀是否會明顯地表現出來。

在 1856 ～ 1863 年間，孟德爾在一個實驗園工作，培育不同組合的豌豆莢植物，並且仔細記錄結果。他一共挑出 7 個特徵：株高、豆莢形狀和顏色、種子形狀和顏色，以及花的位置和顏色。他的試驗結果顯示，當雜交黃豌豆和綠豌豆時，它們的下一代總是黃色的——但是到了第二代，就會有綠豌豆出現，而且佔了三分之一的比例。因此他確定綠色是隱性特徵，黃色是顯性特徵，這意味著只有在子代同時獲得兩個親代的綠色特性時才會展現出來，光是一個還不夠。

孟德爾於 1866 年發表了他的研究，但直到 1900 年，在他去世後多年，他的研究才被後人重新發現，並且根據他的發現為基礎來發展。英國遺傳學家威廉 · 貝特森（William Bateson，1861 ～ 1926）延續孟德爾之前的研究，並且在 1900 年代初期提出基因（*gene*）、遺傳學（*genetics*）和對偶基因（*allele*）等術語。孟德爾的早期研究也有助於在這之後幾十年的遺傳研究，讓後人得以更明確的定義基因和染色體。

補充事實：
1. 重新發現孟德爾的研究讓後人得以區別基因型（genotype）和表型（phenotype），前者是一個生物體攜帶的一組基因，後者是生物體的可觀察特徵，同時受到基因型和環境影響。
2. 人類和黑猩猩有 98% 的基因是相同的。

著涼、發冷或受寒
Chills

受寒是指身體暴露在寒冷的溫度中，或是在受到病毒或細菌感染時出現的發冷感覺——通常伴隨有顫抖或臉色蒼白。為了要在體內產生熱量，肌肉會收縮並迅速放鬆，有時會引起明顯的發抖，也就是寒顫。

當人遭到感染時，身體通常會透過升高核心溫度來對抗感染。這種發燒會重設下視丘內部的恆溫系統；下視丘位於大腦底部的中間，是體溫的控制中心。之後，身體會自動啟動機制來因應這種溫度的重設。自主神經系統會被觸發，釋放出壓力荷爾蒙，經常會導致出汗。由於發冷主要是大腦引起的，遭遇恐怖的情況或出現強烈的情緒也可能引起寒意。發冷會伴隨有冷汗和雞皮疙瘩，這就是自主神經系統受到活化的結果。此外，下視丘會重新設定飢餓荷爾蒙，所以會失去胃口。這就是為什麼孩子生病時常常不覺得餓。

若是你的孩子因生病而發冷，那就要定時量體溫，若是孩子發燒，請與醫師諮詢。可在藥局購買乙醯胺酚或布洛芬這類非處方的退燒藥。有時瘧疾、血液感染、白血病和淋巴癌等更嚴重的疾病也會伴隨有寒顫的症狀。

補充事實：

1. 古代的中醫系統會開立薑來「溫暖」器官，治療受寒的問題。

何杰金氏淋巴瘤
Hodgkin's Disease

　　英國醫師托馬斯‧何杰金（Thomas Hodgkin，1798～1866）的一生就像電影一樣充滿轉折起伏的情節：他出生於貴格會家庭，宗教禁止他與心愛的表姐結婚。他開展醫學事業，將聽診器引進英國並擔任醫學教授。到晚年時，他開始第二職業，學習地理和哲學，並且到中東旅行。儘管有這些戲劇性的情節和成就，何杰金最出名的事蹟是確定出免疫系統中的一種淋巴癌。

　　淋巴系統是由管道和節點組成的網絡，會儲存和產生白血球，扁桃腺、胸腺、骨髓和脾臟也是這套系統的一部分。當某些白血球中的 B 細胞發生突變，產生致癌性，就是何杰金氏病，或稱為何杰金氏淋巴瘤。其他類型的淋巴瘤更為常見，稱為非何杰金氏淋巴瘤。淋巴瘤的症狀和診斷檢查的程序都很類似，不過當中預後最好的就是何杰金氏淋巴瘤。

　　症狀包括淋巴結腫脹、發燒、疲勞、體重減輕和發癢。根據疾病的嚴重程度，治療方法有放射治療和化療。如果癌症已經擴散到全身，可能需要骨髓移植。每年大約有 8,000 名美國人罹患非何杰金氏淋巴瘤，有 1,350 人因此死亡。若是及早發現，這種疾病是可以治癒的。

補充事實：

1. 異常的癌性 B 細胞稱為立德－史登堡氏細胞（Reed-Sternberg）細胞，是以兩位發現它們的科學家來命名。
2. 男性、15～40 歲和超過 55 歲的所有人，以及感染第四型人類皰疹病毒（Epstein-Barr）的人，像是單核細胞增多症，更容易罹患何杰金氏淋巴瘤。

耐適恩 Nexium

用於治療胃灼熱的耐適恩是處方藥物，其活性成分為埃索美拉唑（esomeprazole），經常用來處理反胃酸或胃食道逆流病（gastroesophageal reflux disease，GERD）這類刺激性病症。這種藥物不僅可以緩解疾病的症狀，還有助於逆轉胃酸上升到喉嚨中造成的可能損害。

當胃酸沿著食道向上移動時，就會有胃灼熱的問題。長期下來，食道中的胃酸會導致更嚴重的疾病。

以「紫色小藥丸」來行銷的耐適恩，自美國食品藥物管理局於 2001 年批准上市以來，已經開立出超過 1 億 4 千 7 百萬顆。它是以緩效型的膠囊形式提供，通常每天服用一次，持續 4 ～ 8 週，能夠舒緩胃灼熱，並預防或治癒胃酸對食道的損傷。

耐適恩的活性成分是埃索美拉唑，藥效是來自關閉胃中製造酸的幫浦。也會開立這種藥物（有時搭配抗生素）來預防感染幽門螺桿菌，或是治療服用非固醇類抗消炎藥引起的潰瘍。可能的副作用有：頭痛、腹瀉和腹痛。過量服用的可能跡象有頭腦不清、嗜睡、心跳加快、癲癇發作和視力模糊。一些藥物可能會與耐適恩產生交互作用，如有效成分為阿扎那韋（atazanavir）的瑞塔滋膠囊（Reyataz）、煩寧／地西泮（Valium／diazepam）、血液稀釋劑和鐵劑，在服藥期間，可能需要調整劑量或是進行特別檢查。

耐適恩的化學性質與瘍寧膠囊（Prilosec）這種治療胃灼熱的藥物非常相似，2001 年當其製造商的獨家專利到期後，它就成為一種非處方藥。瘍寧膠囊的活性成分是奧美拉唑（omeprazole），這是由埃索美拉唑和羅美拉唑（romeprazole）組合而成的分子。獨立研究顯示，這兩種分子在胃中會轉化為相同成分，而且這兩種藥物幾乎沒有區別，批評的人認為這兩種藥物的製造商阿斯利康（AstraZeneca）之所以推出耐適恩，只是為了在瘍寧膠囊的專利到期後賺取更多利潤。

補充事實：

1. 耐適恩膠囊可以整粒吞服，也可以打開來混入食物中，或是透過餵食管服用。
2. 埃索美拉唑也用於治療長期的慢性病，如胃酸分泌過多的柔林格症候群（Zollinger-Ellison syndrome）。

癲癇
Epilepsy

　　癲癇是成群的腦細胞發出錯誤電位信號，導致出現反覆痙攣的情況。在美國，約有近 1% 的人口，大概是 230 萬人罹患有某種形式的癲癇。

　　多數人罹患癲癇的原因不明，不過目前已知的觸發因素有：病症引起、高燒、腦傷、化學失衡和大腦發育異常。

　　在癲癇發作期間，可能會出現奇怪的感覺和情緒，表現出異常行為，失去知覺或處於恍惚狀態，或出現劇烈的肌肉痙攣。癲癇發作可以持續幾秒鐘到幾分鐘不等，結束後，有的人可能會立即恢復，有的則會頭暈和睏倦一段時間。

　　雖然無法治癒，但癲癇有時會自行消失。若是沒有自癒的話，可以服用抗癲癇藥物來控制症狀，比較嚴重的病例或可進行手術，或是植入神經刺激器等設備來協助治療。強調高脂和低碳水化合物的生酮飲食計劃可能對某些患有癲癇症的兒童有幫助。

　　癲癇常造成患者情緒上的傷害，尤其是那些可能因為在學校癲癇發作而遭受嘲弄和霸凌的孩童。此外，癲癇也會對成年患者施加不必要的限制，例如，美國的某些州是拒絕發駕照給癲癇患者的。但是，大約有 80% 的癲癇是可以治療的，患有這種疾病的人可以過正常的生活，與其他人從事一樣的工作和達成相同的任務。

補充事實：

1. 雖然癲癇本身不會危及生命，但癲癇患者發生溺水、癲癇持續狀態（連續癲癇發作 30 分鐘以上）和猝死的風險都高於正常人，而這些都沒有清楚的醫學解釋。
2. 有些人在癲癇發作前會感受到警訊——感知到聲音、光或溫度的變化等——這些統稱為特感（aura）。非洲民謠歌手武西 ‧ 馬赫拉塞拉（Vusi Mahlasela，1965 ～）說他的特感是香蕉的氣味，他曾說：「每當我聞到它時，我就會坐下來，直到黑暗來臨。」
3. 科學家目前正在試驗移植豬胎的神經元到癲癇患者的大腦，以了解幹細胞移植是否有助於控制癲癇發作。

陰莖異常勃起症
Priapism

今日有許多農民會在田裡放稻草人來守衛他們的莊稼。但在古羅馬時代，人們選擇的是普里阿普斯（Priapus），這是掌管生殖力和動植物生育能力的神。傳說他的身體畸形，長有巨大陰莖，但身型如侏儒。因此英文中的陰莖異常勃起症就是從他的名號改編而來，這是指勃起持續至少 4 小時，甚至長達數日的情況。不過，與這位看似好笑的神不同的是，陰莖異常勃起症一點都讓人笑不出來：這種情況很痛苦，若是不及時治療，可能會導致永久性的疤痕或勃起功能障礙。

陰莖在正常勃起時，當中會充滿血液，在達到性高潮後血液就會從陰莖回流到體內。但是陰莖異常勃起症與性慾或性高潮無關，是血液被困在陰莖的勃起組織（陰莖的尖端仍是柔軟的）。有許多病例是因為使用到可卡因這類麻醉劑，或是由抗憂鬱藥物、抗焦慮藥、血液稀釋劑和勃起功能障礙藥物處方藥所引起。其他原因包括鐮型血球貧血症、血栓、腫瘤或脊髓損傷。在某些情況下，根本無法判定合理的原因。

陰莖異常勃起症有兩種類型。最常見的是缺血性或低血流量，這是指血流受損或受阻。這種形式的病症通常會自行軟化；亦可以用冰袋和壓縮來幫助緩解。但大約有 10% 的情況，勃起是由動脈破裂或陰莖損傷引發的，稱為非缺血性，或高流量陰莖異常勃起。這種類型的陰莖異常勃起症需要緊急醫療，以排血、注射減少血流量的藥物到陰莖，或是以手術治療。

補充事實：
1. 陰莖異常勃起症好發在 5 ～ 10 歲以及 20 ～ 50 歲的男性身上。
2. 超過 40% 的鐮型血球貧血症男性會出現陰莖異常勃起症。
3. 在極少數情況下，遭到黑寡婦蜘蛛咬傷和一氧化碳中毒也會引起陰莖異常勃起症。

纖維
Fiber

　　膳食纖維是健康飲食的重要組成部分。建議 50 歲以下男性和女性每天至少分別攝取 38 公克和 25 公克的纖維。纖維存在於豆類、水果、堅果、蔬菜和全穀物中。

　　即使身體無法將其消化，這些纖維也有許多健康益處。高纖食物會增加體積，讓人更快產生飽足感，有助於體重控制。纖維還有助於消化和吸收營養。此外，高纖食物有助於治療便秘、痔瘡、憩室炎（消化道小袋發炎）和腸躁症。還有證據顯示，高纖食物有助於降低膽固醇，並減少罹患冠狀動脈心臟病、第二型糖尿病和某些癌症的風險。

　　要增加飲食中的纖維攝取量，可以每天至少吃 2 杯水果和 2.5 杯蔬菜，或是以全麥麵包代替精製白麵包，糙米代替白米。此外，在商店購買食品時可檢查營養訊息的標籤，盡量挑選膳食纖維含量每份 5 公克的。也可以在蘋果醬、麥片粥或肉餅等食物中加入 1／4 杯的麥麩。

　　在飲食中添加纖維時，應該要循序漸進，才能避免產氣、腹脹和抽筋等問題。試著一次改變飲食一點，然後過幾天再做其他改變。此外，在增加攝取的纖維量時，也需要喝更多的液體，因為液體能幫助身體處理纖維。目標是每天喝 8 杯水或不加糖的飲料。

補充事實：
1. 沒有證據顯示補充纖維的保健品有害。
2. 醫師經常建議腸躁症或慢性便秘等消化系統疾病患者採行高纖飲食。
3. 服用補充纖維的保健品前應先諮詢醫師，因為它們會改變藥物的吸收，也可能產生腹脹等其他不良反應。

李斯特和防腐 Lister and Antisepsis

自從人類開始進行手術以來，就有一些預防感染和促進傷口癒合的方法。古代文明會使用醋和酒來包紮傷口，在法國流行用碘，而在 1800 年代，奧地利的產科病房則定出洗手的規定。不過最後是英國外科醫師喬瑟夫 · 李斯特（Joseph Lister，1827 ～ 1912）制定出在整個西方世界通行的手術室消毒標準。

李斯特在擔任蘇格蘭格拉斯哥大學的外科主任時，手術的生存率極低。他在讀到路易 · 巴斯德（Louis Pasteur，1822 ～ 1895）的著作時，得知壞疽是因為空氣中的細菌進入開放性傷口造成的。他還學到石碳酸（carbolic acid）能夠有效減少在用廚餘污水施肥農場中的牛隻感染，因此他嘗試將石碳酸用在傷口覆蓋物上。他開始在手術部位使用浸過石碳酸的織物，並且用這種溶液來噴灑手術室，手術前還以這種溶液來沖洗手。結果術後死亡率大幅下降。

1870 年普法戰爭期間的嚴峻戰事進一步推動了消毒的重要性：有超過一半的法國士兵因為截肢而死於壞疽或發燒。李斯特的方法開始傳播到其他國家。在慕尼黑，一位外科醫師降低了病房的感染率，從 1872 年的五分之四到 1875 年時已經趨近於零。許多醫師繼續否認微小細菌的存在，並表示他們所需要的只是一間清潔乾淨的手術室。在美國，外科醫師威廉 · 霍爾斯特德（William Halsted，1852 ～ 1922）首開先例採用這項技術，但卻被迫在紐約市貝爾維尤醫院的花園裡動手術，因為他的同事抱怨石碳酸的煙霧。

儘管，對刺激性的石碳酸噴霧的批評越來越多，減少感染的新方法卻推陳出新，包括口罩、手術服、加溫消毒以及淘汰大型手術展演廳。儘管「李斯特式消毒」（Listerism）成功地強調了在手術過程中消毒的重要性，不過到 1900 年時，他的做法很多都被取代了。

補充事實：

1. 李斯特一生獲得眾多榮譽，1897 年由維多利亞女王封為男爵，成為萊姆里吉斯勳爵（Lord Lister of Lyme Regis）。他的名字也因為漱口水李施德林（Listerine）而繼續流傳於世——儘管他跟這項產品的發明毫無關連。
2. 為了用石碳酸噴灑手術室，李斯特開發出一台「驢式發動機」（donkey engine），這是一台約 0.9 公尺長、蒸汽驅動的高壓泵，會將液體加熱到蒸發。
3. 李斯特的父親喬瑟夫 · 傑克森 · 李斯特（Joseph Jackson Lister，1786 ～ 1869）是一位著名的光學研究員，他消除了色差和球面偏差，提升複合式顯微鏡效能。

發燒
Fever

發燒，是指人體內部的恆溫系統升高，這是身體用來對抗感染和疾病的一種方式。研究人員認為，溫度升高可能有助於消滅對溫度變化敏感的細菌和病毒。在大多數情況下，發燒會在幾天內自行消失。

位於大腦底部中間的下視丘是腦中調控身體溫度的區塊，它通常會將體溫設置在 37°C 左右，上午通常會低一點，下午則高一點。當病毒或細菌侵入身體時，下視丘會重設基礎體溫，將其調高到 38.9° C 之類的數字。因此，當身體試圖自我冷卻時，可能會出汗、發冷、肌肉酸痛和食慾不振。老奶奶間流傳著「受寒要吃，發燒要餓」是不正確的。身體需要熱量來對抗感染；專家建議盡量保持正常的食量並飲用大量液體來補充和調節體液。曬傷或中暑也可能引起發燒。

儘管讓人感到痛苦，但發燒對青少年來說通常並不危險，除非是高於 39.4°C。然而，在嬰幼兒身上，即使是輕度發燒也可能表示有嚴重感染；若是嬰兒或年幼的孩子發燒，最好與醫師聯絡。要檢查是否發燒，可以使用溫度計插在口腔中、腋窩下或直腸內。（腋窩、前額和口腔的讀數通常比直腸溫度低約 1 度。）至於何時聯絡醫師和該採取的措施，可以先諮詢醫師。

多喝水和以海綿來洗溫水澡可能有助於退燒。雖然冷水浴看起來很誘人，能夠降低皮膚溫度，但它實際上會導致發燒。乙醯胺酚（acetaminophen）或布洛芬（ibuprofen）通常能有效幫助退燒。但是應避免給孩童服用阿斯匹靈，可能會導致瑞氏症候群這種罕見的重症。

補充事實：

1. 義大利天文學家和物理學家伽利略（Galileo，1564 ～ 1642）於 1593 年發明了水溫計。1714 年，丹尼爾 ‧ 加布里爾 ‧ 華倫海特（Daniel Gabriel Fahrenheit，1686 ～ 1736）製造了第一個水銀溫度計。
2. 體溫若遠低於正常溫度可能是因為神經功能受損、嚴重的細菌感染或是免疫系統受到抑制。

結腸癌
Colon Cancer

　　就許多方面來看，結腸可說是身體的垃圾壓縮機。這個約莫 150 公分長的肌肉型器官，也稱為大腸，主要是負責從食物和準備好要排出身體的殘渣中吸收水分，在它們進入消化道最後一段約莫 15 公分的直腸前。結腸也是容易發生癌症的地方，在身體各部位中排名第三；在美國，每 20 人就有 1 人罹患結腸或直腸癌（或稱為結直腸癌），每年新增 15 萬 5 千個病例。

　　跟其他組織一樣，結腸細胞的生長和分裂也依照一定程序，替代老舊耗損的細胞。但在某些時候，這個過程可能會偏離正軌，在即使不需要新細胞時也繼續讓細胞繁殖增生。這種不受控制的增長，最常見的是變成息肉，這是一種附著在腸黏膜上的組織塊。息肉形成後，這些不規則細胞通常會需要數年的時間變異與癌變。到了末期，癌症會擴散到身體其他的器官和淋巴結；因此，結直腸癌是癌症中的第二大死因（僅次於肺癌）。

　　所幸，若是及早發現，結直腸癌是可以透過手術治療的，相對晚期的癌症則必須要用化療。結直腸癌的症狀有腹痛、血便、疲勞和不明原因的體重減輕。要診斷結直腸癌，醫師可以進行糞便檢查以及鋇劑灌腸攝影檢查（barium enema），並使用 X 光來檢查息肉或癌變。50 歲以上的人建議每 10 年做一次結腸鏡（colonoscopy）檢查，醫師會將連接有微型相機的柔性管子插入結腸內部檢查。電視新聞主播凱蒂 · 庫里克（Katie Couric，1957 ～）的丈夫死於結腸癌，後來她在 2000 年的《今日秀》（*Today*）節目上強調定期檢查的重要性。這個節目播出的幾個月後，結腸鏡檢查的數量增加了超過 20% ——專家稱之為「凱蒂 · 庫里克效應」。

補充事實：

1. 就跟其他大多數癌症一樣，改變生活方式可以降低患結腸癌的風險。研究顯示吃全穀物、水果和蔬菜含量高、飽和脂肪含量低的飲食會減少罹患此種疾病的風險。
2. 科學家在距今 2 億多年前的恐龍遺骸中發現有癌細胞的跡象。
3. 1829 年，巴黎外科醫師賈克 · 利斯弗蘭（Jacques Lisfranc，1790 ～ 1847）進行了史上第一次成功的結腸癌手術。

腦啡
Endorphins

當身體遇到壓力或疼痛時，會釋放腦啡這種天然的大腦化學物質，產生類似於使用鴉片類藥物所經驗的愉悅「快感」。運動員在經過長時間劇烈的運動後，或是身體受傷後經常表示會經歷到腦啡產生的興奮感。

腦啡的發現可以追溯到 1970 年代，當時研究人員發現大腦中有一組特殊的受體，會對嗎啡這類鴉片類藥物起反應。當時他們覺得很不可思議，何以全世界的大腦都會對最初僅在中東發現的這種毒品有反應。腦內存在的受體提供了線索，這顯示身體會製造自己的天然止痛藥，後來沒過多久就發現了這些化學物質，有時又稱為「內源性鴉片類」（endogenous opioids）。

與鴉片類藥物不同的是，這種人體自製的天然腦啡不會讓人上癮——至少不會表現在身體上。這些化學物質的壽命很短暫，在身體還沒發展出依賴性之前就消失了。此外，不產生腦啡時，人不會感覺到戒斷症狀。

然而，有些人聲稱會對腦啡上癮，例如長時間劇烈跑步後達到的「跑者高潮」（runner's high）。多年來一直有人認為跑者高潮是真有其事，但這一點很難證實，因為不可能查看運動前後的大腦內部，但是到了 2008 年，德國研究人員使用正子斷層造影（positron emission tomography，PET）再搭配心理情緒測試，證明跑步確實為大腦提供了大量的腦啡，進入到大腦的邊緣和前額葉區域——掌控情緒和欣快感相關的地方。據信，當進入肌肉的氧氣減少，乳酸不斷累積，在可能會導致痙攣和身體疲憊感的「酸中毒」（acidosis）過程中，身體會釋放腦啡到血液中。

補充事實：

1. 研究顯示，在慢性疼痛者的脊髓液中，腦啡濃度低於正常人。某些藥物和療程，例如針灸，可能會活化這些患者的腦啡系統。
2. 腦啡也會透過活化血液中的自然殺手細胞來刺激免疫系統，並可延緩衰老的效應。
3. 腦啡有四種不同類型：α、β、γ 和 σ。由 30 個氨基酸組成的 β-腦啡在運動期間增加最多。

耳聾
Deafness

有些人是天生耳聾，其他人則是因為受傷、感染或長期暴露在巨大噪音中而失去聽力，還有一些人是隨著老化而逐漸耳聾。不管原因為何，一旦診斷出聽力損失或耳聾，可能需要學習全新的溝通方式。

當聲波進入外耳，由耳膜或鼓膜轉化為振動時，就會產生聽覺。這些振動會被位於中耳的錘骨、砧骨和鐙骨這三個小骨頭所放大，並將這份脈動傳遞到內耳。在內耳裡面，神經中樞會將這些振動轉化為電脈衝發送到大腦，在那裡進行聲音的識別。

大多數聽力損失是因為內耳或聽神經的損害，特別是嘈雜的音樂或噪音、腦膜炎或高燒可能會損害耳蝸這種內耳的結構。某些抗生素、化療藥物和非常高劑量的阿斯匹靈這類消炎藥也會損傷內耳，導致聽力損失或耳鳴（tinnitus）。當聲波由於液體積聚、耳垢過多或鼓膜刺破而無法到達內耳時，也會發生聽力暫時損失。

通常可以透過放大聲音的助聽器來改善聽力下降的問題。最近開發出一種稱為人工耳蝸（cochlear implant）的外科手術，可更換內耳中損壞的部件，可望恢復一些重度耳聾患者的聽力。

然而，對於天生耳聾或完全失聰的人來說，學習手語通常是最好的交流方式。美國手語是在19 世紀發展起來的，在美國和許多採用這套手語的國家中有數百萬人通曉這套語言。

補充事實：

1. 有許多專門為聾啞人設立的學校和學院，包括 1857 年於華盛頓特區成立的加勞德特大學（Gallaudet University）。
2. 75 歲以上的長者中，約有四分之三有老年性耳聾（presbycusis）的問題。
3. 處於音量超過 85 ～ 90 分貝的環境中，不論是來自摩托車、雪地摩托車或割草機都會讓人面臨聽力受損的風險。140 分貝的噪音傷害，或是飛機起飛時引擎製造的音量，這些都可能會達到讓耳朵感覺疼痛的閾值。

金賽
Kinsey

　　阿爾弗雷德 · 金賽（Alfred Kinsey，1894 ～ 1956）在 44 歲時受到印第安納大學的行政團隊邀請，請他教授一門婚姻課程。雖然他的專業是生物學——主要是黃蜂的研究——但他還是同意了。這個決定徹底改變了他的職業生涯，以及人類性行為的研究。在他 18 年的性行為研究中，金賽訪談了超過 18,500 名的男女，為他的兩本書收集研究資料，一本是《男性性行為》（*Sexual Behavior in the Human Male*），一本是《女性性行為》（*Sexual Behavior in the Human Female*）。這些書一共售出超過 50 萬冊，並被翻譯成 12 種語言。

　　很容易理解為什麼金賽的研究會震驚全世界。他指出，大約有 30% 的男性和 13% 的女性在 45 歲前有過同性性高潮的體驗。這與當時對同性戀的主流觀點背道而馳，過去認為同性戀只是精神疾病或異常行為，金賽指出同性戀和異性戀並不是相互排斥的行為。相反地，他聲稱這是一個會滑動的連續狀態，而且有人可以在他們的一生中從一端轉移到另一端。

　　金賽另一個顛覆性的觀點是女性對性並不特別感興趣，主要只是為了取悅他們的伴侶和生育。報告中，他訪談的女性有一半有婚前性行為，而四分之一的人有外遇。金賽還發現自慰是很普遍的，大多數的男性和女性都會有這樣的行為。在他的一生中——甚至過世後——都一直有專家對金賽的發現提出挑戰，指出他的訪談過程不夠科學，而且他的研究對象主要集中在 35 歲以下的富裕白人成年人。儘管如此，金賽的研究成果仍然令人印象深刻，讓醫學界和整個社會重新思考性。

補充事實：

1. 2004 年推出了一部名為《金賽》的傳記電影，由演員連恩 · 尼遜（Liam Neeson，1952 ～）飾演主角。
2. 金賽的著作後來簡稱為《金賽性學報告》（*Kinsey Report*）。
3. 金賽後來擔任印第安納大學性學研究所的所長，這個研究所在他去世幾十年後，於 1982 年更名為金賽性學研究所。

體重指數
Body Mass Index (BMI)

體重指數（BMI）是基於身高來估計人的健康體重。超重，或體重指數過高會導致嚴重的健康問題，包括第二型糖尿病、心臟病、高血壓、睡眠呼吸中止、關節炎和靜脈曲張。

計算 BMI 的方式是以體重（公斤）除以身高（公尺）的平方，例如：一個 52 公斤的人，身高是 155 公分，則 BMI 為 $52 \div (1.55)^2 = 21.6$。

BMI 有五個類別。BMI 低於 18.5 的人是體重過輕，18.5 ～ 24.9 是體重健康，25.0 ～ 29.9 是過重，30.0 ～ 39.9 是肥胖，40.0 以上則是病態肥胖。但這些範圍不應用於評估兒童的 BMI。

BMI 有部分是由遺傳決定的。不同種族的人往往有不同的體脂分佈（會在不同的地方堆積脂肪）與不同的身體組成（骨骼、肌肉和脂肪的比例不同）。但是，無論遺傳傾向為何，都可以透過均衡、低熱量的飲食和運動來控制體重，擁有健康的身體。簡單的運動形式，例如每天步行 20 分鐘，就能對健康產生正面影響，並有助於 BMI 的控制。

補充事實：
1. 據估計，要是每個人都保持健康的 BMI，美國每年可以避免 30 萬人死亡。
2. 研究顯示，BMI 在 18.5 以下的人首次心臟病發作的平均年齡為 75 歲。而 BMI 在 40 以上的人，心臟病發的平均年齡為 59 歲。
3. 有時不能用 BMI 來判斷一個人是否需要減肥，因為肌肉發達的人可能有更高的 BMI，而肌肉比脂肪還要重。而 65 歲以上的人 BMI 介於 25 ～ 27 可能會比低於 25 來得好。

超音波 Ultrasound

超音波技術背後的理論，即使用迴聲來定位物體的距離已出現好幾個世紀：峽谷離得越遠，聽到迴音的時間就越長，不過一直到將這個概念應用在海底探索時，科學家才開始意識到它所具有的醫療潛力。

法國物理學家皮耶・居里（Pierre Curie，1859 ～ 1906）在 1877 年發現壓電效應（piezo-electricity），一般認為他為超音波奠定了基礎。壓電效應是指某些物質在受力時會釋放出能量脈衝的能力。這項新發現的首批應用是在一次世界大戰期間，當時過去曾在居里門下研究的保羅・隆吉萬（Paul Langevin，1872 ～ 1946）意識到具有壓電效應的電晶體或許會發出聲波，可用於測量距離並在海上探測敵艦。他利用這些知識開發出第一個聲波成像工具，幫助英法兩國的科學家開發出第一台對抗德國 U 型潛艇的原始聲納系統。

在 1920 年代，普遍認為超音波技術是一種神奇的治療方法，誤判它具有驚人的治療力，廣泛應用在包括癌症在內的多種疾病上，但毫無療效。（實際上，超音波是侵入性最小的波，可以直接用在人體上。）

超音波對醫學的真正貢獻在於其診斷能力，而不是治療潛力。1940 年代，奧地利神經學家卡爾・杜賽克（Karl Dussik，1908 ～ 1968）首次嘗試以超音波來檢查患者身上的腦腫瘤位置。幾年後，美國海軍醫師喬治・路德（George Ludwig，1922 ～ 1973）使用超音波來診斷膽結石；之後又以超音波來檢查乳腺癌和結腸癌。最後就出現了今日最為人熟知的超音波檢查，用來監測胎兒心跳和胎兒的生長狀況，1959 年由蘇格蘭格拉斯哥的醫師兼教授伊恩・唐納（Ian Donald，1910 ～ 1987）首次使用。

現代的超音波機是一種相對簡單的設備，會發射出穿過身體的超音波脈衝，等碰到組織邊緣時，波就會反彈回機器。波前後往返的距離、形狀和速度，會由電腦計算，並形成一個二維、或是三維的圖像——如果使用更先進的電腦來處理數據的話。

脫水
Dehydration

人的體重中平均有 60% 是水。這個簡單物質有許多作用，能夠幫助排出毒素，輸送養分到細胞，還具有調節體溫等基本功能。每天人體大約會失去 10 杯水的水量，主要是因為呼吸、排汗和排尿，偶爾加上腹瀉、發燒或嘔吐，因此每天必須補充等量的液體。要是失去的水比攝入的還多，就會造成脫水。

脫水的第一個徵兆是口乾、疲勞、口渴、頭痛、黑眼圈、深色尿液和頭暈。這些輕度或中度的症狀只需要喝更多水即可逆轉。嚴重脫水有可能導致身體進入危及生命的休克狀態，症狀包括低血壓、心跳加快、發燒、眼睛凹陷、極度口渴、頭腦混亂和皮膚乾癢。這時可以口服方式來補充溶液，若是更嚴重的話，可能需要以靜脈輸液來處理。

為了防止脫水，專家建議每天至少要喝 8 杯水。固體食物會提供大約 20% 的水量；例如，一塊三分熟的牛排，大約有 70% 是水，而一些水果和蔬菜，如西瓜和番茄，90% 以上是水。在某些情況下，需要額外補充水分，如炎熱或潮濕的天氣；懷孕期或哺乳期；和疾病引起發燒、腹瀉或嘔吐都會導致額外的體液流失。從事會排汗的運動也可能增加脫水的風險；短暫的運動請額外補充 1 ～ 3 杯水。若從事持續超過 1 小時的劇烈運動，可能需要補充添加鈉的飲料，以補充因汗水流失的鈉。

補充事實：

1. 啤酒、葡萄酒、可樂和咖啡可以增加液體的總攝入量，但彌補的水分有限。
2. 脫離維生系統的人通常是因為脫水而死。

囊腫
Cyst

囊腫一詞的英文來自希臘文，原意是「小袋」。在醫學上，這個術語是指一個被膜包裹的囊，當中通常含有氣體、流體或半固體物質。腎臟、乳房和肝臟這幾個器官特別容易形成囊腫。在某些情況下，這些囊性病症可能有害，或是會引發疼痛；但有時可能是無害的。

引起囊腫的原因很多，而且尺寸通常大小不一，經常會以異常的腫塊出現。最常見的原因是感染，例如細菌感染，這可能會導致皮下痤瘡腫塊。囊腫也可能來自於遺傳性疾病，如囊性纖維化（cystic fibrosis）。在這種黏液腺體疾病中，會有黏液異常堆積，導致肺部出現疤痕組織和囊腫而呼吸困難。

在體內出現阻塞是另一個原因。例如，乳腺和組織過度生長導致乳體阻塞，就會在乳房中形成囊腫。由於乳房腫塊也可能是癌症的訊號，醫師通常會建議以超音波或針吸檢查（抽取腫塊內的液體樣本）來確定是否為良性。

囊腫也會出現在卵巢中。當卵巢中的卵泡未能破裂並產生卵子時，可能會形成一個囊腫。雖然大多數卵巢囊腫會在幾個月內自行消失，但有些可能會破裂，導致骨盆突然嚴重疼痛。

由於導致囊腫的可能性很多，專家建議一旦發現身體任何部位出現異常腫塊，請及早就醫。

補充事實：

1. 大約 10% 的女性患有多囊卵巢症候群（polycystic ovarian syndrome），這是指卵巢上出現多個囊腫的疾病。
2. 2007 年，一名俄克拉荷馬州的婦女以手術切除了一顆 42 公斤重的卵巢囊腫，體積約有一顆沙灘球這麼大。
3. 乳房中的囊腫大小通常因女性月經週期的不同階段而變化。

順勢療法 Homeopathy

順勢療法是一種替代醫學，其原理是透過微量的致病因素幫助身體抵禦疾病，這類物質在大量接觸或暴露其中時就會出現症狀——這個概念的正式名稱是「同類原理」（similia principle），就是「以毒攻毒」的意思。

在 1700 年代後期，常見的醫學治療包括放血、淨化、起泡以及使用硫和汞等藥物。德國醫師兼化學家山繆 · 哈尼曼（Samuel Hahnemann，1755 ～ 1843）在讀到使用金雞納樹皮這種古老草藥治療瘧疾後，構思出一種威脅性較小的治病方法。哈尼曼觀察到，服用大量的金雞納樹皮也會導致健康人出現類似瘧疾的症狀。順勢療法的基礎概念是，少量物質可能啟動那些已得病者的免疫系統。

這種做法於 1835 年傳入美國，當時開了十幾家順勢療法醫院。不過後來隨著醫學進展，如路易 · 巴斯德（Louis Pasteur，1822 ～ 1895）的細菌理論、消毒技術的發展以及乙醚麻醉的發現，漸漸讓順勢療法失去光環，不再作為一線療法。大多數美國的順勢療法機構在 1930 年代都關閉了。後來，順勢療法又在美國和其他國家出現一些復甦。世界各地都有人尋求以順勢療法當作慢性病的輔助療法，或是局部的替代療法。根據 1999 年的一項調查，在美國有超過 600 萬人在前一年使用過順勢療法。

植物和其他天然材料是許多順勢療法的藥物，儘管關鍵成分通常都經過高度稀釋的「增效」（potentization）過程——有時稀釋到完全沒留下一個原始物質的分子。順勢療法的施行者相信稀釋是在提取物質的重要本質，實際上會比該成分更有效。這些產品是以保健食品這類膳食補充劑的形式來銷售，並沒有經過聯邦食品藥物管理局的測試或監管。

補充事實：

1. 在美國，大多數順勢療法是由取得另一種醫療保健執業許可者一起施行，如傳統醫學、牙科、脊椎按摩療法、自然療法、針灸、或獸醫藥（當以順勢療法來治療動物時）。在亞利桑納州、康乃狄克州和內華達州有專門為順勢療法頒發的醫師執照。
2. 順勢療法是針對個別患者量身訂做的，由從業者根據症狀、生活方式、情緒和精神狀態以及其他因素來選擇治療方法。實際上，兩個症狀相同的人可能會有不同治療方式。

麻痺
Paralysis

當大腦或脊髓中的神經細胞受損，肌肉無法正常運作，就會出現無法移動的麻痺。人會由於疾病或受傷而癱瘓，可能是暫時的或永久的。癱瘓有多種形式，幾乎可以襲擊身體的任何部位，從身體一側的偏癱（hemiplegia）到全身都不能動的四肢癱瘓（quadriplegia）。

導致癱瘓的常見原因是頭部、頸部或背部的嚴重創傷，例如在車禍時脊柱骨折或頭部遭到重擊。還有許多疾病會讓患者癱瘓，包括腦癱、多發性硬化症、肌肉萎縮、格林－巴利症候群（Guillain-Barré syndrome）和周圍神經病變。腦瘤和中風也會導致癱瘓。

在極少數情況下，過敏、藥物或是肉毒桿菌，或被特定貝類毒素物質污染的貽貝、蛤蜊或牡蠣等也可能引發癱瘓。

通常，大腦左側的損傷會導致身體右側癱瘓，反之亦然。下背部脊髓損傷可能導致腿部癱瘓，而較高處的頸部受傷可能會四肢癱瘓。癱瘓的程度取決於是哪些神經細胞受損，以及牽連到的大腦或脊髓範圍，還有恢復供血到該區域的速度有多快，以及隔了多久才開始治療引起這問題的病因。在嚴重的個案身上，可能需要用餵食管或靜脈注射來補充養分。定期變換姿勢和良好的皮膚護理有助於保持肌肉張力和預防癱瘓者出現併發症和組織萎縮的情況。

補充事實：

1. 癱瘓的一種形式是痙攣（spasticity）。痙攣患者仍可活動，但難以控制肌肉和姿勢，並可能因痙攣發作而受苦。
2. 在 1955 年研製出疫苗之前，脊髓灰質炎（即俗稱的小兒麻痺）是造成美國人癱瘓的主因。
3. 進入或退出快速動眼（REM）睡眠階段時人會作夢，可能會出現暫時性癱瘓。經歷睡眠癱瘓的人可能會意識到周遭正在發生的事情，但無法移動或說話。

麥斯特與強生
Masters and Johnson

維吉尼亞 • 強生（Virginia Johnson，1925 ～ 2013）在 1957 年前去印第安納大學應徵婦科醫師威廉 • 麥斯特（William Masters，1915 ～ 2001）研究助理一職，當時她還一心一意要往歌劇發展，那時他們都不知道，這會是一段終身合作的夥伴關係，不僅在私人生活中，也在專業上。他們於 1971 年結婚，這對伴侶後來以麥斯特與強生的名號闖蕩，出版了許多書籍和論文，有助於改變社會看待性的方式。要是沒有他們，今天絕對不會出現《慾望城市》這樣的電視影集和生活方式。

麥斯特和強生剛開始研究人類性行為的時候，仍然是個充滿禁忌的話題。他們的開創性研究有助於改變這一點，讓性這個概念從禁忌轉變成歡愉和親密感的源泉。為了進行他們的研究，這個團隊使用類似測謊儀的工具來衡量個人對性活動的反應。他們使用這些設備，觀察了 700 多名男女受試者在性交或自慰時的反應。麥斯特和強生後來在他們 1966 年發表的《人類性反應》（*Human Sexual Response*）一書中公佈了這些結果，詳細描述了性的四個階段：興奮期、持續期、高潮期和消退期。這本書一出版就引起了軒然大波，不久就成為暢銷書。

麥斯特和強生在他們後來發表的《人類性功能障礙》（*Human Sexual Inadequacy*）一書中，又繼續探討了陽痿和早洩等問題，他們認為這當中有 90% 是源於情緒，而非身體因素，導致治療陽痿方式的轉變。在他們 1979 年的著作《同性戀》（*Homosexuality*）中，還提出同性戀不是精神疾病，而是個人偏好的看法。儘管麥斯特和強生在 1990 年代初離婚，但他們仍然是親密的朋友和同事。

補充事實：
1. 強生繼續研究，又獲得兩個榮譽科學博士學位。

肥胖
Obesity

　　肥胖指的是體內的脂肪過多，而這有害健康。肥胖通常是因為攝取熱量過多，超過所需的用量，因此將額外的熱量儲存為身體脂肪。肥胖者罹患糖尿病、心臟病、中風、關節炎和某些癌症的風險會比較高。

　　要保持健康體重需要在熱量攝取和消耗之間取得平衡，而這個平衡點因人而異，還會受到多種因素影響而失衡，包括基因組成、暴飲暴食、高脂飲食、不運動。肥胖者若是能減掉 5 ～ 10% 的體重就可以降低患病風險。

　　通常，體脂是以體重和身高來計算，由此得出體重指數（BMI）。BMI 通常與體脂成正相關。BMI 在 30 以上的成年人就算是肥胖，而 BMI 介於 25 ～ 29.9 則是超重。BMI 不能代表體脂肪實際的測量值，對運動員來說，這可能無法準確反應，因為他們的肌肉發達，因此就他們的身高來說，體重本來就會偏重一些。

　　可以使用其他方法來評估體脂，包括測量皮膚褶皺厚度和腰圍，計算腰臀圍比（腹部脂肪是肥胖相關疾病風險的預測指標），以及應用其他技術，如超音波、電腦斷層掃描和核磁共振等。此外，除了體脂量之外，應該要考慮血壓和活動量等其他因素來判定肥胖相關疾病的風險。

補充事實：

1. 成人的 BMI 參數不應套用於兒童。在兒童和青少年身上，BMI 的範圍要考慮到男孩和女孩身體脂肪的正常差異，還有年齡造成的體脂正常差異。
2. 研究顯示，充足的睡眠有助於避免成年人肥胖，甚至可能有助於兒童在成年後不會變得肥胖。
3. 目前的資訊顯示有 30% 的美國人是屬於肥胖的。

威廉・霍爾斯特德與現代外科
William Halsted and Modern Surgery

我們今日所知的手術通常是安全有效的，而且盡可能採用非侵入的作法，而這都得感謝美國外科醫師威廉・霍爾斯特德。

出生於紐約富裕家庭的霍爾斯特德（1852～1922）算是美國科學史上的一位巨擘，他在取得哥倫比亞大學內外科醫師學院的醫學學位後，就前去歐洲遊歷，吸收許多關於外科手術的新想法。返美後，他在紐約的貝爾維尤醫學院擔任主治醫師和外科醫師。他也因為加入大力倡導將可卡因當作止痛藥而成為該市名人。他的許多藥物實驗都是在他自己和其他醫師身上進行；結果，霍爾斯特德自己有 2 年的時間產生藥物成癮，還造成幾個同事死亡。毒癮嚴重威脅到霍爾斯特德的職業生涯，1886 年他應邀離開紐約，經人轉介到巴爾的摩才設立不久的約翰霍普金斯醫院，他們的病理學系才剛成立，在那裡他可以在不用接觸患者的情況下工作。

在巴爾的摩安頓好後，霍爾斯特德（靠著改用嗎啡）戒掉了可卡因的癮頭，並在新成立的約翰霍普金斯大學重新展開他的職業生涯，在 1890 年他成為外科總醫師，並著手開發一套日後稱為「霍爾斯特德外科學派」（Halstead School of Surgery）的手術技術。霍爾斯特德強調保持手術環境的衛生，使用小針和高品質縫合線，並且盡可能溫柔地處理身體組織。他的建議影響到那一代在約翰霍普金斯大學接受培訓的美國醫師，他們將他的想法傳播出去，遍及整個醫學界。

儘管生性害羞偏好獨處，但霍爾斯特德成為全美最受歡迎的外科醫師。他還對於改進許多疾病的療程有所貢獻，包括乳癌、膽結石和甲狀腺疾病等。霍爾斯特德治療乳癌的方法成為半個多世紀以來的首選治療方法，儘管今日並不常用。諷刺的是，他後來死於膽囊手術的術後感染。

補充事實：

1. 霍爾斯特德還有多項功績，包括發明「蚊子夾」（mosquito clamps）這種夾住血管的小夾子，還有橡膠手術手套——他特地跟固特異橡膠公司訂製手套。
2. 芝加哥的霍爾斯特德街是以這位外科醫師的祖父命名，他是溫蒂城房產（Windy City）的早期投資者。
3. 霍爾斯特德最著名的兩個學生是神經外科醫師哈維・庫欣（Harvey Cushing，1869～1939）和沃爾特・丹迪（Walter Dandy，1886～1946）。

扁桃腺炎
Tonsillitis

在喉嚨底部，舌頭的後上方，有兩個肉球般的構造，稱為扁桃腺。這些球狀的組織是免疫系統的一部分，會過濾掉細菌和病毒，產生對抗疾病的抗體。但有時感染會導致扁桃腺變紅發炎，就會造成扁桃腺炎，這種情況在兒童中特別常見。

扁桃腺炎的常見症狀有喉嚨痛、發燒、發冷、失聲以及下顎和脖子處的淋巴腺軟化。扁桃腺也會腫大，並覆蓋著白斑；孩童可能還會出現胃痛。在大多數情況下，這是由病毒引起的，感染會在 4 天到 2 週內的時間自行消失。用溫鹽水漱口，與服用布洛芬這種非類固醇消炎藥有助於緩解疼痛和舒緩喉嚨。

若是懷疑孩子扁桃腺發炎，應該要去就醫，請醫師檢查，並進行喉嚨樣本培養，以排除鏈球菌性喉炎的可能性，並且判斷這是否由另一種細菌感染引起的。不論是哪一種情況，都需要進行抗生素療程。在成人身上很少會進行扁桃腺切除術（tonsillectomy）手術，但在兒童和青少年身上，若是扁桃腺腫大到影響呼吸，而且病情沒有因為抗生素療程而好轉，或是感染頻繁復發（1 年內至少有 7 次的喉嚨感染；連續 2 年每年有 5 次以上；或 3 年間每年有 3 次以上的嚴重感染）可能會建議切除。手術後大約需要 2 週的時間恢復。扁桃腺切除術在以前很常見，但現在較少施行，因為扁桃腺的免疫功能還是很重要。

補充事實：

1. 據信，羅馬醫學作家塞爾蘇斯在西元 30 年進行了史上第一次扁桃腺切除術。
2. 將 1/4 茶匙的鹽與 1 杯溫水混合就可製做出漱口用的鹽水溶液。

乳癌
Breast Cancer

在這個以粉紅絲帶倡導乳房 X 光檢查的時代,很容易忘記乳癌曾經是一種難以治療且少有討論的疾病。這種對乳癌避而不談的態勢一直持續到 1970 年代和 1980 年代,當時有幾位勇敢的女性——包括美國歷屆的第一夫人貝蒂・福特 (1918 ～ 2011) 和南希・雷根 (1921 ～ 2016)——站出來討論她們的個人經歷,才開始出現關於乳癌的公開討論。過去幾十年來由於這方面研究增加,再加上乳癌篩查,存活率已經大幅提高。

儘管如此,在 80 歲以上的女性族群中,有八分之一的人曾罹患過乳癌。乳癌主要侵襲女性;男性約佔 1%,在美國每年約有 1,500 例。癌症是細胞異常增生,沒有按照既定時程凋零的結果。癌細胞會失去控制,最終聚集在一起,成為腫瘤。大約 85% 的乳癌起源於乳腺導管,其餘的則是從小葉(製造母乳的囊)開始。雖然過去曾經認為腫瘤是在癌症擴散到其他部位前生長出來的,但科學家現在發現在某些變異型的乳癌中,癌細胞可能在早期就擴散開來。

為了儘早發現乳癌,公共衛生組織建議女性進行乳房自我檢查確定是否有腫塊,並從 40 歲開始每年進行一次乳房 X 光檢查。由於基因在乳癌中扮演一定角色,一些有明顯家族病史的女性也可做 BRCA1 和 BRCA2 這兩個突變基因的遺傳篩檢。擁有這些基因的女性罹患乳癌的機率會增加三到七倍。

乳房大小或形狀改變、乳頭不規則或凹陷、有硬塊,乳頭有含血分泌物,這些都是可能罹患乳癌的警訊。乳癌的治療通常結合多種方法,包括手術、放射治療、化療和激素或靶向治療。如果癌症發現得夠早,恢復的機會很大:今日的 5 年生存率(診斷後 5 年還活著)高達 86%。

補充事實:
1. 研究顯示,超重的女性患乳癌的風險略高。
2. 每天喝一種以上的酒精飲料會提高體內雌激素濃度,增加罹患乳癌的機率。

威而鋼 Viagra

有時，當男人想要發生性關係時，會有難以勃起或維持的情況，這稱為勃起功能障礙。通常發生在老年男性族群，也可能是由憂鬱症、糖尿病或高血壓等健康問題所引起。1998 年，美國食品藥品管理局批准威而鋼上市，這是第一種治療大多數類型勃起功能障礙的口服藥物。

威而鋼的主成分是西地那非（sildenafil），最初是以心臟用藥來進行臨床試驗，沒想到意外發現它的真正價值，對於早洩這類勃起功能障礙有很好的療效：威而鋼不會造成立即和無法控制的勃起，只有當男性產生性興奮時才會勃起。今日，每秒鐘就售出 9 粒威而鋼小藥丸，每年會用掉近 3 億顆。

要了解威而鋼的運作機制，首先要了解勃起形成的原理。當男人性興奮時，身體會釋放一氧化氮到血液中。一氧化氮會刺激一種叫做環單磷酸鳥苷（cyclic guanosine monophosphate，cGMP）的化學物質生成，這會放鬆陰莖內的平滑肌。然後血液便可以自由流入，就像灌水到氣球中那樣膨脹起來。與此同時，另一種叫做磷酸二酯酶（phosphodiesterase，PDE）的酵素會去抑制 cGMP。身體應該會產生足夠的一氧化氮來維持 cGMP 直到射精發生，但是在勃起功能障礙的人身上，不見得總是如此。威而鋼會在附著在陰莖中的磷酸二酯酶上，使其失去功能，這樣就可維持 cGMP 的濃度。cGMP 越多，血流量就越大，勃起程度也越大。

威而鋼僅鎖定在一種特定的酶上，稱為 PDE-5，主要存在於陰莖。然而，這個藥物也對 PDE-6（位於視網膜中的一種酵素）有影響，可能會導致服用威而鋼的人暫時看到藍色調。威而鋼還會引起頭痛，偶爾會引起持續長達 24 小時的疼痛性陰莖異常勃起（priapism）。還有人擔心年輕男性會因為享樂目的來服用威而鋼，可能會產生依賴性，在沒有服用時就無法發生性行為。

含有硝酸鹽的藥物，如治療胸痛的硝酸甘油，會與威而鋼產生交互作用。雖然威而鋼與治療心臟病、高血壓和憂鬱症的藥物一起服用是安全的，但已經有幾例患者死於服用威而鋼後的心臟病發作，有些甚至還是在性交期間。一種假設是，這些老年患者已經沒有從事性活動的體力，沒有消耗這種體能的本錢。

頭痛 Headaches

幾乎每個人都有過頭痛，這是最常見的一種疼痛類型。頭痛通常不算很嚴重，但可能經常發生——有時是更危險的損傷或健康出問題的徵兆。

緊張性頭痛（Tension headaches）是最常見的頭痛類型，通常是由壓力或情緒緊張所引起，可能會持續幾分鐘到幾天，通常頭部兩側都會感受到疼痛或壓迫。醫師認為腦中化學物質的變化會引發緊張性頭痛，另外在頸部、下巴、面部、頭部和頭皮肌肉的痙攣也可能有影響。

叢發性頭痛（Tension headaches）是成組出現或循環發生的頭痛，通常每天數次，持續數月，然後症狀消失一陣子，經過與之前頭痛發作同樣長的時間後再度復發。目前也不清楚這類型頭痛的原因。嚴重而讓人衰弱的叢發性頭痛通常會集中在頭部的一側，另一側較不明顯，這類型的頭痛在男性身上的比例偏高。

大約有 11% 的人會經歷到**偏頭痛**（migraines），這是一種痛苦到讓人難以動彈的頭痛，經常伴隨有噁心、嘔吐，並且對光、噪音和氣味的敏感。這些抽痛性的頭痛與腦中血管內的化學物質變化有關，往往會持續 6 ～ 48 小時。有些人每月會出現幾次偏頭痛，有些人則是一年一次或更少。一些偏頭痛患者能學會識別和避免觸發因素，例如某些食物或氣味。偏頭痛在女性身上的比例高於男性。

引發頭痛的可能因素還有：鼻竇感染、眼睛疲勞、頭部受創、脫水、發燒或感冒；或是要戒斷咖啡因、酒精或止痛藥等藥物。嚴重或持續的頭痛可能預示著更嚴重的問題，例如腦腫瘤、損傷或顱骨發炎、中風或腦內出血。大多數治療頭痛的方式包括非處方止痛藥如阿斯匹靈、乙醯胺酚、布洛芬或萘普生。在涼爽、陰暗的房間中休息或是對頭部進行熱敷或冷敷也可以緩解疼痛。

補充事實：

1. 大約有 15 ～ 20% 的偏頭痛患者會看到發作的視覺訊號，例如光線或波浪線，這稱為特感（aura）。那些經歷到特感的人更容易有心臟病和中風，但科學家不確定為什麼。
2. 20 歲以下的人不該服用阿斯匹靈，因為這與雷氏症候群（Reye's syndrome）有關，一種僅會影響兒童的罕見重症。
3. 有一種稱為生物反饋（Biofeedback）的技術，是讓人透過監控設備的訊號來學習如何以心智能力控制血壓、心跳、皮膚溫度和其他自主神經功能，這已證明可以減少頭痛和偏頭痛。

性別認同
Gender Identity

　　即使是 18 個月大還在蹣跚學步的孩子，也已經意識到自己是男孩還是女孩。這種天生對自己是男或是女的感覺，稱為性別認同。這會影響人的穿著方式、髮型設計和舉手投足，乃至於說話的方式。一些專家認為，在兒童滿 4 歲時就已經牢固地建立起其性別認同。

　　染色體和生物組成最終不僅決定人的性別，也左右人的性別認同。不過在每一種文化中，他人對待的方式也會對此有所影響。從出生開始，父母就會根據性別來對待寶寶。在美國和歐洲西方社會，習慣以藍色毯子包裹男孩，並且在抱他們時會搖擺晃動，而女嬰則是包裹在粉紅色中，通常也會較溫柔地對待。因此，兒童自然會發展出合乎其性別的行為。當然，這不代表喜歡玩娃娃的男孩就有性別認同問題，只要他依舊認同男性身份並為此感到自在。同樣地，喜歡運動和爬樹的女孩——這在過去會讓人笑她像個男孩子一樣，但現在認為這些行為和性別無關。

　　要是有人感覺自己被困在一個性別不相容的身體裡，就是所謂的變性慾症（transsexualism），這是一種性別認同障礙。有這種情況的人會有想要過異性生活的強烈慾望；他們經常變裝和模仿其他性別的舉止。在某些情況下，變性人也可接受荷爾蒙治療以及進行不可逆轉的生殖器手術來改變性別，把自己變成異性。

補充事實：

1. 有些文化不像西方文化那樣看待兩極化地看待性別。在泰國，除了男性和女性之外，還有第三種性別：卡索埃（kathoey），係指無法界定性別的人。
2. 史坦利 ‧ 拜伯（Stanley H. Biber，1923 ～ 2006）這位小鎮醫師在 1969 年進行了第一次性別重置手術，之後繼續在科羅拉多州的霍恩（Hoehne）進行了約 4,000 次這樣的手術。
3. 雌雄同體（Hermaphrodites）——生來就有男女性器官的人——若是以一特定性別撫養長大，就不會有性別認同障礙。

減肥藥
Weight Loss Drugs

減肥藥會降低食慾，抑制脂肪吸收，或是以其他方式幫助超重者減肥。然而，這些藥物不見得對每個人都好，只能開立給有體重相關的健康問題、但又難以減肥的人。這通常不適用於只想減個幾公斤的人。

服用減肥藥的人通常必須要滿足下列某些條件，例如體重指數（BMI）大於 30，或是 BMI 大於 27 但嘗試其他減肥方法都沒用，而且罹患有糖尿病、高血壓或睡眠呼吸中止這類與肥胖相關的併發症。

可抑制食慾的諾美婷西布曲明（Sibutramine 或 Meridia）已於 2010 年下架，因研究顯示會增加心血管疾病風險，而芬特明（Phentermine 或 Adipex-P）這種降低食慾的藥劑在台灣則被列為禁藥。羅氏鮮（orlistat 或 Xenical）能抑制脂肪吸收，而康孅伴（Alli）則是強度減低版的羅氏鮮。目前在台灣，只有羅氏鮮和同樣成分但強度較低的康孅伴是合法的減肥藥。這些藥物都可能產生副作用，例如血壓升高和油性排便。

大多數減肥藥都只有中等效果，但若搭配低熱量飲食和運動的生活方式，將有助於減輕更多體重，會比單純的飲食運動計畫來得有效。減掉體重的 5 ～ 10% 就可以產生有益健康的顯著效果，包括降低血壓和血糖、胰島素和三酸甘油酯。由於減肥藥或多或少都有副作用，使用前建議諮詢醫師。

補充事實：

1. 芬氟拉明（Fenfluramine）和右芬氟拉明（dexfenfluramine）這兩種抑制食慾的藥物在 1997 年遭到下架，因為這兩者分別與暱稱「芬芬」（fen-phen）的芬特明一起使用時，會導致心臟瓣膜疾病和原發性的肺動脈高血壓，有致命的可能。

放射治療
Radiotherapy

　　放射治療是治療癌症最常見的一種方法，主要是用一束高能輻射來照射腫瘤，以期殺死癌細胞。放射治療在 20 世紀不斷發展演進，成為多種癌症的高效治療方法，尤其是在與手術或化療搭配使用時。

　　自從 1895 年德國物理學家威廉・康拉德・倫琴（Wilhelm Conrad Röntgen，1845 ～ 1923）發現 X 光以來，就已將輻射應用在醫療用途上。在倫琴發現 X 光不久後，芝加哥的一名醫學生艾米爾・格魯布（Emil Grubbe，1875 ～ 1960）開始研究 X 光，並且發現他的脖子和手在持續接觸後開始出現脫皮的現象。格魯布想知道，如果 X 光可以毀掉他的皮膚，也能對腫瘤產生相同的效果嗎？格魯布嘗試以 X 光照射一位乳癌患者，結果出現很大改善。短短幾年後，歐美各地的癌症患者都開始接受放射治療。

　　1900 年代初期，瑪麗・居里（Marie Curie，1867 ～ 1934）發現了釙和鐳這兩種放射性元素，之後也將它們應用在癌症治療上。（鐳後來被毒性較小的鈷和銫所取代。）隨著電腦斷層掃描和 MRI 的發明，現在可以在三度空間查看腫瘤，而不僅僅是平面的二維，這讓放射治療更安全、更有效率、也更具療效。

　　今日，有將近一半的癌症患者接受放射治療，有多種處理方式：可以從體外的機器發射；可以將放射性物質放入膠囊中吞服，例如碘、鍶 89、磷酸鹽或鈷的同位素；或是以注射或手術方式將微小的「種子」植入腫瘤附近。健康細胞也會受到輻射損傷——因此常見的副作用是腫脹以及整個人感到病懨懨和疲憊，不過正常細胞通常比癌細胞更強壯、更有恢復力。

補充事實：

1. 格魯布是放射治療的先驅之一，但他因為接觸過多輻射而出現嚴重的健康問題。他在 1929 年失去了一隻手，因為惡性生長而動過多次手術，最終死於癌症。
2. 由於放射治療的潛在副作用，今日僅用於治療嚴重疾病。過去對輻射的危害尚未充分了解前，有時還會用來治療痤瘡等輕症。
3. 放射治療常引起皮膚問題，會建議患者使用處方藥膏塗擦腫脹或脫皮的皮膚，避免抓癢或摩擦受影響的區域。

咽喉炎
Strep Throat

咽喉炎是由化膿性鏈球菌（*Streptococcus pyogenes*）引起的感染。每年在美國有數百萬人感染到這種具有高度傳染性的疾病，尤其是在春天。這在兒童和青少年間尤為常見。

咽喉炎的明顯症狀有嚴重的喉嚨痛，扁桃腺紅腫以及在口腔頂部出現小紅點。可能會有吞嚥困難，以及脖子處的腺體腫脹。咽喉炎還可能造成發燒、頭痛、胃痛和皮疹，至於鼻塞和咳嗽則通常是感冒或流感的跡象。

醫師在診斷時要檢查是否存在有鏈球菌，因此會取喉嚨後部的抹片，進行喉嚨細菌培養，通常要 2 天才會得知結果，亦可採用抗原快篩試劑。若是採檢為陽性，醫師會開立抗生素來殺菌。在 1940 年代首次發明抗生素之後，一些專家原以為可以徹底根除所有的細菌感染。但在 10 年內，細菌演化出對某些抗生素的抗藥性，因此現在有許多公衛專家不鼓勵醫師在沒有進行鏈球菌篩檢前就開立抗生素。

儘管咽喉炎會自行康復，但若不加以治療，有時可能導致更多嚴重的併發症，和鼻竇炎和耳炎等其他感染。未處理咽喉炎時，若是腎臟發炎和風濕熱，會導致心臟和其他身體組織中沉積發炎物質，可能會導致永久性損傷。

補充事實：

1. 咽喉炎又稱鏈球菌性咽炎（*Streptococcus pharyngitis*）。
2. 若是不加以治療，大約 1% 的患者會發展出腎臟病，3% 會發展出心臟病。

前列腺癌 Prostate Cancer

前列腺是男性生殖系統中一個約莫核桃大小的腺體。儘管體積小,這個器官發生癌症的機會很大,是美國男性中排名第二的。(第一名是肺癌。)每年全美有超過 20 萬人診斷出前列腺癌,其中 4 萬人因此死亡。

就跟所有其他的癌症一樣,前列腺癌是由生長速度比普通細胞快的異常細胞所引起。在前列腺癌的例子中,癌細胞會聚集在一起,形成腫瘤團塊。如果不及早治療,這些腫瘤可能會轉移,造成廣泛的損害。幸好前列腺癌細胞通常擴散得較為緩慢。早期跡象包括尿流減弱;有尿意、排尿緩慢、頻尿或是排尿疼痛、射精疼痛,或是尿液帶血或膿。這些症狀與良性的前列腺增生、或稱前列腺肥大類似,超過 60 歲的男性有一半都有這問題。

由於前列腺癌的症狀很輕微,在腫瘤蔓延之前很容易遭到忽視,美國癌症協會建議所有 50 歲以上的男性每年接受一次前列腺癌篩查。包括驗血、檢驗前列腺特異性抗原(prostate-specific antigen,PSA)濃度——這是該疾病的指標——以及直腸指檢,在最後這項檢查中,醫師會戴上塗有潤滑劑的手套,將手指插入患者的直腸內,去感覺前列腺上是否有腫塊。

若是檢測到癌症,有許多不同的治療選項,包括手術、放射治療和化療。另外還有以冷凍方式來破壞組織的冷凍療法(cryotherapy),以及荷爾蒙療法。情況較為嚴重的患者可能還是需要以手術來切除前列腺。

可以透過生活方式的改變來降低前列腺癌的風險。經常運動與低脂飲食已被證明可以預防這種疾病,另外還有在飲食中攝取大量富含茄紅素的食物,例如番茄和西瓜。

補充事實:

1. 非裔美國人罹患前列腺癌的比例比白人、亞裔或拉丁裔男性更高。
2. 南非前總統曼德拉(Nelson Mandela,1918 ～ 2013),前紐約市市長魯迪 ‧ 朱利安尼(Rudy Giuliani,1944 ～)和演員勞勃 ‧ 狄尼洛(Robert De Niro,1943 ～)都是前列腺癌的倖存者。

他汀類藥物 Statins

全球最暢銷的藥物是他汀類的立普妥（Lipitor），這種主成分為阿托伐他汀（atorvastatin）的藥物能夠降低肝臟產生的膽固醇量。他汀類藥物會抑制羥甲基戊二酰輔酶 A 還原酶（hydroxymethylglutaryl-coenzyme A reductase）的作用，這是一種參與膽固醇合成的酵素。

總膽固醇大於 200 毫克每公合（mg/dL）就算是膽固醇過高。若是低於 200，但低密度脂蛋白，也就是「壞膽固醇」高於 130 也是有問題。對超重或吸菸者來說，醫師甚至會希望總膽固醇維持在 180 以下。

有些人可以透過運動和飲食來控制膽固醇。有些人則無法，對於這些人，醫師可能會開立他汀類藥物。這些藥物通常必須終生服用：一旦停藥，膽固醇濃度可能會回升。

研究顯示，他汀類藥物通常可以在 4～6 週內將 LDL 膽固醇降低 20%～60%。研究也證明這類藥物可以降低三酸甘油酯和 C 反應蛋白（C-reactive protein）——發炎反應和心臟病的風險指標——並且會讓 HDL 這種「好」膽固醇的濃度適當增加。這些結果通常意味著大幅降低心臟病發和其他心臟病的風險。

他汀類藥物似乎也能降低某些癌症、血栓和其他健康問題的風險，不過這方面仍有待長期研究來證實。特別是對癡呆症的作用依舊備受爭議：一些研究人員聲稱他汀類藥物似乎可以防止認知能力下降，而其他人則認為服用他汀類藥物實際上反而會導致患者意識模糊或記憶力減退。

全世界有超過 2500 萬人至少在服用下列他汀類藥物中的一種：阿托伐他汀、辛伐他汀（Zocor）、瑞舒伐他汀（Crestor）、普伐他汀（Pravachol）、洛伐他汀和洛伐他汀緩效片（Mevacor、Altoprev 和 Altocor），以及氟伐他汀（Lescol）。這些藥物的效力各有差異，能夠抑制的膽固醇量也各不相同，廠牌藥物的價格從每月約 35 美元到 140 美元不等。有些藥在配方上會將他汀類藥物與其他類的降膽固醇藥物一起使用，例如，維妥力（Vytorin）就是將辛伐他汀與依澤替米貝（ezetimibe）這種膽固醇吸收抑制劑合在一起。

中風 Stroke

　　中風是指大腦中的血管阻塞或破裂，使得血液和氧氣無法到達某些區域。這些大腦區塊中的細胞無法正常運作並開始死亡；這就是中風者經常口語不清或是身體出現部分癱瘓的原因。中風後越早治療，康復的可能性就越大——但許多人並不知道中風的症狀和警訊。

　　中風有兩種類型：大約 80% 是缺血性中風（ischemic），這是指在大腦中形成血栓，或是有血栓傳到大腦，阻塞血管。出血性中風（hemorrhagic）比較不常見（但更致命），這是指大腦的動脈滲漏或破裂，導致腦內出血。

　　中風後很快就會造成腦部損傷，症狀可能包括麻木、虛弱或是身體有一部分或一側麻痺、視力問題、理解和溝通困難、頭暈和嚴重的頭痛。較不嚴重的症狀可能是短暫性腦缺血發作（transient ischemic attack，TIA）的訊號，有時稱為小中風。TIA 是一種警告，表示可能很快會發生更嚴重的中風。

　　醫師在診斷中風時會使用電腦斷層掃描或其他測試來尋找大腦中凝結的血塊或出血的位置。如果在 3 小時內診斷出缺血性中風，醫師可以使用抗血栓（稀釋血液）藥物，例如阿斯匹靈，來溶解血中凝塊，增加康復機會。出血性中風更難治療，醫師可能會動手術或是以藥物來止血，或是減輕大腦壓力。重要的是先確定中風的類型，因為治療其中一類型的藥物若用在另一類型的人身上可能會致命。

　　中風後，患者通常會開始復健，嘗試恢復失去的技能（例如使用身體的另一側），或學習用他們剩餘的能力來運作。不過中風的復發率很高——根據美國衛生研究院的研究，大約四分之一的中風患者將會在 5 年內再次發作。要防止再次中風，醫師建議採取預防措施，比方說服用控制血壓和膽固醇的藥物，選擇健康的生活方式。

補充事實：

1. 中風導致的常見殘疾有癱瘓（hemiplegia）或身體某一側的偏癱（hemiparesis）。
2. 抽菸或吸毒，如可卡因等非法藥物都是引發中風的危險因素。
3. 雖然小中風不如中風嚴重，但也可能導致永久性腦損傷或癡呆。

同性戀
Homosexuality

根據著名的性研究者阿爾弗雷德・金賽（Alfred Kinsey，1894～1956）的論點，同性戀者的比例約佔十分之一，他是以性行為來定義，是指為同性所吸引的人。不過根據最新的研究，金賽的數據可能過於誇大。目前科學家推測，在美國約有 3% 的人是同性戀。

不管確切的數字是多少，金賽認為人類的性慾好比是一連續的光譜，一端是嚴格的異性戀，另一端是同性戀。大多數人，根據他的說法，是落在這條譜線上的不同位點。金賽於 1950 年代發表他的研究，將許多激進的觀念引進到原本保守的社會中。不過同性戀並不是一直被社會污名化：在古希臘和羅馬時代，這很可能只是稀鬆平常的小事。那時，最常見的伴侶關係是「少年愛」（pederasty），係指年長的男人和年輕男人發生性關係。但是隨著猶太－基督教以及穆斯林宗教的傳播，認為同性戀是一種罪行的觀點也日益普遍。在美國，目前仍在大力推動同性戀平權和接受運動：在愛荷華和麻州等地，也已通過同性婚姻的法律，儘管引起相當大的爭議。至於在其他大多數的州，目前都還不接受同婚，或是還卡在繁雜的法律程序中。

在這場關於是否應該接受、禁止甚或懲罰同性戀辯論的後面，還有一項科學爭議：這種性向的選擇到底是後天養成，還是先天如此？一些心理學家說，成為同性戀是來自於人所處的環境以及父母撫養方式的共同結果。另一方面，雙胞胎研究顯示，同卵雙胞胎（具有相同基因組的兩個兄弟姐妹）兩者都是同性戀的可能性高於異卵雙胞胎（兩個有不同的基因組）。

補充事實：

1. 同性戀一詞是在 1869 年由人權運動人士卡爾・馬利亞・科本尼（Karl Maria Kertbeny，1824～1882）提出，首次出現在一份政治摺頁上。
2. 19 和 20 世紀的心理學家將同性戀歸類為一種精神疾病。

成癮
Addiction

　　成癮通常是指人無法控制對酒精或非法藥物等物質的欲求。成癮可能是生理上的，也可以是情感上的，或兩者兼而有之。除了酒精和毒品外，也有人會對香菸、處方藥，甚至是膠水上癮。

　　生理性的成癮通常是指身體對特定物質產生依賴。身體會發展出對上癮物質的耐受性，所以會需要越來越多的量才能達到相同的效應，好比說腦中很容易浮現「來一根菸」的「嗡嗡聲」。當人停止使用某種讓他們上癮的物質時，可能會有腹瀉、顫抖的症狀，通常還伴隨有很糟糕的感覺。

　　當對毒品或其他物質產生渴望，就是一種心理成癮，這是情緒性的反應。這樣的欲望可能強烈到會讓人說謊或偷竊來獲得該物質。當你認識的人對什麼東西上癮時，可能會變得喜怒無常，停止參與工作、休閒和社交等正常活動。

　　克服成癮是非常困難的。大多數人需要專業幫助或一套治療方案。此外，癮君子可能需要鼓勵，得到親朋好友的支持才能成功。

補充事實：

1. 15% 的美國人會在一生中遭遇到上癮成疾的問題。
2. 使用大麻等非法物質，若沒有產生身體或情感依賴，只算是濫用。物質濫用可能還是會導致較嚴重的成癮問題。
3. 快克和海洛因非常容易上癮，通常只要嘗試一次就會上癮。
4. 也有可能是對某種活動，而不是物質成癮，比方說賭博。現在已經有藥物可以幫助戒賭。
5. 最近的研究顯示，遺傳也對成癮有一定影響。攜帶特定基因變異的人，有時會遺傳到高風險的單倍型（haplotype），若是他們在 17 歲之前第一次嘗試抽菸，成為重度吸菸者的風險可能會增加高達 500%。

居里夫人和鐳 Marie Curie and Radium

鐳的發現徹底革新了醫學，現在的 X 光、癌症的放射治療以及我們對原子的整體理解，全都可以追溯到瑪麗・居里，她畢生致力於認識這項神秘的元素。

居里（1867～1934）出生於波蘭，原名瑪莉亞・史科勞多斯基（Maria Sklodowska），後來移居巴黎求學，在索邦研究所學習數學和物理，並在那裡認識與她共同使用實驗室的未來丈夫皮耶・居里（Pierre Curie，1859～1906）。1897 年，她開始研究鈾化合物的自發輻射，這是法國科學家亨利・貝克勒（Henri Becquerel，1852～1908）不久前才發表的。瑪麗和皮耶共同發現了瀝青閃石礦物具有相同的發射特性——她後來稱之為「放射性」（radioactive）。當他們從瀝青閃石中分離出化學物質時，這兩人發現了兩個以前未知的元素：釙（polonium）——取自於瑪麗的祖國波蘭——和鐳（radium）。

到那時為止，一直認為原子是物質中最小的粒子。但居里夫婦觀察到的輻射，顯示原子可以再細分為更小的組件，打開了通往全新物理學領域的大門。這對夫婦與貝克勒一起在 1903 年爾獲頒諾貝爾物理獎。然而，居里夫婦有 2 年的時間都無法接受他們的獎項，因為這兩位科學家都開始罹患一種神秘的疾病：他們經常感到疲倦，手指的皮膚總是龜裂，而且總是病懨懨的。他們沒有意識到——或者可能不想承認——他們的健康是受到實驗室樣本發出的輻射所影響。

1906 年，皮耶在過馬路時發生車禍而身亡，留下瑪麗和他們的兩個年幼女兒。瑪麗接替皮耶擔任教授，成為索邦大學的第一位女性任教，並於 1911 年獲得她的第二座諾貝爾獎。她在一次世界大戰期間自願為法國建造攜帶式的 X 光機，供軍隊在戰壕中使用。她還分發鐳來幫傷兵的受傷部位消除感染。（這個元素的毒性副作用一直到 1930 年代才被注意到，當時開發出鈷 60 這類更安全的替代品。）之後，居里夫人的名聲傳開，經常在歐洲和美國旅行。她於 67 歲因白血病過世——可能是長期暴露在輻射中所造成的。

補充事實：

1. 多年來，瑪麗的女兒艾琳・約里奧－居里（Irène Joliot-Curie，1897～1956）和她的丈夫——也是諾貝爾獎得主（因核研究的進展而得到化學獎）——共同執掌鐳研究所，現在更名為居里研究所（Curie Institute）。

單核白血球增多症
Mononucleosis

　　大多數人以為單核白血球增多症是所謂的接吻病。儘管這種感染確實會透過唾液傳播，但這種病毒也會透過咳嗽、打噴嚏或共用飲料或餐具傳染。由於症狀通常要到感染後 6 個月才會出現，所以要阻止確切的感染源很難。

　　導致單核白血球增多症的病毒稱為愛潑斯坦－巴爾二氏病毒（Epstein-Barr），是以在 1964 年發現它的兩位英國科學家來命名，一位是安東尼・愛潑斯坦（Anthony Epstein，1921 ～），另一位是伊馮娜・巴爾（Yvonne Barr，1932 ～ 2016）。這個毒株是很常見的感染人類病毒；據估計，多達 95% 的人到 35 或 40 歲時都已經感染過。然而，只有大約三分之一在青春期或青年時期接觸到這病毒的人會罹患單核白血球增多症。

　　這個病的症狀有發燒、虛弱、頭痛、皮疹以及喉嚨、扁桃腺和淋巴結腫大。醫師可以用篩檢愛潑斯坦－巴爾二氏病毒抗體的試劑來診斷。就跟大多數的病毒一樣，這種病沒有治療方法或藥物；病毒會在大約 4 ～ 8 週內離開身體。一些藥物，包括處理鏈球菌性咽喉炎的抗生素，可能有助於減緩症狀和細菌感染。在極少數情況下，單核白血球增多症會導致脾臟腫大甚至破裂，這算是緊急醫療情況。其他併發症包括輕度肝炎（hepatitis），可能會導致黃疸讓皮膚變黃。

補充事實：

1. 與水痘一樣，人一旦接觸到愛潑斯坦－巴爾二氏病毒就會產生抗體，但不能防止以後的復發。
2. 愛潑斯坦－巴爾二氏病毒是一種皰疹病毒。
3. 醫師會告知單核白血球增多症患者避免運動和其他劇烈活動，因為從事過多消耗體力的勞動可能會延緩復原速度。

肺氣腫
Emphysema

健康的肺組織類似於光滑的粉紅色蜂窩，附著其上的微血管會和三億個微小氣囊或稱肺泡（alveoli）交換氧氣，並將氧氣送進血液中。但肺氣腫患者的肺泡受損，肺部看起來就像隕石坑，宛如月球表面。

隨著肺部發炎，會漸漸破壞肺泡脆弱的壁。最後造成細小的微血管塌陷，然後再慢慢導致氣囊破裂。這在肺部留下一個缺乏彈性的空洞空間，降低呼吸效率，導致呼吸日益困難。

大多數的肺氣腫是由抽菸的習慣所引起的。因為煙霧會干擾支氣管內的纖毛，幾年下來會導致發炎。事實上，在美國 300 萬名肺氣腫患者中，有 91% 的年齡是在 45 歲以上。另外有一小群人，是因為遺傳疾病而增加罹患肺部疾病的風險。這些人長期缺乏一種叫做 α1-抗胰蛋白酶（alpha-1antitrypsin）的蛋白質，這種酵素可以保護肺部不受香菸煙霧造成的傷害。因此，攜帶這種異常基因的抽菸者經常在 40 歲之前出現嚴重的肺氣腫；但若沒有抽菸，基本上不會有太大影響。

不幸的是，肺氣腫造成的損害是不可逆的。醫師只能針對呼吸困難、疲勞和慢性咳嗽等症狀來開立舒緩的藥物和療程，諸如吸入性類固醇、氣管擴張劑和氧氣面罩等。嚴重時可能會導致心臟衰竭和肺衰竭，通常需要以手術處理，或移植肺臟。

補充事實：

1. 抽雪茄和菸斗也會增加患肺氣腫的風險。
2. 肺氣腫的英文源自希臘文，意思是「吹入」。

色胺酸
Tryptophan

　　吃火雞真的會讓人昏昏欲睡嗎？這個都會傳說流傳多年，一直有人煞有介事地在轉述，部分原因是美國人在感恩節晚餐後確實會陷入一種「食物和足球的昏迷」狀態。不過白肉的火雞確實含有色胺酸，這是一種會讓人想睡的化學物質，但不會因此就比其他大餐更容易將人送入夢鄉。

　　色胺酸是一種必需胺基酸，人體不會自行合成，必須從動植物來源的食物中獲取。一般相信這有助於健康睡眠和穩定情緒。色胺酸存在於火雞、雞肉、雞蛋、牛奶、起士、魚、大豆、堅果、種子和豆類中──但在空腹時效果最好，所以從食物中攝取的方式並不會真的助眠。

　　另一方面，研究已證明，左旋色胺酸這類營養補給品能夠增加大腦中血清素的濃度，有助於治療一些患者的失眠症。也有研究針對用左旋色胺酸保健產品來治療舒緩經前躁鬱症、注意力缺陷障礙和季節性情感障礙，以及戒菸，不過目前的結論好壞參半。

　　1990 年，日本製的左旋色胺酸受到污染，因而導致嗜酸性粒細胞增多症－肌痛症候群（eosinophilia-myalgia syndrome）爆發，這種病會引起肌肉疼痛和死亡，因此受到美國食品藥物管理局的禁止，直到 2002 年才解禁。今日，色胺酸可以在保健食品和維生素商家買到，也有翠普登（Tryptan）這類的處方藥，通常是與抗憂鬱藥物一起使用。

　　左旋色胺酸若按照指示服用，一般認為是安全的，但它會與聖約翰草這類草藥和助眠藥物，以及酒精、感冒藥、止痛藥、肌肉鬆弛劑和治療憂鬱症或焦慮症的藥物產生交互作用。

補充事實：

1. 色胺酸在體內會轉化為菸鹼酸和血清素。
2. 果糖吸收障礙症候群會影響腸道對色胺酸的吸收，導致血液色胺酸濃度降低和憂鬱症。
3. 過去幾年內沒有出現嗜酸性粒細胞增多症－肌痛症候群的病例，但是服用左旋色胺酸的人應該要注意是否有出現這些症狀，包括嚴重的肌肉疼痛、虛弱、麻木或灼熱感（尤其是在夜間）以及皮膚乾燥、變黃或變硬。

周圍神經病變
Peripheral Neuropathy

當連接大腦和身體其他部位的神經網絡受損，造成周圍神經病變時，會引起腳和身體其他部位的疼痛、麻木、刺痛或灼痛感。

這套周圍神經系統的網絡承載著從大腦發送到身體的指令，也會將感官知覺從身體傳回腦部。造成損害的方式有很多種，包括營養不良、酗酒、遺傳性疾病、糖尿病或車禍等外傷。

然而，在許多病例中，其實無法確定周圍神經病變的具體原因，這就稱為「特發性神經病變」（ideopathic neuropathy）。

最先受影響的是身體上離大腦和脊髓最遠的手腳部位；一些患有周圍神經病變的人會出現肌肉無力和麻木，感覺好像一直戴著手套和襪子。其他可能的症狀還有對觸碰過度敏感，四肢可能會感到灼痛或刺痛感。

周圍神經病變有 100 多種形式，其中一些是突發性的，其他的病程進展相當緩慢，並不會真的影響到生活品質。如果受到損害的是自主神經系統，也就是負責調節呼吸、心跳、出汗和消化等不在意識範圍內的反應，那病情就可能危及生命。

遺傳性的周圍神經病變無法治療，但可以用藥物控制疼痛，並且以機械設備來減輕身體殘疾的影響。至於其他形式的損傷，只要神經細胞本身沒有死去，神經是可以再生的。治療和復健的過程可能非常緩慢，但仍可透過運動、健康飲食、避免菸酒加速復原。

補充事實：

1. 最常見的遺傳性周圍神經病變是夏柯－馬利－杜斯氏症（Charcot-Marie-Tooth），又稱遺傳性運動感覺神經病變，這是指圍繞大腦和脊髓神經的保護性髓鞘遭到破壞的疾病。症狀包括步態異常、小腿和足部肌肉無力和消瘦，以及肌腱喪失反射——當醫師用橡皮槌輕敲膝蓋時沒有產生膝反射。
2. 利多卡因貼劑是一種相對簡單的治療方法，這是可以直接用在疼痛部位的麻醉劑，能夠暫時舒緩周圍神經病變患者的症狀。
3. 周圍神經病變患者可能不會立即感覺到腳上有長水泡或割傷，因此更容易有足部感染和難以癒合的瘡疤。

女同性戀
Lesbianism

希臘詩人薩福（Sappho，約西元前 610 ～ 580）的作品充滿了性感和激情。他描寫在準備結婚的年輕女性經常會挑起愛神阿佛洛狄忒的慾望，她會去引誘這女孩。女同性戀（lesbianism）一詞便是取自薩福的家鄉萊斯博斯島（Lesbos）。今日，這個詞用來形容兩個女人之間的吸引力，或是一個女人對另一個的情感和性慾。目前估計在美國有 600 萬到 1,300 萬的女同性戀者。

專家認為一般人約是在童年中期和成年早期之間開始形成其性傾向。每個人的經歷都不一樣，有些人在從事過同性戀行為後才接受了自己的身分，而其他人則是在發生性行為之前，就自覺是女同性戀者。

縱觀歷史，女同性戀有時會為社會所接受，有時則遭到懲罰，甚至被禁止。在 1800 年代後期，出現了「波士頓婚姻」（*Boston marriages*）一詞，是指兩個女人之間的浪漫結合，而其中不一定有性關係。最著名的就是作家莎拉‧奧內‧朱維特（Sarah Orne Jewett，1849 ～ 1909），她在小說《地海文鎮》（*Deephaven*）中描寫了自己的交友關係。如今，在美國搖滾歌手梅莉莎‧埃瑟里奇（Melissa Etheridge，1961 ～）和美國演員兼主持人艾倫‧狄珍妮（Ellen DeGeneres，1958 ～）等名人的影響下，以及《拉字至上》（*The L Word*）等電視節目的推波助瀾，女同性戀變得更融入主流。

補充事實：

1. 2008 年 4 月，希臘萊斯博斯島的三名居民因為同性戀權利組織「希臘同性戀和女同性戀社群」（Homosexual and Lesbian Community of Greece）在其組織名稱中使用這座島的島名，而對他們提起告訴。
2. 一項發表在《美國精神病學雜誌》（*American Journal of Psychiatry*）上的研究發現，女同性戀的姐妹也是女同性戀的可能性比其他女性高出三倍，這顯示可能存在有女同性戀的遺傳因素。

抽菸
Smoking

　　抽菸有害健康，無論抽的是雪茄、香菸還是菸斗。它會影響身體的每個器官，導致肺癌、肺病、心血管疾病、中風和白內障。抽菸的女性在懷孕期間出現健康問題的風險更高，新生兒死於嬰兒猝死症候群的風險也更大。此外，吸入附近其他人的二手菸，也會產生許多與抽菸相同的問題。即使每天只抽 1 ～ 4 根菸也會增加患病和早逝的風險。

　　為了要降低這些健康問題的風險，必須得戒菸。這並不容易，因為抽菸會上癮。香菸含有尼古丁，是一種令人上癮的物質。少量的尼古丁會產生愉悅感覺，使抽菸者想抽更多的菸。這些感覺會在幾分鐘內消失，這又讓人想要再點另一根菸。要是不抽另一根，就會出現戒斷症狀，包括煩躁、緊張、頭痛和難以入睡。

　　人通常在青少年時期因為好奇心和同儕壓力而開始抽菸。若是身邊有朋友或父母抽菸，開始抽菸的機率就更高。菸草業的廣告行銷也會影響到青少年。

　　任何開始抽菸的人都有成癮的風險。開始抽菸的年紀越輕，就越有可能上癮。在美國，近 9 成的成年抽菸者在 19 歲前就養成抽菸的習慣。

補充事實：
1. 美國抽菸的成年人口比例從 1965 年的 42% 下降到 2006 年的約 21%。
2. 目前，美國有將近 4,500 萬成年人抽菸。大約 24% 的男性和 18% 的女性會抽菸。
3. 教育程度與抽菸率有關。受教育程度越高的人抽菸的機率越低。

蘭德施泰納、維納和血型
Landsteiner, Wiener, and Blood Typing

並非所有的血液都是一樣的。這項醫學史上的重要里程碑是 1900 年由奧地利出生的病理學家卡爾‧蘭德施泰納（Karl Landsteiner，1868～1943）發現，他確定出四種不同類型的血液，並且首次讓輸血變得安全。

早期以動物血來為人類輸血的嘗試都未成功——醫師發現人體會排斥動物血。但是人際之間的輸血也經常失敗。在研究這些輸血時，蘭德施泰納注意到，當他混合某些人的血液時，他們的紅血球會聚集在一起，若在體內發生這種凝血反應可能會危及生命。但在某些組合中，卻不會發生這種負面反應。

蘭德施泰納由此得出結論，人具有不同類型的血液，是由血型來決定血液混合時是否會發生結塊，或輸血時的安全性。他假設，這個不同之處來自於紅血球含有的特定抗原。他稱其中的兩種血型為 A 型和 B 型。這些細胞無法相互混合，因為會導致結塊。在另一組，他稱為 O 型，這種血未帶有任何抗原，可以安全地與其他類型混合。另一組 AB 型則是同時攜帶有 A 和 B 抗原。

蘭德施泰納移居美國後開始與紐約大學醫師亞歷山大‧維納（Alexander Wiener，1907～1976）合作，研究血液似乎與體內胎兒不相容的女性，這個奇怪的組合是在 1939 年發現的。科學家在測試人類和動物的血液樣本後，確定恒河猴（rhesus macaque）——以及 7 位受試者中的 6 人——帶有一種以前未知的抗原，他們將其命名為 Rh 因子（取自恆河猴的英文首二字母）。他們注意到，有一小比例的人群是 Rh 陰性（現在僅以陰性簡稱），這讓他們的血液與其他人的不相容。

今日，血型 O 型的人被稱為萬能捐獻者，因為他們的血可以捐給任何血型的人——但是，他們只能接受 O 型血。AB 型的人則可以接受所有類型的血液。如果一個 Rh 陰性的女人所懷的胎兒是 Rh 陽性（繼承自血型 Rh 陽性的父親），則需要注射藥物，好讓她的身體不會產生可能傷害嬰兒的抗體。

蕁麻疹
Hives

　　大約有五分之一的人會在某個時候，突然在身體的一處或全身出現紅色發癢的突起。這稱為蕁麻疹（又名為urticaria），可持續數天或數週，這些腫塊或條痕的大小從鉛筆橡皮擦到餐盤不等。

　　引發蕁麻疹的因素很多，例如過敏、壓力以及對食物、處方藥或非處方藥的反應，過熱、出汗或暴露在寒冷中也會導致蕁麻疹。這些刺激會導致身體釋放組織胺這種化學物質，引發一系列的發炎反應，最後就造成皮膚中的小血管洩漏出血漿，導致那裡形成充滿液體的腫塊。在一次的發作期間，蕁麻疹可能會來回反覆多次。

　　在絕大多數的情況下，抓痕會自行消失，也不會產生任何副作用。但在罕見且嚴重的情況下，腫脹可能導致呼吸或吞嚥困難，這時就需要醫療照護。一般症狀通常可用組織胺來治療，可以自行購買非處方藥，或請醫師開立處方抗藥；冰敷和穿寬鬆的衣服亦有幫助。但要完全根除這種情況的唯一方法是避免接觸那些觸發因子。這就是何以對於慢性病例，醫師經常進行過敏測試，讓皮膚暴露在微量的潛在原因下。一旦確定出問題物質後，患者就知道要避開它。

補充事實：
1. 蕁麻疹最常見的食物觸發因子有堅果、巧克力、貝類、番茄、雞蛋、漿果、牛奶、食品添加劑和防腐劑。
2. 有一相關病症稱為血管性水腫（angioedema），但腫脹是發生在皮下而不是在皮膚表面。

栓塞
Embolism

德國醫師魯道夫・路德維希・菲爾紹（Rudolf Ludwig Virchow，1821～1902）是公共衛生的先驅，也曾倡導現代污水處理和食品安全檢查。不過他的輝煌生涯是從病理學研究開始的。1847 年，他注意到動物動脈中的凝結血塊。菲爾紹認為凝塊阻擋血液流向心臟，導致心臟病發作。腿部或手臂靜脈這類較大血管中的血凝塊，可能會脫落並隨著血液進入到較為遠端細小的血管中，導致那裡的組織缺乏血液和氧氣。「那造成了非常頻繁的過程，我命名為栓塞。」他寫道。

今日，專家知道栓塞會發生在凝塊碎片阻塞到腿部、足部、腎臟、腸道或眼睛的血管時。靠近皮膚的凝塊通常對人體無害，但在血管深處的那些可能有害，稱為「深部靜脈栓塞」（deep vein thrombosis）。比方說，要是栓塞發生在大腦中的動脈，可能會導致中風，若是在心臟，可能會導致心臟病發作。另一種常見的是肺栓塞，這是指通往肺部的靜脈被堵塞。症狀包括有呼吸急促、胸部感到往外放射的疼痛、咳血和心跳加快。

動脈粥樣硬化和高血壓者發生栓塞的機率較高。久坐的生活方式，或有抽菸習慣，或超重，或肥胖，都會增加栓塞的風險。栓塞的治療方法有很多種，取決於它們所在的位置。溶栓藥物可以溶解凝塊，而抗凝劑和抗血小板藥物則可以防止新凝塊的形成。其他情況則可能需要手術，諸如動脈搭橋術、血栓清除術或血管成形術（用導管打開動脈）。

補充事實：

1. 久坐會減慢血液流動，可能導致高風險族群者形成血栓。
2. 栓塞也可能由組織碎片、膽固醇晶體、細菌團塊甚或是羊膜液形成。

單胺氧化酶抑制劑
MAO Inhibitors

　　當憂鬱症患者對百憂解這類常見的抗憂鬱藥物沒有反應，或是不能耐受其副作用時，醫師可能會開立單胺氧化酶抑制劑，這種藥物處理的是導致抑鬱的腦內化學失衡的狀況。目前有多個品牌以片劑或膠囊的形式上市銷售，這些藥物會降低單胺氧化酶的濃度，這種化學物質會分解神經傳遞物質，導致腦內神經系統失衡。當這些神經傳遞物質得到適當平衡時，憂鬱症狀通常會減輕。

　　單胺氧化酶抑制劑的藥物有很多，諸如：異卡波肼（isocarboxazid，藥品名 Marplan）、硫酸苯乙肼（phenelzine，藥品名 Nardil）和反式環丙胺硫酸鹽（tranylcypromine sulfate，藥品名 Parnate）。單胺氧化酶抑制劑並不推薦給兒童或青少年使用，通常也不列在治療成人憂鬱症的一線藥物，因為這些藥物在與某些食物、飲料或藥物同時服用時，會產生嚴重的副作用。例如，若是與酪胺含量高的發酵食品一起服用，可能會產生危險的高血壓，像是起士、肉類或香腸、蠶豆、香腸或過熟的水果。在服用這些藥物時，患者還得避免酒精飲料、非酒精性的啤酒或葡萄酒，以及大量咖啡因，至少在停藥後 2 週，才可以再度食用。

　　異常高血壓的症狀包括胸痛、瞳孔擴大、心律不整、嚴重頭痛、出汗增多、頸部僵硬或酸痛，任何有上述症狀者都應該立即接受醫師的檢查。其他單胺氧化酶抑制劑的副作用還包括頭暈、昏厥、口乾、睡眠困難、視力模糊、性慾減退、食慾或體重變化——尤其是在老年患者身上。就像其他抗憂鬱藥物一樣，單胺氧化酶抑制劑也都有加上黑框的警告標籤，提醒會增加自殺風險，應該監測患者是否有自殺的念頭或行為。研究顯示，單胺氧化酶抑制劑在治療重度憂鬱症上，與其他抗憂鬱藥物一樣有效。此外，它們在治療那些罕見症狀的部分，如嗜睡和飲食過量，或是對遭到拒絕太過敏感的人，可能比其他抗憂鬱藥物更有效。

補充事實：

1. 苯乙肼和反苯環丙胺這兩種單胺氧化酶抑制劑經常用來治療慢性頭痛、恐慌症和帕金森氏病以及幫助戒菸這類未標示在適應症內的問題。
2. 研究顯示，孕婦若是在孕期的前 3 個月內服用單胺氧化酶抑制劑，會增加胎兒出生缺陷的風險。
3. 司來吉蘭（Emsam）這種皮膚貼劑型式的單胺氧化酶抑制劑在 2006 年獲得批准，由於藥物沒有進入胃腸道，這樣的給藥方式可排除與飲食相互作用的危險。

失明 Blindness

任何阻擋光線進入眼睛後部，或是擾亂視神經衝動傳遞到大腦的，都會干擾視力。失明是無法用眼鏡矯正的視力缺失。

部分失明的人可能會看到形狀和／或顏色，但無法正確聚焦或查看詳細訊息，而完全失明的人在臨床上則稱為「無光感」（no light perception，NLP）。在美國和歐洲大部分地區，有在法律上定義失明，所謂的法定盲人是指最佳矯視視力為 20/200 或以上，意思是正常人可以從 200 英尺（60 公尺）處看到的，法定盲人連在 20 英尺（6 公尺）都無法以相同的清晰度看到。

世界各地導致失明的主因有白內障、麻風病、沙眼、維生素 A 缺乏以及感染，如俗稱水盲症的盤尾絲蟲病（onchocerciasis）——這是由蒼蠅傳播的寄生性疾病。在白內障手術普遍且生活品質較好的已開發國家，主要造成失明的原因是糖尿病、青光眼、黃斑性病變和視網膜脫離所造成的損傷。視力突然衰退的人應立即就醫，因為許多種類的失明都必須迅速治療才能有康復的機會。世界衛生組織估計，全世界約有 2.6% 人口有視力障礙或失明。盲人可以學會獨立生活。他們可以透過觸摸盲文閱讀，盲文是一種國際字母表，是由凸起的點塊所組成。有些人會使用帶有紅色尖端的白色手杖——這是國際通用的失明標誌，或是藉由訓練過的導盲犬來幫助他們在社區間安全行走。

2008 年，科學家將 RPE65 基因的正常版本附在普通感冒的病毒（這是這類研究中一種安全且常見的基因傳遞方法），將其送進到三位因為異常基因而罹患罕見遺傳性失明的年輕人眼睛裡。在療程後，患者報告視力有所改善，研究人員希望將來可以使用這種類型的基因療法。其他正在進行的研究則包括幫助盲人透過舌頭的感應器，將像素化圖像直接發送到大腦中與視覺相關的部位，好讓他們「看見」。

補充事實：

1. 一些盲人會在一般入睡時間失眠，或有睡眠障礙，這是因為他們缺乏光明和黑暗的日夜節奏指引。
2. 訓練導盲犬可能需要長達 18 個月的時間。有些人喜歡導盲迷你馬和輔助猴，因為他們的壽命更長。
3. 讓盲人得以從事正常日常活動的策略很多，包括以不同的方式來折疊不同面額的鈔票、在個人物品和家用電器貼上標籤，以及在餐盤的特定位置擺放不同類型的食物。

雙氫睪酮缺乏症
Dihydrotestosterone Deficiency

1970 年代初期，內分泌學家茱莉安・因佩拉托－麥金利（Julianne Imperato-McGinley）因為聽聞多明尼加共和國山區孩童的故事，長途跋涉到一個偏遠村莊。當她到達時，她發現有一群孩子，出生時的外表似乎是女孩，也被當成女性撫養。但在青春期，他們開始變成男人：聲音變得低沈，開始長出肌肉，睪丸下降而且陰莖增長。在村子裡，這些孩子被稱為 *guevedoces*（意思是 12 歲才長陰莖）和 *machihembras*（意思是「女變男」）。

回到美國後，因佩拉托－麥金利和其他科學家繼續研究這種情況，那個村莊裡大約有 2% 的兒童是如此。幾年後，研究人員查明了原因，確定這是由一個基因突變導致 5-α 還原酶（5-alpha reductase，5AR）濃度降低。這種酶是製造雙氫睪酮（dihydrotestosterone，DHT）不可缺少的，DHT 是一種導致男性特徵出現、作用強大的男性激素，男性禿和前列腺生長也是由其所造成。在青春期時，受到腦垂體分泌的激素所刺激，會開始生產 DHT，這就是為什麼男孩會在此一時期開始出現男性特徵。在因佩拉托－麥金利的研究發表後，世界各地也開始出現 DHT 缺乏症患者的報告。

因佩拉托－麥金利的研究也引起了藥物研究人員的注意。若是缺乏 DHT 會阻礙前列腺的生長，他們推測，這或許能夠用來阻止晚年的前列腺肥大。果不期然，1992 年推出了非那雄胺（finasteride）是一種 5-α 還原酶的抑制劑，經常用來處理良性前列腺增大（benign prostatic hyperplasia）。

補充事實：

1. 根據因佩拉托－麥金利的研究報告，在 19 個 *guevedoces* 中，有 16 個在晚年繼續扮演男性角色。其餘 3 人最終則是以女性身分生活。他們所有人都不孕，陰莖也都沒有功能。
2. 非那雄胺的一個商品名為柔沛（Propecia）也用於處理雄性禿髮的問題。

蛀牙
Tooth Cavities

蛀牙是因為牙齒齲蝕引起的，這是繼普通感冒後第二常見的健康問題。蛀牙是兒童和年輕人牙齒脫落的常見原因，但也會發生在任何年齡層的人身上。

當牙菌斑堆積在牙齒上，沒有徹底清除乾淨，就會發生蛀牙。當口腔中的細菌將食物轉化為酸，就開始形成牙菌斑。接著細菌、酸、食物殘渣和唾液都會附著上去，黏附在牙齒表面。

在臼齒和牙齦線上方特別容易形成斑塊。牙菌斑中的某些酸會溶解牙齒表面，產生孔洞或空腔。空腔通常無害，除非變得非常大，影響到神經，或導致牙齒破裂或斷裂。當發展到這種程度時，可能會在牙齒上看到洞，或是感到牙痛。不去處理蛀牙，會導致膿腫（在牙齒內聚集一堆感染物質），破壞牙齒內部結構，最終導致掉牙。

大多數的蛀牙是在例行檢查中發現的。牙科 X 光會顯示一些肉眼看不見的空洞。有時以鋒利的儀器檢查時，可感覺到蛀牙的表面較軟。

蛀牙的治療包括補牙、戴牙套和根管。越早治療，費用越低，痛苦越少。要防止蛀牙，應該每 6 個月洗牙 1 次，每天以含氟牙膏刷牙 2 次，每天使用牙線。盡量少吃糖、澱粉和黏性食物，並避免經常吃零食。

補充事實：
1. 進食後 20 分鐘內，牙齒上開始出現牙菌斑。
2. 未清除的牙菌斑會在牙齒上硬化，形成牙垢。牙菌斑和牙垢會刺激牙齦，並引起牙齦疾病、牙齦炎和牙周病等。

黃熱病 Yellow Fever

　　美西戰爭期間，除了敵軍士兵和戰場傷害之外，美軍還有很多事要擔心。他們面對的更大威脅是黃熱病——這是一種病毒引起的類感冒症狀，會有黃疸（就是皮膚黃，也是此病稱為黃熱病的原因），並且通常會有內出血、「黑色嘔吐物」甚至死亡。

　　黃熱病的感染中心是古巴，也是大部分戰鬥發生的地方。加勒比地區首次記錄到這種疾病是在 1596 年，當時研判是由非洲運來的奴隸船帶來的。黃熱病也曾襲擊非洲大陸以外的地方，1793 年就曾在費城爆發一場疫情，當時整個城市有 10% 的人口死亡而導致政府逃離——不過沒有一個地方的疫情像哈瓦那這樣嚴重。

　　美國在贏得戰爭後短暫控制了古巴，美國陸軍醫療隊在 1900 年任命醫師沃特・瑞德（Walter Reed，1851 ～ 1902）和詹姆斯・卡羅爾（James Carroll，1854 ～ 1907）領導一個以根除黃熱病為目標的任務團隊。當時早就懷疑蚊子是造成感染的媒介，為了測試此假設，里德和卡羅爾將士兵分成兩組——其中一組住在有黃熱病患者衣服和寢具用品的地方，另一組則將其隔離起來，但隨後任他們被蚊子叮咬。結果，第一組都沒有人生病，但第二組有 8 成的人染疫。

　　隔年，政府展開大規模消滅蚊子計畫，由美軍軍醫威廉・戈爾加斯（William Gorgas，1854 ～ 1920）領導。他們清掉所有會積水的桶子、水箱或水槽，並使用原始殺蟲劑——戈爾加斯直接將煤油倒入池塘以殺死昆蟲——在 3 個月內消滅了蚊子族群，幾乎也同時讓哈瓦那的黃熱病消聲匿跡。戈爾加斯隨後將目標瞄準巴拿馬，法國人那時因為黃熱病造成高死亡率而放棄了巴拿馬運河的建設工程。美國人於 1904 年接管了這項業務，並在 2 年內讓運河區的黃熱病絕跡。之後類似的滅蚊計劃，在巴西、瓜地馬拉、宏都拉斯、墨西哥、尼加拉瓜、秘魯和薩爾瓦多推展，大多數都相當成功。

補充事實：

1. 1925 年非洲爆發了一種新的黃熱病，人類和猴子都會感染。由於難以在叢林中消滅蚊子，研究人員開發出疫苗來抵抗這場流行。
2. 瑞德至今仍保持維吉尼亞大學醫學院有史以來最年輕的畢業生記錄，他僅花了 2 年的時間就修完課程，在 17 歲獲得了學位。1870 年 19 歲的他又在紐約大學的貝爾維尤醫院附設醫學院取得第二個醫學博士學位。

成長板
Growth Plate

　　在童年和青春期，骨骼主要是在骨幹和骨骼圓端間的兩個特定點生長。這些短片中的每一塊脆弱的軟骨稱為生長板，或是骨骺板（epiphyseal plate）或骨骺（physis）。

　　當軟骨細胞分裂時骨頭會變長，等到它們停止增生，那個區域會變硬，就成為硬骨，留下細細一條骨骺線。這通常是發生在人十幾或二十幾歲達到成年身高時。但即使是在那個年齡之後，骨骼仍然會堆積質量或厚度。骨細胞跟皮膚細胞很像，會不斷製造出來，然後又分解掉。這樣的循環速率隨著年齡增加而趨緩，大概到 30 歲時，大多數人會達到骨量的高峰值。

　　因為生長板是身體中最薄弱的部位之一，甚至比韌帶還要脆弱，因此很容易受傷。劇烈的翻滾或跌倒會導致生長板斷裂。男孩受傷的機率是女孩的兩倍，因為他們通常比女孩發育得慢。

　　在大多數的情況下，這些損傷會在沒有併發症的情況下癒合。然而，大約有六分之一的個案可能會導致骨骼扭曲或發育不良，因此許多醫師會希望對兒童的骨折部位進行手術或一系列後續的 X 光檢查。

補充事實：

1. 軟骨發育不全（achondroplasia）是一種影響骨骺板的骨骼生長障礙，可能會導致侏儒症。
2. 生長板骨折佔所有兒童骨折的 15%。

肺癌
Lung Cancer

　　很難相信肺癌曾經是一種不為人知的疾病：大約在 150 年前，僅佔癌症的 1%。但今天，肺癌是美國癌症中的主要死因，奪去的生命超過因為淋巴癌、前列腺癌和乳癌喪生的人數。

　　為什麼會出現這樣劇烈的攀升？主要的罪魁禍首是好萊塢明星抽菸的迷人畫面，再加上 1900 年代初期香菸的流行。（研究顯示在肺癌死亡人數中，有 82% 是香菸煙霧造成的。）另一項因素是空氣污染日益嚴重，包括接觸到石棉、氡和其他化學物質。因為在吸入這些有害顆粒時，致癌物會損害到排列在肺內壁的細胞。這些細胞會自我修復，但若是長期暴露，細胞會出現異常反應，最後可能導致癌變。

　　肺癌有兩種主要類型。小細胞肺癌（small cell lung cancer）占 13%，主要發生在重度抽菸者身上，而且往往轉移得非常迅速。非小細胞肺癌（non-small cell lung cancer）則泛指其餘各種肺癌。在最初階段，肺癌不會引起任何症狀。但隨著它的發展，會引起持續咳嗽、呼吸急促、胸痛、喘息和聲音嘶啞。有時患者會咳血。

　　醫師會進行 X 光檢查和活體組織切片（biopsy）來診斷肺癌。治療方法有化療、放射治療、標靶治療和手術。 越早發現，治療效果越好：若是早期發現並加以治療，肺癌患者的 5 年以上存活率大約有 50%。但若癌細胞擴散，機率會降到僅剩 2%。

補充事實：

1. 在美國每年有 17 萬人罹患肺癌，並導致 15 萬 7 千人死亡。研究顯示，大力推廣反菸草計劃的州，死於這種疾病的人數正在下降。

2. 香菸和肺癌之間的聯繫最早是由德國醫師弗里茨 · 利金特（Fritz Lickint）發現的，他隨後在德國展開一場禁菸運動，但當時並未受到重視。

泰諾
Tylenol

　　現代人的藥櫃裡幾乎都會見到泰諾，這種鎮痛解熱的非處方藥是透過冷卻身體來改變身體感覺到疼痛的方式。泰諾的活性成分和通用形式是乙醯胺酚（acetaminophen），這個物質是在 1894 年開始應用在醫療上，並在 1950 年代普遍起來，因為它比較不傷胃，常常成為阿斯匹靈的替代品。

　　乙醯胺酚會製成鎮痛解熱藥物，可緩解輕度至中度的關節、肌肉或頭痛，也可以退燒。在北美以外的地區，它是以撲熱息痛（paracetamol）的名稱來販售，這兩個通用藥，還有泰諾這個品牌藥，全都是源自乙醯對胺基苯酚（N-acetyl-para-aminophenol）這個化合物。

　　雖然購買乙醯胺酚藥物無需處方，而且在美國一般認為少量服用是安全的，但還是經常有因為藥物過量而送急診的案例，在美國每年有高達 15,000 次這樣的意外，遠超過市面上其他藥物。這是因為許多藥物中都含有乙醯胺酚，因此很容易在不知不覺中就有超過建議劑量的問題。過量服用的症狀可能包括噁心、嘔吐、食慾不振、出汗、極度疲勞、異常出血或瘀傷、腹部右上方疼痛或是皮膚或眼睛發黃。僅是稍微過量也可能會嚴重損害肝臟，特別是與酒精一起服用。

　　超過有 200 種非處方藥都含有乙醯胺酚，而且經常會與其他藥物搭配使用，來治療疼痛以外的症狀。以泰諾這個品牌為例，有專門針對感冒和頭部脹痛、鼻竇痛、經痛、關節炎、胸悶、咳嗽和喉嚨痛的配方。泰諾還推出含有令人想睡的抗組織胺的夜用型產品以及緩釋配方、藥水和咀嚼配方、「融化型」的含片以及給兒童和嬰兒的配方和劑型。

補充事實：

1. 含有紓緩鼻塞成分、抗組織胺、止咳藥、鎮咳藥或祛痰藥等複方的乙醯胺酚產品不應給 2 歲以下的兒童服用。
2. 乙醯胺酚咀嚼片可能含有阿斯巴甜，苯丙酮尿症患者應避免服用。

腦動脈瘤
Cerebral Aneurysm

腦動脈瘤是指頭顱中的動脈腫脹、變薄並且危險地增大，這是一種可能致命的大腦異常病症。這些腫脹的血管可能會破裂或滲漏，血液就會流入大腦。在美國每年有 2 萬 7 千例的腦動脈瘤破裂病例，通常發生在 30 ～ 60 歲的族群。

腦動脈瘤可能是由感染、腫瘤、頭部創傷所引起，也或者是斑塊積聚或高血壓導致動脈不健康而產生。在一些人身上，腦動脈瘤在胎兒發育期間就形成了並且會持續存在一輩子。最常見的地方是在頭骨底部附近。動脈瘤很常見；有上百萬人會長，而且絕大多數從未破裂。

然而，要是動脈瘤破裂，腦部出血可能會導致中風、神經損傷或死亡。存活下來的人將會有長期的健康問題，例如大腦腫脹或重要動脈堵塞。對經歷過動脈瘤爆裂的人來說，那可能是一生中經歷到「最慘的頭痛」。 高血壓、抽菸、大量飲酒和藥物濫用（尤其是可卡因）都會增加腦動脈瘤破裂的風險。

然而，即使動脈瘤不破裂，在某些情況下也可能引起嚴重的問題。擴大的血管可能會向外突出，擠壓到周遭的大腦，最終導致眼痛、面癱和視力問題。

動脈瘤可以透過電腦斷層掃描或 MRI 來檢測，治療方案各不相同，取決於它們的大小和位置。如果動脈瘤很小並且位於大腦的低風險區域，醫師可能會把它留在那裡。

補充事實：

1. 少數患者會在動脈瘤滲漏數天或數週但尚未破裂前就先感受到警告性的頭痛。
2. 醫師會使用電腦斷層掃描、MRI 或血管造影（注射染料後為血管拍攝 X 光）來精確定位動脈瘤的位置，通常是在症狀出現後進行。
3. 醫師可能會進行手術來修復受損的動脈，儘管這可能有風險。
4. 若是不動手術，醫師可能會透過螺紋細管注射一種物質到血管中，嘗試封住動脈瘤。據估計，40% 的患者在動脈瘤破裂後活不過最初的 24 小時，而在 6 個月內死亡的比例高達 25%。在破裂前接受治療的動脈瘤患者通常預後較好；他們恢復的時間更快，需要的復健治療較少。

腎上腺生殖器症候群
Adrenogenital Syndrome

在兩個腎臟頂端，各有一個三角形的腺體，儘管只有兩、三公分長，但對身體的影響很大，它們會釋放雄性激素和皮質醇這些固醇類荷爾蒙。但是，有大約萬分之一的人，罹患一種導致這些腺體失控的隱性遺傳疾病。這會放慢他們產生皮質醇這種皮質類固醇的速度，也會分泌出過量的雄性荷爾蒙到血液中，特別是雄固烯二酮（androstenedione）和其他的 17 酮類固醇（17-ketosteroids）。對於男性來說，罹患腎上腺生殖器症候群的疾病不至於改變人生，其症狀包括有陰莖增大、睪丸變小、痤瘡和身材矮小。但是，對於女性來說，這會造成她們生命的頭十年整個轉性，要是在青春期過後才發病，有可能導致月經失調和不孕症出現。

由於雄激素過多，女孩在出生時會呈現出男性的外表——即使她們具有女性染色體和女性生殖系統。在生理上通常陰蒂會增大，某些人甚至會增大到陰莖的大小，而陰唇會增大，融合成一個空的陰囊。換句話說，這些女孩看起來像男孩，若是沒有診斷出來，有時會被當成男孩養大。大多數家長一直要到青春期前後，當睪丸沒有下降時，才意識到孩子的狀況。有些人可能會選擇進行改變生殖器的整型手術，醫師通常會開立荷爾蒙來改正體內不平衡的狀態。這類患者可能需要進行精神治療來處理性別身分認同問題。

在成年女性身上，腎上腺生殖器症候群還會導致其他男性特徵，例如沒有月經和聲音低沉，還可能引發過多的頭髮生長：要是你曾看過一個滿臉鬍子的女士在表演雜耍，很有可能目睹到一位腎上腺生殖器症候群患者。

補充事實：

1. 腎上腺生殖器症候群最常見的原因是基因缺陷導致 21- 羥化酶（21-hydroxylase）的濃度降低，這會導致腎上腺皮質類固醇的生產速度變慢。
2. 在德系猶太人、義大利人、拉丁裔和某些東歐人中比較容易出現這種症候群。
3. 可以用羊膜穿刺術——一種抽取子宮內液體胎兒細胞樣本的技術——來篩檢胎兒是否有這種症候群。

牙周病
Periodontal Disease

　　牙周病（又名為 gum disease）是會威脅口腔健康的牙齦疾病。牙周病的嚴重程度可以從簡單的牙齦發炎到傷及骨骼。牙周病極為常見，大約 80% 的美國成年人都患有某種形式的牙周病。

　　要是牙齦紅腫且容易流血，可能就患有牙齦炎。若是每天刷牙、使用牙線，而且會定期去看牙醫，牙齦炎通常會好轉。若是沒有治療牙齦炎，可能會發展成牙周病，這時牙齦會從牙齒脫離，形成遭到感染的袋狀物。牙周病若是不加以治療，下面的骨骼、牙齦和結締組織可能會遭到永久損壞，最終可能會失去牙齒。

　　牙齦炎是由口腔中正常存在的細菌所引起的。細菌會和口腔中的黏液和其他顆粒形成牙菌斑，黏附在牙齒上。刷牙和用牙線剔牙時沒有移除的斑塊會變成牙垢，當中充滿著細菌。正常的刷牙方式無法去除牙垢；只能靠牙醫或牙科保健員進行專業清潔。在極端的例子中，可能需要藥物、手術或骨骼和組織移植來治療牙齦疾病或它造成的損害。

　　有些風險因素會增加罹患牙周病的可能性，包括抽菸、女孩和婦女的荷爾蒙變化、一些病痛、壓力、某些藥物和遺傳易感性。風濕性關節炎患者得到牙周病的風險較高。

補充事實：

1. 牙周病可能會導致口腔以外的健康問題，包括心臟病發作或中風的風險增加。
2. 通常，人到三、四十歲才會罹患牙周病。男性的機率比女性高。
3. 在孕婦身上，牙周病與早產或嬰兒體重過輕的風險有關。

腹腔鏡 Laparoscopy

　　腹腔鏡最初是以一根長燈管，搭配鏡子來檢查身體的技術。不過，到了 20 世紀，醫師看出它用於積極治療的潛力，也將其用在外科手術上。

　　1910 年，瑞典醫師漢斯 • 克里斯蒂安 • 雅各布烏斯（Hans Christian Jacobaeus，1879 ～ 1937）進行了堪稱是醫學史上第一次腹腔鏡手術：他從尿道插入一條細管來檢查膀胱，即所謂的膀胱鏡（cystoscope），以此判斷結核病患者腹部不適的原因。不久後，巴爾的摩的約翰霍普金斯醫院也發表了施行類似手術的報告，並且稱之為「器官鏡」（organoscopy）檢查。到了 1950 年代紐約市的阿爾伯特 • 德克（Albert Decker，1895 ～ 1988）引進了陰道鏡（culdoscope），透過陰道管來檢查女性骨盆。

　　最初用於腹腔鏡手術中的一些工具有彈簧針，這是應用在氣腹術（pneumoperitoneum）——用空氣填充腹腔以便在手術期間進行觀察和操作——以及用來進行電凝止血的鑷子。1961 年，法國婦科醫師豪爾 • 帕默（Raoul Palmer， 1904 ～ 1985）進行了第一次以腹腔鏡取出女性卵子的手術，以進行體外受精的嘗試。大約在同一時間，德國醫師庫爾特 • 瑟姆（Kurt Semm，1927 ～ 2003）以婦科腹腔鏡進行第一次的闌尾切除術，一反過去在腹部進行大切口的方式。到 1970 年，以腹腔鏡來進行輸卵管結紮已成為婦科醫師的常規手術。1971 年，紐約婦科醫師布魯斯 • 楊格（Bruce Young，1938 ～）在骨盆腔腹腔鏡檢查中引進臍帶切口（umbilical incision）的方式，因為舞者要求他不要在腹部留下明顯的疤痕，這樣跳舞時更安全，也比較適合上台表演。

　　1970 年代初期，芝加哥格蘭特醫院的外科醫師將腹部微型切口手術標準化，這種微創手術到 1980 年代開始流行，尤其是在引入腹腔鏡攝影後。1987 年在法國進行了首例的腹腔鏡膽囊切除術——透過腹腔鏡的四個腹部小切口來切除膽囊。今日，腹腔鏡手術中最常見的就是切除膽囊，使用的剪刀、抓器和其他工具直徑都只有 5 ～ 10 公釐。膽囊就像一個小氣球，可以先從 1 公分的切口裡吸出裡面的膽汁。可以用腹腔鏡進行的手術有切除結腸、腎臟和脾臟；減肥手術；以及婦科和泌尿外科。手術的恢復時間通常比傳統手術少得多；有時患者甚至可以在當天出院。

青春期
Puberty

　　除了嬰兒期，青春期是生命中身體發育最快的階段。在此期間，性荷爾蒙開始改變身體，讓女孩變成女人，男孩變成男人。在美國，女孩進入青春期的平均年齡為 12 歲，男孩則是 14 歲。這一系列的變化和事件可以持續 6 個月或長達 6 年，具體狀況取決於個人，也會因種族和地理位置而異。

　　首先，腎上腺會開始在男孩和女孩身上產生更多的荷爾蒙，刺激腋毛和陰毛的生長。然後大腦中的下視丘會啟動一連串觸發青春期的事件。在女孩身上，下視丘會釋放啟動性發育的荷爾蒙，前去調控腦垂體（顱底類似豌豆大小的腺體）釋放出促黃體激素（luteinizing hormone，LH）和濾泡激素（follicle stimulating hormone，FSH）。在男孩身上，這些物質則會指示睪丸開始將睪固酮和雙氫睪酮這兩種男性荷爾蒙分泌出來，運送到全身。這會造成睪丸和陰莖的生長，以及在恥骨區、腋窩、軀幹、四肢和面部開始生長毛髮。睪固酮還會讓喉嚨和聲帶增大，導致聲音變得低沉。

　　在女孩身上，同樣的荷爾蒙是向卵巢發出訊號，開始產生雌激素，導致乳房發育，脂肪沉積在臀部，另外少量的男性荷爾蒙會導致腋窩和陰部的毛髮生長。幾年後，青春期開始，產生足夠的雌激素來刺激子宮，女孩開始出現她的第一個月經週期。隨後，她每個月會排卵（卵巢釋放出一個卵子），月經漸漸變得規律，她便能夠生育。在青春期，男孩和女孩的性荷爾蒙都會快速刺激長高，通常會接近成年後的身高。當性激素關閉長骨上的生長區後，身高便會停止生長。

補充事實：

1. 睪固酮會使皮膚產生更多油脂，從而導致青春痘，也就是青春期的痤瘡。
2. 通常是遺傳因素造成比平均年齡早或晚幾年進入青春期。
3. 在日曬充足的地區，青春期通常開始得較早。

胰臟癌
Pancreatic Cancer

讓人在該用餐時間感到飢腸轆轆的不是只有胃而已，胰臟這個橫躺在上腹部深處十來公分長的器官，也會調控我們的飢餓感。它會分泌荷爾蒙，監測和調節血糖濃度，以及釋放消化酶。胰臟癌的症狀包括有食慾不振和體重下降，以及噁心、腹痛和黃疸（皮膚和眼睛發黃）。症狀會在病程較晚的時期才出現。

胰臟癌是相當致命的一種癌症，在美國每年有 38,000 人罹患，並奪走 34,000 人的生命。因為這種疾病很難發現和治療，5 年存活率（診斷後 5 年存活的患者數）僅有 5% 左右。

目前專家並不確定導致胰臟癌的因素，不過他們確實知道風險較高的人群：有家族病史者、患有增加癌症風險的遺傳症候群（例如帶有 BRCA 突變），或者非裔美國人。某些生活方式，例如大量飲酒、抽菸和超重，也可能會增加機率。大多數人是在七、八十多歲的老年才會罹患胰臟癌。

不像乳癌可以透過乳房 X 光檢查，胰臟癌沒有標準的檢查方式。要進行診斷，醫師會以 X 光、MRI、CT 掃描、超音波或活體切片來檢查胰臟。胰臟癌具有侵襲性，這意味著它會迅速擴散到身體的其他部位，這也是何以只有少數病例能夠在手術切除全部或部分胰腺後痊癒。大多數時候，都是採用化療或放射治療來消滅癌細胞。目前，研究人員正在尋找開發胰臟癌疫苗和藥物的方法，防止癌細胞擴散到身體的其他部位。

補充事實：
1. 胰臟癌是癌症中的第五大死因。
2. 主演電影《熱舞十七》（*Dirty Dancing*）的演員派屈克 · 史威茲（Patrick Swayze，1952 ～ 2009），在 2008 年被診斷出罹患胰臟癌。

吲哚美辛（消炎止痛藥）
Indomethacin

吲哚美辛是一種處方藥，用於對抗發燒、關節炎、痛風和其他疾病。它屬於非固醇類消炎藥（nonsteroidal anti-inflammatory Drugs，NSAIDs）。如果使用得當，吲哚美辛可以減少腫脹並緩解疼痛。但必須小心服用，因為這種藥物會引起嚴重的不良反應，甚至會致死。

在 1965 年首次獲得批准後，吲哚美辛推出了片劑、液體和栓劑等諸多劑型。服用吲哚美辛的目的通常是為了減輕疼痛；它基本上並沒有治癒疾病的療效。它通常是痛風發作時第一個開立的藥物，這是一種極為痛苦的關節炎，近來變得更為常見，通常會發生在大腳趾上。

開放性動脈導管（patent ductus arteriosus）是吲哚美辛少數可以產生療效的疾病，這是一種新生兒常見的心臟問題。新生兒的循環系統無法適應離開子宮的環境，可能會導致嬰兒心臟過勞。在出生後數天內注射吲哚美辛，通常可以解決這個問題。

吲哚美辛就跟其他非固醇類消炎藥物一樣，具有許多相同的副作用，可能會增加心臟病發作或中風的風險，還會引起噁心、頭痛和腹痛。在極少數情況下，會導致危及生命的腸道問題。

服用吲哚美辛的人不應飲酒，或是在未諮詢醫師的情況下服用非處方感冒藥、過敏藥或止痛藥。這些藥物含有類似成分（如阿斯匹靈、布洛芬、酮洛芬或萘普生），可能會導致意外服藥過量。

補充事實：
1. 吲哚美辛有時會用來處理非適應症，如減緩宮縮來延後早產，可達 48 小時。
2. 與其他非固醇類消炎藥一樣，吲哚美辛常用於緩解經痛。
3. 吲哚美辛可能會加重慢性疾病的病情，如癲癇、帕金森氏症和精神疾病。

腦腫瘤 Brain Tumor

大腦組織中出現任何異常細胞的生長都算是腫瘤。這種生長可以是惡性的（癌性的）或良性的（非癌性的），但因為它們靠近重要的腦組織，而且又在頭骨內部，因此這兩種類型都可能危及生命。腦腫瘤通常會依照生長速度分成兩級。

在美國，每年約診斷出 5 萬 2 千例腦和神經系統腫瘤的新病例，每年約有超過 1 萬 3 千人死於腦腫瘤併發症。研究顯示罹患腦腫瘤的高風險群有：70 歲以上的男性白人；在工作中暴露於輻射或有毒化學品；或是有腦部疾病家族史的人。然而，不是每個具有這些風險因子的人都會有腦瘤，許多長腦腫瘤的人也不具有上述任何的風險因子。

當腫瘤壓迫神經或損害大腦的某個區域時，可能會出現的症狀有早晨時嚴重頭痛；噁心或嘔吐；言語、視覺或聽覺改變；平衡和記憶問題；抽搐。世界衛生組織一共認定 126 種不同類型的中樞神經系統腫瘤。以下是最常見的幾種。

腦膜瘤（Meningiomas）在源於大腦的腫瘤中佔了 27% 的比例。它們在內襯頭骨的腦膜處形成，女性出現腦膜瘤的數量是男性的兩倍。因為它們很少會蔓延出去，所以通常可以透過手術治癒。醫師可能會開立類固醇來控制腫脹和發炎，或是採用被動性的觀察等待，監測腫瘤的生長，再考慮是否要動手術。

高級別的星狀細胞瘤（astrocytomas）和膠質母細胞瘤（glioblastomas）源自於星狀膠質細胞（astrocytes），它們是腦中的組織連結細胞。這些腫瘤的生長迅速，會侵入附近的腦葉褶皺，即使透過手術、放射治療和化療也難以處理。星狀細胞瘤和膠質母細胞瘤約占所有原發性腦癌的25%。從別處開始並轉移或擴散到大腦的腫瘤是最常見的腦腫瘤，特別是在很久以前從原發性癌症中存活下來的人身上。

補充事實：

1. 科學家正在調查手機是否會導致腦瘤，但是到目前為止沒有發現證據。
2. 繼白血病之後，腦腫瘤是兒童和年輕人族群中第二常見的癌症類型。例如，髓母細胞瘤（Medulloblastoma）這種罕見的腫瘤，主要發生在男孩和年輕男性身上。

睪丸型女性化
Testicular Feminization

睪丸型女性化,也稱為雄性激素失敏症候群(androgen insensitivity syndrome),是指遺傳上為男性的人對男性激素睪固酮毫無反應的狀態。他們因此出現了不同程度的女性特徵。在完全的睪丸型女性化中,人的外表完全是女性:他有一個陰道和一個女性的身體,雖然體內沒有子宮、卵巢和輸卵管等女性生殖器官。他們的睪丸會留在體內,取代卵巢。這種情況在新生兒中的比例大約是兩萬分之一。

那麼,是什麼導致了這種症候群呢?科學家目前發現這是 Y 染色體上的遺傳缺陷,導致細胞中的蛋白質受體發生故障。就好像有人特地換了鎖,阻擋睪固酮進入:當男性荷爾蒙試圖要與重要組織結合時,會遭到阻擋,最後便漂走。

就跟其他模棱兩可的性別問題一樣,這種症候群經常是在進入青春期時發現。睪丸型女性化的人可能會發育出乳房,但不會排卵,沒有月經,也不會長腋毛。由於這些人一直被當成女孩來撫養,因此大多數患者選擇繼續保持女兒身。在治療上,可以選擇透過手術切除殘留的睪丸組織,構建一個更完整的陰道,在青春期後進行雌激素替代療法以及心理諮詢。

補充事實:

1. 1953 年,內分泌學家莫里斯(JC Morris)建議以「睪丸型女性化」來描述此症候群。
2. 要診斷睪丸型女性化,醫師通常會進行骨盆腔檢查,並檢查荷爾蒙濃度。

酒精
Alcohol

　　酒精是啤酒、葡萄酒和白酒中令人陶醉的成分，透過酵母、糖或澱粉的發酵製作出來。在美國，偶爾飲酒是極為普遍的事。

　　對大多數人來說，適量飲酒是安全的，甚至可能對心臟健康有益。適量飲酒的定義通常是女性每天不超過 1 杯，男性每天不超過 2 杯。這個定義是指在一天內的飲用量，而不應該將其平均成幾天的總飲酒量。

　　酒精是一種中樞神經系統的拮抗劑。它很快被胃和小腸吸收，進入血液並在肝臟中被酵素分解。由於肝臟一次只能代謝少量酒精，過量的酒精會在全身循環。喝的酒越多，就會變得越陶醉。

　　毫無疑問，過量飲酒有害身心。酒精會減慢反應時間，削弱判斷力和協調性，這就是為什麼永遠不該在酒後開車。大量飲酒，或一次喝 5 杯以上，會增加發生事故和遭受襲擊的風險。長年大量飲酒會導致肝病、心臟病、癌症和胰臟炎。飲酒會影響體內的每個器官。

補充事實：

1. 有些人永遠不應該喝酒，如酗酒者、兒童、孕婦、服用某些藥物者以及患有某些疾病的人。
2. 在美國，一杯標準酒是指純酒精含量為 13.7 公克，相當於是 340 毫升的啤酒、227 毫升的麥芽酒、142 毫升的葡萄酒或 42.6 毫升的 40 度蒸餾酒或釀造酒，例如杜松子酒、蘭姆酒、伏特加或威士忌。（譯註：各國的酒精攝取標準不同，丹麥與芬蘭定義為 12 公克，澳洲與紐西蘭為 10 公克，英國為 8 公克。華人因體質上酒精代謝較差，有可能需要向下修正至 10 公克以下。）
3. 在美國駕駛機動車時法定血液酒精含量是年滿 21 歲的司機為 0.08%（每分升 80 毫克）。21 歲以下的司機不允許在其體內有任何酒精的情況下來操作機動車輛。

約瑟夫・戈德伯格和糙皮病
Joseph Goldberger and Pellagra

在 20 世紀初期，醫師約瑟夫・戈德伯格首次發現營養不良、貧困和糙皮病（pellagra）這種致命疾病之間的關聯。

戈德伯格（1874～1929）出生於匈牙利，小時候便移民到紐約市。他從紐約大學醫學院畢業後，進入美國海洋醫院服務（即日後的美國公共衛生服務部），並且以對抗傳染病和尋找病因的才能聞名。他巡迴全國各地防治黃熱病、傷寒和尚伯格氏病（Shamberg's disease）——由床蟎引起的皮膚搔癢症。1914 年，美國外科醫師要求他處理在全美普遍流行的糙皮病。

糙皮病，也稱為 *mal de la rosa*，在 20 世紀的前 40 年造成美國超過 10 萬人死亡；南部各州尤其嚴重，死亡率更高。醫師有時稱糙皮病是 4D 病，係指其病程中的症狀包括四個以 D 開頭的英文字：皮炎（dermatitis）、癡呆（dementia）、腹瀉（diarrhea）和死亡（death）。當戈德伯格開始研究這種疾病，他很驚訝地發現在精神病院、孤兒院和其他機構中，當中的住民有生病，但工作人員都沒事。他提出了一反主流觀點的看法，他認為這種疾病不會傳染，而是其他因素在作祟。戈德伯格要求運送新鮮肉類、牛奶和蔬菜等食品到密西西比州兩家孤兒院和一間喬治亞州庇護所，給那裡的兒童和住民，這些機構的糙皮病於是不藥而癒。他認為在貧困的南方，飲食是以玉米為主，當中缺少一些營養，因而造成這種疾病。

戈德伯格的餘生都在尋找這種「糙皮病預防因子」，但一直未解開謎團。他在病倒後去世前都不知道這個神秘的營養素就是維生素 B 群中的菸鹼酸，這是在之後的十年才發現的，然而這項發現還是要歸功於戈德伯格之前的研究。

補充事實：

1. 備感沮喪的戈德伯格決心要讓人們相信糙皮病是不會傳染的，他和支持者舉行了一場「骯髒派對」與病患分享體液：他們給自己注射了糙皮病患者的血液，吞下含有糙皮病皮疹結痂的膠囊，並將患者的黏液揉進自己的喉嚨和鼻子。

2. 在 1920 年代，美國南方的棉花田遭受棉鈴象甲蟲襲擊，反而使糙皮病的流行有所減輕。蟲害迫使許多農民改種其他農作物而不完全依賴棉花，這使得他們吃得更健康。

3. 有人認為糙皮病是傳說中的吸血鬼原型。就跟吸血鬼一樣，糙皮病患者對陽光很敏感，他們經常不吃東西（因為腹瀉），舌頭因為營養不良而腫脹和變紅，讓人聯想到血。

初經
Menarche

月經初期的英文中包含有拉丁文中的「月」（*men*）和希臘文中的「開始」（*arche*）。在今天，這是詞用來描述第一次的月經週期。初經的平均年齡為在 11 ～ 14 歲之間，但也有可能提早到 9 歲，或延遲至 15 歲。

初經通常發生在青春期開始後幾年，在此期間荷爾蒙會讓身體為生育繁殖做準備。腦垂體開始釋放濾泡激素和促黃體激素這兩種荷爾蒙，刺激卵巢的生長和雌激素的製造。在兩週的時間內，濃度不斷上升，直到卵子從其中一個卵巢的濾泡中釋放出來，沿著鄰近的輸卵管而下。這時，卵巢會分泌黃體激素（progesterone）這種荷爾蒙，加入其他荷爾蒙的行列，促使子宮內膜成熟，準備迎接受精卵的到來。但若是卵子沒有與精子成功接觸，子宮內膜會在月經期間脫落。

身體需要嘗試幾次，才能適應這個 28 天的生殖週期；大多數女孩在初經後的第一年並不會排卵。在這段時間裡，週期通常是不規律的，範圍可以從 21 ～ 40 天不等。女性每個月都會有月經週期，直到更年期才會停經，通常是在 45 ～ 55 歲之間。

在全球許多社會和文化中，初經被認為是從女孩到女人的神聖儀式。阿拉斯加的科洛什印第安人，會將青春期少女關在小屋裡 1 年，而一些柬埔寨女孩則得在有蚊帳的床上躺 100 天。在這些禁閉期後，這些女孩就成為可婚嫁的女性。

補充事實：

1. 已知最早的初經應該是在一個 8 個月大的女嬰身上，據估算，這位秘魯女孩麗娜 · 梅迪納（Lina Medina）在她 6 ～ 8 歲時就產下一子。

2. 月經期間只有子宮內膜的表層脫落，基底層則保留在子宮內，在每次正常的週期時又會長出厚厚的新內膜。

皮膚癌
Skin Cancer

　　一身曬得發亮的膚色看起來很健康，但要是這一身是在沒有防護措施、直接暴露在陽光下曬出來的，可能對身體有危害，甚至是致命的。因為皮膚顏色的變化，如曬黑和曬傷，可能意味著皮膚細胞受到紫外線（ultraviolet，UV）的輻射所損害，可能會引發皮膚細胞突變，並導致癌症。

　　美國每年有超過 100 萬人罹患皮膚癌；絕大多數——但不是全部——是與太陽有關。皮膚癌有三種主要形式。最常見的一種是基底細胞癌（basal cell carcinoma），通常是呈現珍珠狀、圓形、紅色腫塊或疤痕狀病變。這種癌症 99% 是可以治癒的，因其生長速度極慢，通常不會擴散到身體的其他部位。如果腫塊又硬又紅，或者病變表面有鱗片狀硬皮，則可能是鱗狀細胞癌（squamous cell carcinoma）。這種癌症可能會迅速生長和擴散，但若是早期診斷出來是可以治癒的。（只有 1% 的鱗狀細胞癌是致命的。）

　　最嚴重的皮膚癌類型是黑色素瘤（melanoma），每年影響近 6 萬人。與其他種類相比，黑色素瘤的傳播速度更快，較不受化療等療法影響。這種癌症會影響皮膚中產生色素的黑色素細胞，看起來像是平坦的棕色斑塊，邊緣不均勻；或是黑灰色的腫塊；或是帶有斑點的棕色凸起斑塊。

　　由於大多數皮膚癌都是患者自己發現的，專家建議所有人都應該認識這個疾病的 ABCDE 五大特徵。形狀不對稱的痣（A ／ asymmetrical），邊緣界模糊或鋸齒狀 （B ／ borders），顏色變淺或變深（C ／ color），直徑大於 0.63 公分（D ／ diameter），或是正在演變（E ／ evolving），或升高到皮膚表面之上。皮膚科醫師可以進行活體組織切片來檢查可疑的痣。大多數皮膚癌很容易透過手術治療，僅需要移除受影響的皮膚，例如冷凍手術（cryosurgery）或雷射手術。如果癌細胞已經擴散，可能需要進行放射治療或化療。

補充事實：

1. 由於上午 10:00 至下午 4:00 的陽光最強，美國癌症協會建議在這些時間盡可能待在陰涼處。

2. 高達 80% 的紫外線輻射會穿過雲層，因此即使在天氣陰沉甚至下毛毛雨的日子也需要防曬。

阿育吠陀療法 Ayurvedic Therapy

阿育吠陀是一套古老的醫療系統，在梵文中的意思是「生命的科學」。阿育吠陀醫學是在幾千年前起源於印度，會使用草藥、油和按摩等材料和技法來潔淨和平衡身心靈。

有兩本在兩千多年前寫的梵文書被認為是阿育吠陀醫學的主要文本。當中描述了醫學的八個分支：內科、手術、頭頸治療、精神病學、毒理學、性活力、婦科和產科以及兒科、長照和回春。

阿育吠陀至今在南亞仍然很盛行，尤其是在印度，近 8 成的人口仍然在一定程度上依賴這套古老系統。印度多數的主要城市都設有阿育吠陀學院和醫院。在美國，一項 2002 年的調查發現，大有約 75 萬名美國人（約 0.4% 的總人口）曾使用過阿育吠陀醫學。

阿育吠陀有幾個與健康和疾病有關的關鍵基礎，包括相互聯繫的概念，個人體質的重要性，以及作用於所有人的三種生命力。

相互聯繫（*interconnectedness*）意味著宇宙中的所有生命在某種意義上都是一個整體，是全體的一部分，與這個存在網絡保持和諧是保持健康的關鍵。一個人的體質，或稱原生體質（*prakriti*）對於整體健康也扮演重要角色。最後是三種生命力，或稱「身體的能量」（*doshas*），是用來控制基本的身體機能，比如呼吸、消化和心跳。

阿育吠陀藥物並沒有受到美國食品藥物管理局（FDA）的監管。若是大量服用或與其他藥物一起使用，有可能會產生毒性。研究發現，許多非處方的阿育吠陀藥物（全都是在東南亞製造）含有鉛、汞或砷。

補充事實：

1. 目前正在研究幾種阿育吠陀藥物，包括將薑黃用於心血管疾病；以雷公根（gotu kola）來治療阿茲海默症，以及用薑、薑黃和乳香等草藥來治療關節炎和氣喘等發炎性疾病。
2. 波士頓大學研究人員在 2008 年的一份報告指出，21% 網購的阿育吠陀藥物含有雜質。
3. 在印度接受阿育吠陀培訓的學生可以獲得學士或博士學位。美國沒有國家標準來培訓或認證阿育吠陀的從業者，儘管有些州已批准阿育吠陀學校作為教育機構。

動靜脈畸形
Arteriovenous Malformations (AVM)

　　動靜脈畸形是循環系統出現的短路狀況，一般相信是在胎兒發育期間或出生後不久出現的。在 30 萬名疑似動靜脈畸形患者中，絕大部分僅表現出輕微症狀，或是根本沒有，但大約有 12% 的病例會出現頭痛、癲癇發作、中風甚至死亡。畸形可以在身體的任何部位形成，但當它們出現在大腦中時就特別危險。

　　正常情況下，攜帶氧氣的血液會透過動脈和微血管流入大腦和其他器官，滋養周圍組織，然後再從靜脈回到心臟。動靜脈畸形是指缺少這些細小的微血管，血液會直接從動脈（帶血液離開心臟的血管）流出，進入靜脈（帶血液返回心臟的血管）。連接動脈和靜脈之間的稱為瘻管（fistula）或分流管（shunt）。接收不到血液和養分的組織區域稱為動靜脈畸形巢（nidus）。

　　儘管頭痛和癲癇發作是動靜脈畸形最常見的症狀，但這些畸形會引起其他種種症狀，包括肌肉無力、失去協調、記憶缺陷、幻覺和精神障礙，這取決於畸形在體內的位置。

　　每年，大約有 4% 的動靜脈畸形患者會經歷內出血，這是因為血壓和血流增加導致瘻管破裂而引起的。大多數的情況不會嚴重到造成重大損害，但有些可能會導致中風或改變血流，引發持續惡化的神經系統問題。動靜脈畸形的一些症狀可以透過藥物緩解，但手術是唯一真正的治療方式。然而，中樞神經系統的手術有一定的風險。一旦檢查出動靜脈畸形，應仔細監測患者，注意可能顯示內出血風險增加的跡象。

補充事實：

1. 動靜脈畸形的治療有三種手術可供選擇：傳統手術最適合處理位於大腦或脊髓淺層相對小的動靜脈畸形。至於更大或位於更危險區域的，通常會改採用栓塞（embolization）——以微小的導管將膠水、線圈或小氣球引入到血流中，形成凝塊以轉移血流；或是放射手術（radiosurgery）——以高劑量輻射束瞄準動靜脈畸形，改變血管壁，以此作為外科手術的替代或輔助。
2. 動靜脈畸形可以透過電腦斷層掃描或 MRI 檢測。但因為很少有人出現症狀，大多數的動靜脈畸形是在檢查其他疾病或驗屍時意外發現的。
3. 已知有一些遺傳條件會導致動靜脈畸形，例如遺傳性出血性血管擴張症（Osler-Weber-Rendu disease）和多囊腎。

羅基坦斯基症候群
Rokitansky Syndrome

卡爾・馮・羅基坦斯基男爵（Baron Karl von Rokitansky，1804～1878）是奧地利的病理學家，在他的研究生涯中進行過三萬多次驗屍。有一次，他在解剖時遇到一個不可思議的狀況：一個天生子宮、子宮頸和陰道不完全的女性。後來，這種先天性陰道缺失就被稱為羅基坦斯基症候群，或是 MRKH 氏症候群（Mayer-Rokitansky-Küster-Hauser syndrome），將其他三位也研究這種病症的科學家納入。雖然全球診斷出的 MRKH 病例不到 2 萬，專家相信有許多是沒有通報；估計這比例在女性中應多達五千分之一。

雖然目前不清楚引發症候群的確切原因，但可以確知的是，在胎兒 3 個月大時，無法發育出完整的生殖系統。卵巢和輸卵管有形成，但是子宮、子宮頸和陰道上部不是缺失，就是發育不全（agenesis）；某些人身上可能也有腎臟異常。許多患有 MRKH 的女性，陰道非常淺，俗稱為陰道酒窩（vaginal dimple）。大多數的陰道約有 14 公分，但陰道不全者的會小於 5 公分。這可能會造成性交困難或無法進行。

儘管缺少這些生殖器官，患有 MRKH 的女性在外表上完全正常，擁有一套完整的 46 個女性染色體（XX），經歷相同的生理和荷爾蒙變化，就跟其他年輕女性在青春期所經歷到的一樣，而且每個月都會排卵。主要差別在於，要是子宮沒有功能，她就沒有月經，也無法懷孕。若是 MRKH 夫婦想要有孩子，可以選擇體外受精和代理孕母。雖然很多女性患者選擇不治療，也有人透過逐漸拉伸的擴張術或手術來創建一個正常陰道。

補充事實：

1. 一些研究人員認為 MRKH 可能源於一個有缺陷的基因，可能是在 22 號染色體上。
2. MRKH 屬於苗勒氏管畸形（müllerian anomalies）這種陰道或子宮先天缺陷的病症類型，有高達 10% 的女性受到影響。
3. 現在講的 MRKH 症候群其實早在希波克拉底的醫學文獻《女人的天性》（*Nature of Women*）中就有描述過。

食物中毒
Food Poisoning

　　食物中毒是由食物污染引起的，通常是由細菌、寄生蟲或病毒所造成。症狀從輕微到嚴重不等，包括胃部不適、腹部絞痛、噁心和嘔吐、腹瀉、發燒和脫水。症狀通常持續幾個小時到幾天。大多數時候，唯一需要做的就是補充液體，但偶爾會需要住院治療，並且進行靜脈輸液。

　　發生食物中毒的原因有很多種。有些是購買的食物中已經含有細菌。肉類在屠宰過程中可能會受到污染。蔬果在種植或加工過程中，可能會接觸到糞便或其他病原。食物也可能因為在室溫下放置 2 小時以上而受到污染。有時食物是在備料過程中遭到污染。此外，若是食物在收成或加工過程中接觸到危險的化學物質，也可能導致食物中毒。

　　要防止食物中毒，應冷藏或徹底煮熟食物。當食物溫度在 4°C 到 60°C 之間時，細菌繁殖最快。消滅受污染食物中細菌的最佳方法是完全煮熟。肉類應煮熟至內部溫度 74°C，雞鴨等家禽的內部溫度應達到 82°C。此外，冰箱應保持設置在 4.4°C 以下，冷凍庫則應保持在零下 17.8°C。

　　幼兒、免疫系統受損的人、孕婦和胎兒以及老年人受到細菌感染的風險最大。在很罕見的情況下，也有幾種微生物會導致自然流產或成年人死亡。兒童特別容易受到大腸桿菌 O157:H7 菌株的感染，可能會導致腎功能衰竭和死亡。

補充事實：

1. 美國每年有 7,600 萬人因受污染的食物而生病，大多數都沒有通報。然而，每年有 5,000 人死於食物中毒。

2. 據估計，每 1 萬顆雞蛋中就有 1 顆受到沙門氏菌污染。菠菜、生菜、番茄、豆芽和甜瓜可能會被沙門氏菌、志賀氏菌或大腸桿菌 O157:H7 菌株所污染。

1918 年流感大流行
Influenza Epidemic of 1918

在今日，要是感染到流感當然不是一件有趣的事，但不至於構成攸關生死的問題。然而，1918年席捲全球的大流感又是另一個故事。在短短6個月內，這波流感造成超過2,500萬人喪生，這是一次世界大戰死亡人數的三倍多，也使其成為史上最致命的流行病。

1918年春天，流感的通報悄然浮現，但僅有少數人死亡，而且很快就康復了。秋天時，又再度流行起來，而這一次，它迅速引發肺炎——在當時並沒有有效的治療方法。這場瘟疫隨著大戰結束後運送人員和貨物的船隻迅速在全球傳播。受災最嚴重的是獅子山的首都自由城、法國海軍港口布雷斯特（Brest）和波士頓。

在波士頓，有10%的居民感染了流感，當中有60%的患者死亡。這疾病摧毀了美國本土和海外的軍隊；到10月，死於戰場的士兵有34,000名，而死於流感的也不遑多讓，高達24,000人。

全美都禁止公共集會，學校、教堂、電影院和企業全都關門，出門在外，一定要戴著口罩。由於當時許多醫務人員都出國參戰，醫師和護理師經常得長途跋涉去看病人，結果他們不是在途中生病，就是裝備不足，或是在到達目的地時發現自己無法提供幫助。

最後，美國總共有超過50萬人喪生；英格蘭和威爾斯是20萬；而薩摩亞則失去了其人口的四分之一。值得慶幸的是，流感在1919年突然消失了，儘管此後又陸續爆發幾次不太嚴重的疫情。科學家最初以為是細菌引起1918年的大流行。然而，在1933年，研究人員確定罪魁禍首其實是A型流感病毒；在接下來的20年，他們又發現了B型和C型流感，並設計出疫苗來加以預防。由於流感病毒的變異非常快，因此今日建議每年接種新的流感疫苗。

補充事實：

1. 引起大流行的流感病毒株當時經常稱為西班牙流感——儘管它起源於美國。
2. 除了接種流感疫苗，對抗流感傳播的最好方法之一就是洗手，並且在咳嗽或打噴嚏時用手摀住嘴。
3. 在美國，流感在1957年和1968年以大流行的形式捲土重來，每次都造成數萬人死亡。

痤瘡、粉刺、青春痘
Acne

　　美國人每年花費一億多美元在治療痤瘡的非處方產品上。因為這種皮膚病令人感到沮喪又難看，而且影響約85%的青少年和年輕人，其中12%的女性和3%的男性會一直持續到44歲左右。

　　當毛囊，即毛髮生長的開口，受到油脂、死皮細胞和細菌堵塞，就會發生痤瘡。因此，通常從這些開口分泌的皮脂（sebum）這種潤滑物質會和它們阻塞在一起，產生腫塊，稱為白頭粉刺。（若是堵塞的地方子靠近皮膚表面，它會變暗，就形成黑頭粉刺。）皮膚表面的細菌會在這個區域繁殖，造成感染，並導致發炎。這就是最後會形成紅腫青春痘的原因。

　　痤瘡的嚴重程度取決於毛囊堵塞的深度。丘疹（papules）和膿皰（pustules）是皮膚表面下方帶有白色膿液的紅色腫塊，而結節（nodules）是堆積在毛囊深處所導致的更痛腫塊。囊腫（Cysts）是皮膚表面下看似沸水的腫塊；這些瑕疵會導致疤痕。

　　痤瘡通常是因為荷爾蒙濃度升高所引起，例如在青春期產生的睪固酮。這些荷爾蒙會導致皮膚釋放多餘的皮脂。接觸油性物質，如化妝品或重乳液，也可能增加長痤瘡風險。對於輕度病例，可用非處方的殺菌藥物和乾油來做局部治療。更嚴重的病例可以用（殺死細菌的）抗生素治療，對於女性來說，（調節荷爾蒙的）口服避孕藥也管用。較新的療法包括異維A酸（isotretinoin）、雷射療法和紫外線療法。

補充事實：
1. 痤瘡通常有家族遺傳；如果父母有長，孩子很可能也會有。
2. 與一般流行的觀點不同，食物並不會增加長粉刺的可能性。
3. 過於頻繁地使用刺激性清潔劑來洗臉實際上反而更容易引發痤瘡。

乳糖不耐症
Lactose Intolerance

　　有將近 5,000 萬的美國人會因為一杯牛奶或一片起士而胃痛、腹脹和腹瀉。這些人患有乳糖不耐症，無法消化乳糖——一種在乳製品中發現的糖。這是為什麼呢？因為他們小腸的內襯細胞無法產生足夠的乳糖酶來分解牛奶，使其轉變成可供身體吸收的簡單形式。

　　因此，乳製品會引發不舒服的症狀，包括脹氣、痙攣和噁心。這些問題通常在吃下乳製品的半小時到 2 小時後開始，症狀從輕微到嚴重不等。大多數有這種病症的人是天生的；某些族裔和種族的風險較高。事實上，多達 75% 的猶太人、美洲原住民和墨西哥裔美國成年人，以及 90% 的亞裔美國成年人都患有某種程度的乳糖不耐症。

　　有些人會隨著年齡增長而出現這個問題，因為在童年後攝取的乳製品變少，身體會逐漸降低乳糖酶的製造。克羅恩病或腸胃炎這類腸道問題也可能導致暫時性的乳糖不耐症，因為發炎可能會促使小腸停止生產乳糖酶。

　　雖然現在有推出含有乳糖酶的補充劑，但它們只能暫時緩解。所幸，乳糖不耐症的人現在可以在大多數商家的乳製品貨架上購買到各式各樣的無乳糖乳製品。由於牛奶製品是鈣的主要來源，專家建議可服用鈣片來補充。

補充事實：
1. 早產的嬰兒較容易出現乳糖不耐症。
2. 醫師可能會進行氫氣呼出測驗、乳糖耐受性測驗和糞便酸度測驗來診斷是否患有乳糖不耐症。

類固醇
Steroids

　　類固醇藥物可分為三類：皮質類固醇、女性荷爾蒙和男性荷爾蒙。皮質類固醇廣泛受到醫師開立，也在藥局販售，主要是控制身體的發炎，而女性荷爾蒙中的雌激素和黃體激素則是用做荷爾蒙置換療程和避孕藥。

　　相較之下，合成代謝型的雄性激素通常是非法製造的，主要是用來幫助運動員產生和維持肌肉。合成代謝型的類固醇是人工合成的荷爾蒙，模擬人體天然製造的睪固酮化學結構，這是種與男性特徵有關的激素，會增加肌肉量、刺激面部毛髮生長和變聲等。就跟睪固酮一樣，這種雄性合成代謝類固醇會刺激肌肉生長，並阻止肌肉分解。

　　這些藥物是在 1930 年代後期開發的，用於治療性腺功能低下症（hypogonadism），這是指男孩的睪丸無法產生足夠的睪固酮來維持身體正常生長和性發育。今日，類固醇仍然用於治療青春期延遲和一些類型的陽痿，也用於治療 HIV 感染或其他疾病的併發症。不過就在發現類固醇後不久，科學家發現這些物質也會導致肌肉組織生長，不久後在健美運動員和舉重運動員間就開始出現濫用藥物的情況。

　　在美國，服用非處方的合成代謝類固醇是違法的。然而，諸如雄烯二酮（androstenedione，andro）的藥物仍然經常為運動員使用，從足球員到單車騎士都有人在使用。雄烯二酮可以口服、也可注射到肌肉中，或是以凝膠或乳霜的形式塗抹在皮膚上。通常是以間歇循環模式來使用，不然就是以金字塔式緩慢增加劑量。

　　然而，過度使用類固醇會導致不必要的副作用。類固醇會讓睪固酮在體內積累到危險的濃度，導致陽痿、睪丸變小、痤瘡、禿頭和男性乳房發育。使用類固醇的女性可能會有月經週期混亂，面部和身體長出過多毛髮，聲音變低沉，以及長期的生育問題。類固醇還會導致骨骼過快成熟，過早停止生長，阻礙青少年生長發育的問題。類固醇的使用也和下列狀況有關聯：肝臟腫瘤、心肌肥大，導致心臟病的血液異常以及產生「類固醇暴走」（roid rage）的攻擊性暴力行為。

腦膜瘤
Meningioma

　　腦膜是包圍大腦和脊髓的一層保護膜，在這些區域形成的腫瘤就是腦膜瘤，是最常見的原發性腦部腫瘤。大多數腦膜瘤（90%）是非癌性的，但仍然可能危及生命，或是因為壓迫到大腦或脊髓的重要部位而造成失明或癱瘓等併發症。

　　這類型的腫瘤之所以會出現，可能是因為基因或環境暴露因素，也有可能是這兩者的組合，總之就是腦膜中的細胞遭到改變，開始快速增生，常見於接受放射治療的白血病童。在女性中也較為常見，因此科學家認為女性荷爾蒙可或許也在這其中扮演某種角色。

　　大多數人是在 40 歲以後才會罹患腦膜瘤，雖然這在任何年齡層都有可能發生。這類腫瘤通常生長非常緩慢，不會引起症狀，也不需要立即治療。通常在腫瘤長到足以讓患者出現症狀，例如癲癇發作、持續性頭痛、聽力損失或肌肉無力時，醫師會透過大腦的電腦斷層掃描或 MRI 來尋找腦膜瘤。可以進行手術切除，但若是腫瘤長在眼睛附近這類敏感區域，不見得能完整切除整個腫瘤。若是腦膜瘤不能完全切除，醫師可能會選擇進行放射治療，嘗試摧毀殘餘的腫瘤，減少復發的風險。

補充事實：

1. 研究顯示腦膜瘤與接觸農業用的除草劑和殺蟲劑有關。女性若是長年暴露在這些化學物質附近，長出腦膜瘤的風險似乎特別高。
2. 良性腦膜瘤患者如果選擇不治療，通常每隔幾個月就要進行一次腦部掃描，監測其生長情況。
3. 由病毒或細菌引起的腦膜感染和發炎稱為腦膜炎（meningitis），可能會導致腦損傷、聽力損失或學習障礙，在極少數情況下可能會致命。

雌雄同體
Hermaphroditism

在古希臘羅馬神話中，有一位名叫赫馬佛洛狄忒斯（Hermaphroditus）的俊美神祇，他在湖邊散步時，深深吸引到一個水仙。但他拒絕了她的求愛，所以當他去游泳時，失戀的仙女緊緊抱住他，祈禱他們能永不分離。諸神實現了她的願望，他們的身體融合為一，同時具有男女特徵。因此，雌雄同體的英文就來自於這個神的名字。然而，許多性平運動倡導者認為這個詞有污名化之嫌，因此傾向於以雙性人（intersex）一詞取代。

雙性的狀況有各種程度。真正的雌雄同體是同時具有兩個卵巢和睾丸組織，另外還有一種假雌雄同體（pseudohermaphrodites），這是指體內只有一種性別的生殖器官，但在外觀上是另一種性別的。（包括那些具有腎上腺生殖器症候群和睾丸型女性化的個案。）大多數的雌雄同體可歸因於遺傳缺陷。最常見的一種是多了一條性染色體，一共有47條染色體而不是正常的46條。因此，這些人的性染色體的組合是 XXY，而不是 XX 或 XY。很少人會同時長出雙性的內部生殖器官，如卵睾（ovotestis）。

從 1960 年代開始，雌雄同體的嬰兒會被分配一種性別，通常由身上較為突出的生殖器官來決定，然後以手術移除相違的生殖器。然而，在 1990 年代，一群心理學家和其他專家發起了反對這種程序的運動。他們解釋道，雙性人不是醫療緊急情況，接受此類手術的孩子可能會在失落感和錯置感中成長。最後他們提出，應該讓孩子在以後的生活中自行決定。

補充事實：
1. 在每 1,500 至 2,000 名新生兒中，就有 1 人是雙性人。
2. 根據 16 世紀的文獻，一個以女性身分生活的雙性人因為讓她主人的女兒懷孕而被處死。

汞污染
Mercury Contamination

　　汞是一種存在於自然界的劇毒元素，也是環境中的污染物。汞污染特別危險，因為我們可能沒有意識到它的存在。例如，魚或貝類可能會被毒性最強的甲基汞所污染到，但卻無色無味，無法辨別。

　　幾乎所有的魚類和貝類都含有微量的汞。魚會受到汞污染是因為傾倒工業廢棄物在溪流或海洋中，或是排放到空氣中，最後落入溪流和海洋。在水中覓食的魚就會將汞吸收進去。

　　幸運的是，吃下魚貝類而發生汞中毒的風險很低，不至於引起健康問題。魚和貝類是健康飲食的重要組成，因為牠們含有高品質的蛋白質而且飽和脂肪含量低，是很好的 ω-3 脂肪酸的來源。然而，對於一個正在發育的胎兒來說，接觸甲基汞是特別危險的。胎兒對這種物質的敏感度比成年人高出五到十倍。甲基汞會影響免疫系統，改變基因和酵素系統，並損害到掌控協調和觸覺、味覺與視覺的神經系統。

　　孕婦、可能懷孕的女性、哺乳期的女性和兒童應避免食用汞含量較高的魚類，例如鯖魚、鯊魚、箭魚和方頭魚。這些高風險類別的人也應該減少其他種類的魚和貝類的攝取，每週控制在 340 公克以下。幼兒每週應攝入少於 340 公克的魚和貝類。

補充事實：

1. 另一種形式的汞，就是汞元素，若是溫度計破掉，就會從中流出來。雖然它的毒性比甲基汞小，但長時間吸入元素汞會引起震顫、牙齦炎和興奮。若誤食元素汞，它通常會從消化系統排出，不會造成傷害。
2. 魚的體積越大，年齡越大，體內所含的甲基汞含量就越高，因為較大的魚有更多時間從受污染的水中積聚這種物質。

班廷、貝斯特和胰島素
Banting, Best, and Insulin

好幾個世紀以來,醫師都對糖尿病束手無策,一直到 19 世紀後期,才陸續發現這種神秘的「糖病」和胰臟之間的關聯,為我們今日採取的胰島素療法鋪路,挽救許多生命。

從那時起,胰島素挽救了數百萬人的生命。光是在美國,就有約 2,360 萬人罹患糖尿病,其中許多人靠著每天注射胰島素存活。

糖尿病有兩種形式,第一型和第二型,兩者都是失去代謝糖分的能力。這種疾病有遺傳基礎,但好發在生活方式不健康、尤其是肥胖症患者身上,這是第二型糖尿病。相較於第二型通常出現在成年後期,第一型糖尿病通常始於兒童期或青春期。第一型的症狀包括尿量過多、體重減輕和口渴導致大量飲水。若是沒有加以治療,會迅速導致嘔吐、昏迷和死亡。第二型糖尿病通常沒有症狀,但可能會增加皮膚感染、尿路感染和癒合不良的頻率。

現代對糖尿病的認識始於 1869 年,當時德國生物學家漢斯・蘭格爾翰斯(Paul Langerhans,1847 ～ 1888)首先發現胰臟的一部分,現在稱為蘭氏小島(islets of Langerhans)。在他過世後,1889 年的研究顯示,去除這些胰島的實驗動物會罹患糖尿病。科學家推測胰臟中的某些物質必定是負責代謝糖分,因此能夠預防健康的人罹患糖尿病。因此,這種物質就被稱為胰島素。

研究人員提出理論,找出替代胰島素的物質,或許可以治療糖尿病。然而,分離這項物質供醫療使用的嘗試一直沒有成功,直到 1921 年,加拿大外科醫師弗雷德里克・班廷(Frederick Banting,1891 ～ 1941)和他的助理查爾斯・貝斯特(Charles Best,1899 ～ 1978)終於找出方法,在多倫多的實驗室幫一隻患有糖尿病的狗注射胰島素。隨後在人類受試者進行的胰島素注射也獲得成功,拯救了一個瀕臨死亡的多倫多小男孩。班廷因為這項成就在年僅 24 歲時獲得諾貝爾生理醫學獎。他與約翰・麥克勞德(John Macleod,1876 ～ 1935)共同獲獎,因為班廷大多數的研究都是在他的實驗室進行。班廷後來將一半的獎金分給了貝斯特。

發育陡增
Growth Spurt

在生命的前 20 年，兒童和年輕人會穩步成長。但沒有人是以完美的速度成長；通常是在數週或數月的緩慢生長中穿雜著小規模的較大成長。

生長最快的時期是在生命的第 1 年。嬰兒的體長可以抽高 25 公分左右，體重幾乎可以達到出生時的三倍。在這段發育陡增的成長過程中，嬰兒可能會比平時吃得多、睡得多和鬧得多。在第 1 年後，嬰兒開始以較慢的速度發育；到 2 歲時，幼童往往每年增長 5 ～ 8 公分，直到青春期為止。

這時他們達到人生第二個最會長的時期。兒童會在 8 ～ 15 歲進入青春期。在這個時候，腦垂體這個位於大腦底部、豌豆大小的腺體，會釋放化學物質，加速性荷爾蒙的產生，導致身體變化，趨於成熟。腦垂體也會排放生長激素，刺激細胞增生。隨著骨細胞的分裂和生長，骨骼會變寬和變長，孩子就此長高。由於女孩往往比男孩早幾年進入青春期，她們會較早進入生長高峰期。雖然在青春期（大約 16 或 17 歲）後生長趨於停止，但年輕人可以繼續成長到二十多歲。

補充事實：

1. 最高的人羅伯特‧瓦德羅（Robert Wadlow，1918 ～ 1940）身高有 2.72 公尺。在 8 歲時，他就已經超過 180 公分了。
2. 小孩在春天往往長得比較快。

乳糜瀉
Celiac Disease

　　雖然過去 10 年對乳糜瀉的認識有所增長，知道這種干擾消化系統的疾病會妨礙人體從食物中吸收營養，不過對這種病症的關注可以追溯到西元 1 世紀。生活在 2 世紀的希臘醫師卡帕多西亞的阿雷泰厄斯（Aretaeus of Cappadocia）寫道：「如果食物未經消化處理，也沒有吸收任何東西到身體，這就是腹腔疾病（coeliacs）。」不過阿雷泰厄斯的這段描述並沒有受到重視，直到 1888 年，著名的英國內科醫師薩繆爾．吉（Samuel Gee，1839～1911）寫了關於這種病症的文章。

　　今日，科學家知道乳糜瀉是一種自體免疫的遺傳性疾病，會影響消化過程。當患有這種疾病的人食用麩質這種小麥、黑麥和大麥所含有的蛋白質時，免疫系統就會開始攻擊小腸和排列在腸道中稱為絨毛（villi）的微小突起。由於這些絨毛負責從食物中吸收養分，並轉移到血液中，乳糜瀉會導致營養不良。因此，患有乳糜瀉的人經常會併發其他相關疾病，諸如骨質疏鬆症、貧血和疲勞。大約有四分之一的患者還會出現疱疹性皮膚炎（dermatitis herpetiformis），肘部、膝蓋和臀部會發癢、起水泡和長皮疹。

　　在美國，儘管專家估計約有 300 萬人患有乳糜瀉，但其中只有 3% 曾確診。因為這種病的症狀常與其他疾病混淆，如腸躁症和慢性疲勞症候群。在診察時，醫師會先進行血液檢查，確定是否有某些抗體高於正常濃度，這是自體免疫性疾病的徵兆。如果這些篩檢暗示可能有乳糜瀉，會再進行小腸組織採樣，檢查絨毛是否損壞。

　　不幸的是，目前對這種病症並無療法。唯一的治療是採行無麩質飲食，避免穀物、麵食和大多數加工食品。目前有許多食品製造商都在生產以馬鈴薯、大米、大豆和蕎麥粉等材料製作的無麩質食品，乳糜瀉患者依舊可獲得均衡飲食。

補充事實：

1. *celiac* 這個英文字源自於希臘文的 *koelia*，意思是「腹部」。
2. 乳糜瀉有家族遺傳：研究顯示，有 4～12% 的乳糜瀉患者其一等親屬中也有人罹患。

綠茶
Green Tea

人以沸水浸泡茶葉來飲用的歷史已經有五千年。但是茶，尤其是綠茶，可不僅僅是一種飲料而已。研究顯示，它可能有助於減肥、降低膽固醇，甚至能幫助治療或預防癌症。綠茶過去僅是一種飲料，但現在已經推出膠囊形式的濃縮萃取物，還成為減肥和加強體能的保健品成分，甚至添加在局部美容護理產品中。

綠茶與白茶、紅茶和烏龍茶都來自山茶（*Camellia sinensis*）這種植物。它們之間的區別在於加工處理的方式：綠茶和白茶是由非發酵茶製成的，含有高濃度的多酚（polyphenols），這是一種抗氧化劑。（花草茶和南非博士茶不算是真正的茶，它們是由不同的植物混合而成。）綠茶中最強大的一種抗氧化劑是兒茶素（epigallocatechin gallate，EGCG）。茶葉中也含有咖啡因（白茶和綠茶比紅茶少個兩到三倍，所有茶的咖啡因含量都遠少於等量的咖啡），這有助於提高警覺。

在中國和印度傳統中，特別看重茶具有振奮精神和利尿的特性，不過現代醫學發現，綠茶還可以促進心智處理過程。研究顯示，它可以減緩某些癌症和良性皮膚腫瘤的生長；增加新陳代謝，幫助燃燒脂肪；並減少關節炎、克羅恩病和潰瘍性結腸炎等發炎性疾病的風險。

大多數研究評估的是每天喝 1～10 杯綠茶對人的影響，目前看來這些飲用量對大多數成年人來說都是安全的。不過，有在服用稀釋血液藥物的人可能會因為綠茶中的維生素 K 而讓藥效變差。此外，也有報告指出少數服用濃縮綠茶膠囊的人出現肝臟問題。

補充事實：
1. 目前推測（但未證實）綠茶和兒茶素可能有助於防止陽光傷害，所以現在成為防曬霜和其他護膚產品中的流行成分。
2. 早期有對含綠茶成分的產品進行研究，結果顯示可幫助女性受孕，不過仍須單獨對綠茶進行更多研究。
3. 以茶飲來販售時，綠茶通常是按產地分類。最多來自中國西南地區，昂貴品種的價格每公斤要上萬元。

嗅覺缺失症（卡曼氏症候群）
Anosmia (Kallmann Syndrome)

幾乎每個人都會因為感冒、過敏或鼻竇感染而暫時失去嗅覺，體驗到嗅覺缺失症患者的感受。但對那些罹患嗅覺缺失症的人來說，這可能是一種長期或永久性的疾病，他們當中有的是天生就沒有嗅覺，有的是因頭部外傷、藥物副作用、腦腫瘤或鼻腔結構擴大而失去嗅覺。沒有嗅覺的人對世界的反應不同：他們對食物味道的感覺有限，無法察覺煙霧或其他危險氣味，並且無法欣賞其他人認為理所當然的香氣。

造成嗅覺缺失症的一個原因是卡曼氏症候群，這是一種罕見的遺傳性疾病，主要發生在男性身上。患有卡曼氏症候群的人天生就聞不到多少氣味，或根本毫無嗅覺，他們無法進入青春期，通常不孕而且生殖器官較小。這是因為他們缺乏下視丘分泌的促性腺激素釋放激素（gonadotropin-releasing hormone，GnRH）；GnRH 這種化學物質有參與性成熟的過程，還會協助調節嗅球（olfactory bulbs）讓人產生嗅覺。這種病症也可能與色盲和其他視力問題有關，儘管科學家目前不確定原因。

卡曼氏症候群可以透過輸液或注射缺乏的荷爾蒙來治療部分問題。可以誘導生育，但只是暫時性的。這種疾病也會對患者造成心理疏離的作用。

即使沒有罹患卡曼氏症候群，通常人也會隨著老化而喪失一些嗅覺。有些人可能天生就對某種特定的氣味感到厭煩，例如魚或汗水，這種情況稱為特定嗅覺喪失（specific anosmia）。此外，阿茲海默症、內分泌系統紊亂、鉛中毒、營養疾病、放射治療或使用苯丙胺、雌激素或去鼻充血劑等藥物，都可能引發嗅覺缺失症。

補充事實：

1. 嗅覺缺失症患者會喪失某些基本能力，例如無法聞出牛奶是否變質，因此必須對可能造成危險的事採取預防措施。
2. 醫師可以透過「抓嗅氣味測試」（scratch-and-sniff odor tests），或使用咖啡、檸檬、葡萄、香草和肉桂等為人熟悉的氣味來診斷是否有嗅覺缺失。
3. 許多先天性嗅覺缺失症的人表示他們在孩提時代會撒謊，透過模仿別人的表情來假裝他們可以聞到其他人所聞到的氣味，好讓自己看起來很正常。

變性手術（約翰 · 曼尼）
Sex Change Surgery (John Money)

是男還是女？紐西蘭出生的心理學家約翰 · 曼尼（1921 ～ 2006）將大部分的生涯都投入在研究性別和兩性間的各種狀態。他曾在位於巴爾的摩的約翰霍普金斯大學擔任心理荷爾蒙研究中心（Psychohormonal Research Unit）主任，在這時期，曼尼提出「性別認同」（gender identity）以及「性別角色」（gender role）這兩個概念，前者是指人自我認定是男是女或介於兩者之間的感覺；後者則是人的行為會定義他們如何自認是男性、女性或介於兩者之間。

曼尼最出名也最飽受批評的一項主張，是他提倡為 3 歲以前生殖器官尚不明確的兒童（最常是因為遺傳因素所造成，如雌雄同體）進行變性手術。這在 1967 年釀成一場悲劇性的手術。當時，一對年輕的加拿大夫婦向他求助。他們的雙胞胎男孩（生於 1965 年）有一位的包皮環切術非常失敗，曼尼告訴他們可以透過荷爾蒙療程和變性手術，將這男孩養成像女孩一樣。這是第一次為發育正常（非雌雄同體）的嬰兒進行性別重置手術，這個孩子後來被撫養成布蘭達。但即便如此，布蘭達始終自認是男性，會把裙子撕毀，喜好運動而且總是大搖大擺地走路。

當布蘭達的父母在他 14 歲時向他解釋過去發生的事情時，他立即決定要重新變回男性，最後他變成大衛 · 雷默（David Reimer）。他停止雌激素治療，接受手術以構建陰莖，甚至結婚娶妻。但在經歷婚姻和職業上的失敗後，再加上他哥哥的自殺，大衛本人最後也於 2004 年自殺。在他過世前幾年，有一篇論文和之後發展而成的書讓世人關注他這個案例，批評者對曼尼在這其中扮演的角色大肆撻伐，認為他只是一個想要看到自己期待結果的科學家。他的同事表示，這位心理學家因為這些強烈反彈而大受打擊，在晚年變得很孤僻。

補充事實：

1. 大衛 · 雷默（1965 ～ 2004）的故事後來稱為「約翰／瓊安」（John/Joan）案例，並且收錄在《自然天成：被養成女孩的男孩》（As Nature Made Him: The Boy Who Was Raised a Girl）一書中。
2. 曼尼在空閒時會前往世界各地旅行，收藏人類學藝術品。後來，他將其收藏品捐贈給了紐西蘭戈爾的一家畫廊。

維生素
Vitamins

　　維生素是在食物中發現的物質，對兒童的正常發育至關重要，也攸關所有人的終生健康。身體一共需要13種維生素，分別是維生素A、C、D、E和K，以及維生素B群，包含生物素、葉酸、菸鹼酸、泛酸、核黃素、硫胺素、維生素 B_6 和維生素 B_{12}。

　　每種維生素都有特定的作用。要是沒有獲得足夠的維生素，可能會因此生病。例如佝僂病，就是因為沒有攝取足夠的維生素 D。另外，維生素 A 可預防夜盲症。而老年人的維生素 B_{12} 過低可能會增加腦萎縮（brain atrophy）的風險。

　　通常只要飲食均衡，食用各種食物，就能獲得所需的所有維生素。但是有可能需要服用綜合維他命來優化健康。不過人不可能光靠吃維生素保健品來獲得身體所需的所有營養，食用營養的食物仍是必須的。

　　以全食物為主而不靠營養保健品有三大好處：食物會提供最佳營養，因為全食物的營養素是一複雜的組合，這是營養品所不具備的。許多全食物還含有膳食纖維，可以幫助預防便秘、心臟病和第二型糖尿病。而且正確的食物還具備保健食品中缺少的保護性物質，例如，在蔬果中發現能夠抗癌的植物性化合物（phytochemicals），而當中的抗氧化劑則能對抗細胞和組織損傷。

　　服用綜合維他命對某些人可能是有益的，像是一天攝取熱量少於 1,600 卡，或是孕婦、試圖懷孕者或正在餵奶的女性；或是健康狀況影響到身體吸收養分的人，如慢性腹瀉、食物過敏或有食物不耐問題者。吃純素的人可能需要服用維生素 B_{12} 補充劑。對於大多數人來說，若是參照美國農業部建議的金字塔式飲食，基本上就會獲得身體所需的所有維生素。

補充事實：

1. 維生素 D 和 K 是身體唯一可以自行製造的維生素。其餘的維生素只能從食物或補充品中獲得。
2. 不幸的是，維生素就跟許多其他東西一樣，並不總是越多越好：攝取太多維生素也會讓人生病。

人工關節 Artificial Joints

　　隨著身體的老化，關節也開始受到影響，出現關節炎的狀況。具有保護性的軟骨磨損耗盡，骨頭之間相互摩擦，導致疼痛和運動力喪失——這種情況大多發生在膝蓋和臀部。幾十年來，醫師認為要減輕這種疼痛和不適，最有效的方法就是直接更換受損的關節。不過要找到一個安全而有效的替代品卻是醫學上的一項重大挑戰。

　　早期用來替代或潤滑關節表面（的失敗）嘗試有用過肌肉、脂肪、豬膀胱、金、鎂和鋅等。但沒有一個能夠同時達到人體關節所需的安全性和強度。

　　波士頓的外科醫師馬里烏斯・史密斯－彼得森（Marius Smith-Petersen，1886 ～ 1953）是早期致力於設計人工關節的醫師，他的第一個設計是模壓的玻璃，但玻璃關節無法運作，但史密斯－彼得森繼續他對模具的研究，他稱此為關節成形術（mold arthroplasty），最終找到了塑膠和不銹鋼的組合。

　　1936 年，可運作人工關節的研發工作因為當時發明的維塔立合金（Vitallium）而大有進展，這是一種鈷鉻合金，足夠堅固，所以可用於行走，而且也達到足以將其插進體內的安全標準。1940 年發表了第一篇描述以維塔立合金髖關節進行置換術的報告，這場手術是在巴爾的摩的約翰霍普金斯醫院進行。當時，紐約市醫師愛德華・哈布許（Edward Haboush，1904 ～ 1973）研發出一種將人工關節黏附到現有人體骨骼的方法，解決了相關的技術問題。到了 1958 年，英國外科醫師約翰・查恩利爵士（Sir John Charnley，1911 ～ 1982）嘗試以聚四氟乙烯（Teflon）植入物替換髖臼（而不只是換上球狀的關節），試圖解決疼痛和功能問題。但聚四氟乙烯的成效不彰，後來他又嘗試了聚乙烯（polyethylene），結果效果非常好。他從牙醫那裡借來暱稱為骨水泥的聚乙烯黏合劑，可以將人工關節牢固地黏合在骨骼上，達到「全髖關節置換」。

　　在這時期，又開發出膝關節炎的治療方法，以樞紐型關節假體和金屬墊片來防止骨骼之間的摩擦。約翰・英索（John Insall，1930 ～ 2000）於 1972 年在紐約市開發出今日人工膝關節的原型，包含組成膝關節三個表面的股骨、脛骨和髕骨（或稱膝蓋骨）。

生長激素
Growth Hormone

　　腦垂體位於大腦底部,是一顆成豌豆狀的腺體,在身體中擔負關鍵工作:分泌生長激素,刺激體內細胞生長和繁殖。

　　當生長激素附著在某些細胞上時,會引發它們產生生長和分裂的反應。生長激素會促進蛋白質合成和分解儲存的脂肪,將其轉化成能量。這就是為什麼體內荷爾蒙達到適當的平衡很重要。過多的生長激素會導致巨人症,曾有人長超過 2.43 公尺。但生長激素過少可能導致侏儒症,這種病症的特徵是身形短小,身高低於 147 公分。

　　兒童身上的生長激素含量特別高。但從 40 歲開始,腦垂體開始減少生長激素的量。有人認為這種下降可能就是年老體衰的原因,比方說骨頭變弱。然而,研究顯示,健康成年人若服用生長激素,反而會增加一系列健康問題的風險,例如糖尿病和心臟病。不過,在治療身材極為矮小的兒童時,還是會經常使用合成生長激素。

補充事實:

1. 生長激素於 1956 年首次發現,並在 2 年後從人類屍體中萃取出來,治療侏儒症。在 1985 年,這種荷爾蒙的人工合成形式獲得使用批准。
2. 一些健美運動員和運動員會濫用合成人類生長激素,以期長出更多肌肉。

骨質疏鬆症
Osteoporosis

　　想像一下，要是隨便一個簡單的動作，比如彎腰甚至是咳嗽，就可以讓人骨折，會是怎樣的慘況。而對一千萬名美國人來說，這個可怕的想像場景就是他們的現實，因為他們罹患了骨質疏鬆症。隨著病程發展，骨骼漸漸變得脆弱，即使僅是很小的壓力也變得危險。事實上，有近一半的女性和四分之一的男性都會在他們生命中的某個階段因為本身的骨質疏鬆症而釀成骨折。

　　在顯微鏡下，骨頭看起來像是蜂窩的內部。膠原纖維與堅硬的磷酸鈣複合物和活的骨細胞交織在一起。測量骨頭的厚度和密度便可計算出骨質。骨質疏鬆症會造成骨質減少，讓基質中出現縫隙和孔洞，就像編織得不好的毛衣。

　　骨質疏鬆症需要好幾年才會形成，主要影響的是 50 歲以上的人群。骨骼的成長早在兒童階段就已設定好：在生命的最初幾十年中，骨骼會長得非常快，遠超過分解的速度。到 18 歲時，高達 90% 的骨質都已形成，在 30 歲時達到頂峰。在那之後，失去的骨質可能比補充得多。進入更年期後，由於女性體內保護骨骼的雌激素濃度下降，因此出現骨質疏鬆症的風險更大。

　　改變某些生活方式，比方說大幅增加構建骨骼的維生素 D 和鈣的攝取量，有助於在年齡增長時保護骨骼。另外，跑步和肌力訓練這類負重運動，也能刺激骨骼形成；骨架為了適應重力和衝擊會構建出更多的骨細胞。要篩檢骨質疏鬆症，醫師會用 X 光或超音波來測量脊柱、髖部和腕部的骨密度，這三個部位是最有可能受到骨質疏鬆症影響的。為了避免有害的骨折，醫師會開一些保護骨骼的藥物，例如選擇性雌激素受體治療（selective estrogen receptor therapy）和雙膦酸鹽（bisphosphonates）。

補充事實：

1. 進入更年期後的 5 ～ 7 年間，大多數女性會失去約 20% 的骨質。
2. 抽菸或曾抽菸者、骨架小或是有飲食失調症的人更容易罹患骨質疏鬆症。
3. 白種人和有家族史的亞裔罹患骨質疏鬆症的風險較大。

黑升麻
Black Cohosh

黑升麻（*Actaea racemosa* 和 *Cimicifuga racemosa*）是毛茛科的成員，用於舒緩更年期的熱潮紅症狀。黑升麻是由這植物的根和稱為根莖（rhizome）的地下莖所製成。

黑升麻在美洲原住民之間相當普遍，並且在 19 世紀的美國成為一種流行的療法——尤其是在從事另類療法的人士間，他們管這種草藥叫美升麻（macrotys）。這群人經常開立黑升麻來處理女性生殖器官的問題，諸如月經問題、發炎、子宮或卵巢、不孕症和分娩疼痛或併發症。

科學家目前並不確定黑升麻的作用機制。它的活性成分可能是蜂鬥菜酸（fukinolic acid），其作用類似女性荷爾蒙雌激素，不過這方面的研究經常相互矛盾，尚無定論。女性到達更年期後，體內的雌激素濃度通常會降低，可能導致熱潮紅、情緒波動、體重增加和陰道乾燥等症狀。多數的研究報告強調黑升麻有緩解熱潮紅和情緒波動的好處。

2001 年，美國婦產科學院發表過一份關於黑升麻的聲明指出，服用 6 個月或更短的時間，可能對出現更年期症狀的女性有所幫助。儘管初步研究頗振奮人心，但由於這些研究很少設置安慰劑控制組，而且試驗的劑量不一致，因此並未獲得政府衛生組織的官方推薦。

按照指示服用黑升麻似乎是安全的，儘管它會導致頭痛、胃部不適和腿部沉重感。（有非常小比例的人出現肝損傷。）通常不會長期使用這種草藥，而且目前的研究僅追蹤服用 6 個月以下的女性。懷孕或患有乳癌或肝病的女性不應在沒有諮詢醫師的情況下服用黑升麻。

補充事實：

1. 黑升麻的其他常見名稱包括黑蛇根（black snakeroot）、蟲草（bugbane）、臭蟲（bugwort）、響尾蛇根（rattleroot）、撥浪鼓（rattletop）以及響尾草（rattleweed）。昆蟲通常會避開它，因此有了上述這些別名。
2. 莉芙敏（Remifemin）片劑是以黑升麻為主成分且廣泛使用的藥品。還有推出其他劑型，例如將黑升麻萃取物與酒精混合的溶液，但針對這類型產品的研究較少。
3. 黑升麻不應與藍升麻（*Caulophyllum thalictroides*）混淆，這是一種類似尼古丁的草藥，也用於治療月經和婦科問題，但沒有經過徹底的試驗，不確定其有效性和安全性。

亞斯伯格症候群 Asperger's Syndrome

　　1944 年，奧地利兒科醫師漢斯 · 亞斯伯格（Hans Asperger，1906 ～ 1980）描述了執業時觀察到某些孩子有令人不解的傾向。這些孩子展現出令人印象深刻的詞彙能力，可以用正式的演講用語來說話，但卻難以進行基本的社交。亞斯伯格稱他們為「小教授」。

　　今日則是以亞斯伯格症候群來描述這種行為模式，這是自閉症中一種常見的形式，特徵通常涉及一系列的語言和社交障礙，對興趣著迷以及高智商。例如，患有亞斯伯格症候群的兒童通常會對特定主題展現獨特的興趣，但對其他東西毫無興趣，而且會去背誦一個又一個的目錄，比方說所有的相機型號，但卻對攝影漠不關心。

　　目前認為自閉症是在胎兒發育早期就形成，症狀通常在五、六歲時出現。與其他形式的自閉症兒童不同，亞斯伯格症候群的兒童會保留他們早期的語言技能，最明顯的特徵是在社交場合中展現出不適切行為，會使用不尋常的言語模式，而且難以解讀身體語言。患有亞斯伯格症候群的兒童也可能表現出笨拙或重複的動作，例如拍手或轉手，可能會難以從事其他人認為理所當然的體能活動，例如騎自行車。然而，透過有效的治療，他們可以學會在工作場所應對，就像一般成年人一樣──儘管在個人互動上往往還是很困難。

　　患有亞斯伯格症候群的人也可能患有焦慮和憂鬱症，治療方式經常是以藥物治療來處理這些情況。療程中也會嘗試解決強迫症和溝通問題，通常包括社交互動方面的訓練。大多數專家同意應盡早開始治療。

　　亞斯伯格症候群患病率的估計值存在有很大的差異，部分原因是很難區分亞斯伯格症候群和高功能自閉症。有一學派──由劍橋大學西蒙 · 拜倫－科恩（Simon Baron-Cohen）教授所領導──主張不應將這兩個狀況認為是一種疾病，而應該看作是有趣而獨特的思考方式。

補充事實：

1. 患有亞斯伯格症候群的個體通常具有出色的聽覺和視覺感知，可能會注意到模式和排列的微小變化。然而，他們的空間感知或視覺記憶可能有缺陷。他們也可能對觸覺、質地、味道、氣味和其他刺激異常敏感。

梅毒
Syphilis

在歷史上，梅毒有過一長串的名稱，曾被稱為大痘（great pox），等到在法國士兵間流行起來後，又稱為法國病。不過現代科學最後決定稱其為梅毒，這是為了紀念古希臘神話中被眾神詛咒染上可怕疾病而受苦的牧羊人希菲里斯（Syphilis）。醫師又暱稱這種病為「偉大的模仿者」，因為許多徵兆和症狀都與其他疾病相似。

那麼，這個具有許多稱號的病症廬山真面目究竟為何？這是由梅毒螺旋體（*Treponema pallidum*）引起的感染，是透過直接接觸瘡口傳播的。這些瘡主要發生在陰莖、陰道、肛門或直腸；也會出現在嘴唇或嘴裡。孕婦會將疾病傳染給她們的胎兒。（與一般認知相反，梅毒並不會透過馬桶、熱水浴缸或浴室傳染。）在美國，每年約有 3 萬 6 千人感染梅毒。

由於症狀會處於休眠狀態，許多人可能染病多年而不自知。不過，平均而言，大約在 1 個月後會出現第一個症狀。在這個初級階段，會長出一個瘡或多個瘡（稱為下疳），通常會自行痊癒，但若不及時治療，在瘡消失後會進展到下一階段，導致手腳出現皮疹、疲勞、發冷、喉嚨痛。不加以治療的人，心臟、大腦、肝臟、骨骼和關節都會受到損傷。所幸，這種疾病很容易診斷，僅要驗血即可。一個療程的抗生素，通常是青黴素，就可以消滅這些細菌。

補充事實：
1. 義大利醫師兼作家吉羅拉莫 · 弗拉卡斯托羅（Girolamo Fracastoro，約 1478 ～ 1553）在 1530 年將這種疾病命名為梅毒。
2. 梅毒患者感染 HIV 的可能性高達五倍，因為病毒更容易透過瘡口傳播。
3. 若不治療梅毒，可能會長出動脈瘤，進而壓迫聲帶，導致患者聲音沙啞。這在 14 世紀被稱為「妓女的低語」。

抗氧化劑
Antioxidants

　　抗氧化劑是一種增強免疫系統的物質，能夠保護人體避免受到體內化學反應釋放出氧化物的有害影響。抗氧化劑這個名稱源自於它們有助於預防，甚至可能修復氧化過程造成損壞的特性。

　　氧化損害發生在身體分解食物時產生的氧氣，或是暴露在菸草煙霧和輻射這類環境毒素中。這種損害會導致細胞無法正常運作，長時間下來，會對細胞造成不可逆的傷害，並導致糖尿病、癌症和心臟病等疾病。

　　可以透過攝取抗氧化物質來防止氧化損傷，確保飲食中含有 β - 胡蘿蔔素、葉黃素、番茄紅素、硒和維生素 A、C 和 E 等。這些化合物存在於許多平常常吃的食物中，例如蔬果、堅果、穀物和某些肉類、家禽和魚類；甚至是紅酒。應該每餐都吃含有抗氧化劑的食物，才能獲得最大的益處。由於消化過程會造成氧化反應，對抗損害的最佳方法就是加入抗氧化劑——無論是來自食物還是每天服用的營養保健品——這些在吃飯時早已存在於體內。

補充事實：

1. 日常一杯紅酒的抗氧化劑可能有助於預防某些癌症的發展。喝一杯白葡萄酒、啤酒或烈酒則沒有展現相同的益處。
2. 大腦容易受到氧化損害，因此經常會用抗氧化劑來治療腦傷，目前正在研究治療阿茲海默症和帕金森氏症的藥物。
3. 抗氧化的過程有點類似防止切開的蘋果暴露在空氣中變成褐色。若是將切好的蘋果浸入含有抗氧化維生素 C 的柳橙汁中，它就會停止氧化，讓果肉保持白色。
4. 有高達 30% 的美國人會服用抗氧化劑的保健品。

亞歷山大・弗萊明和青黴素
Alexander Fleming and Penicillin

世界上第一個也是最著名的「奇蹟藥物」的發現很偶然，多虧了一間凌亂的實驗室以及頭腦靈光的亞歷山大・弗萊明。

在一次世界大戰期間擔任軍醫的弗萊明（1881～1955），親眼目睹了可怕的細菌感染是如何襲擊英國軍隊。1918 年戰爭結束後，他開始尋找有效的治療方法。他在倫敦的聖瑪麗醫院做實驗時，首先發現了一種天然存在的化學物質，稱為溶菌酶（lysozyme）。這種酵素是由身體製造，會存在於包括淚珠在內的某些體液中。然而，弗萊明發現，儘管這種物質可以殺死細菌，但它的效力太弱，無法治療嚴重感染。於是他繼續研究。

然後在 1928 年，在清理實驗室時偶然發現了一個有趣的現象。他看到黴菌在培養葡萄球菌的培養皿中生長，而且看似殺死了周圍的細菌。他進一步檢查這種黴菌，發現它是來自青黴屬。第二年他發表了這項發現，但沒有引起什麼迴響，有好幾年的時間，他的這項研究為世人所遺忘。

然而，在 1935 年，牛津大學的癌症研究人員讀到弗萊明關於溶菌酶和青黴菌的舊文章。他們開始嘗試以青黴素來做實驗，將其注射到受細菌感染的活老鼠體內。結果看似很有希望，於是他們嘗試注射到人體受試者身上。當時有一名警察因為割傷感染而瀕臨死亡，在以青黴素注射後出現很大的改善。但由於供應量有限，在研究人員用完藥物的幾天後，這名警察病倒後死去。他們很快就意識到這需要進行量產。

但這時，英國已進入二戰，藥物生產資源有限。於是研究人員轉向美國，他們在那裡獲得洛克菲勒基金會（Rockefeller Foundation）的資助，並在伊利諾州的皮奧里亞（Peoria）設置工廠。當美國在 1941 年也加入戰爭時，政府對這些民營化學公司施壓，要他們開始生產這種當時仍很稀少的藥物，儘管這時仍然處於非常早期充滿利益衝突的試驗階段。這些努力產生了重大影響；戰爭結束時，美國每個月生產 6,500 億單位的青黴素。

甲狀腺
Thyroid

甲狀腺這個 5 公分長的蝴蝶形器官，位於喉嚨的前方，在人體內扮演非常重要的角色。

甲狀腺是內分泌系統的控制中心，它所分泌的荷爾蒙，會幫助身體決定運作模式是要平穩還是快速，不論是熱量轉化為能量的過程、心肌收縮還是尋找一段記憶。換言之，甲狀腺會影響每一個細胞。當這器官產生太少或太多的荷爾蒙時，就會影響到身體所有系統；這些問題稱為甲狀腺疾病（thyroid disorders）。

由於甲狀腺疾病不會展現出明顯的症狀，絕大多數都未診斷出來——在美國有高達 1,300 萬未確診病例。甲狀腺疾病最常在青春期展現症狀，女孩又比男孩多。甲狀腺功能衰退，或稱甲狀腺功能低下（hypothyroidism）的症狀有疲勞、體重增加、肌肉和關節疼痛、健忘和情緒波動。可透過驗血來篩檢，測量甲狀腺刺激素在體內的濃度。若檢查結果顯示甲狀腺功能衰退，醫師通常會開立一種甲狀腺激素替代藥。

甲狀腺過度活躍，則是所謂的甲狀腺機能亢進（hyperthyroidism），會導致焦慮、體重突然下降、心跳加速以及失眠。可以使用抗甲狀腺藥物來減緩腺體產生荷爾蒙的速度加以治療。較為嚴重的患者可能需要接受放射性碘治療，這可破壞甲狀腺但不會傷害到身體的其他部位。接受這種手術的人必須終生服用甲狀腺激素替代品。在青春期出現的症狀經常會自然消退，或是在藥物治療 1 年後消退。

補充事實：

1. 大約 5% 的美國人患有甲狀腺功能衰退，而 1% 有甲狀腺機能亢進。這兩種都好發於女性。
2. 成人每天需要約 150 毫克的碘來產生甲狀腺激素，這種礦物質存在於魚、海藻和碘鹽中。
3. 因為甲狀腺疾病在女性中非常普遍，醫師建議女性從 35 歲開始每 3 年檢查一次甲狀腺。

憩室炎
Diverticulitis

　　健康的大腸是一根約莫 150 公分長的平滑肌組織所形成的管道。但有些人的大腸在肌肉薄弱的地方會形成小凸起。60 歲以上的人超過一半都有這種無害的狀況,這稱為憩室(diverticulosis)。但是當這些彈珠大小的突起在腸道內壁發炎和遭到感染時,就會變成憩室炎。

　　有四分之一長憩室的人最後會發展出憩室炎。最常見的徵兆是腹部左下側劇烈疼痛;其他症狀還有發燒、噁心、痙攣和排便習慣改變。醫師在診斷這種病症時會進行身體檢查、驗血和腹部電腦斷層掃描。在大多數情況下,會以抗生素療程來對抗感染。若是不治療,感染很快就會導致大腸膿腫或膿液聚集在大腸壁上。當膿腫破裂或膿液滲出時,就會發生腹膜炎。這狀況相當嚴重,會導致重症,若是沒有適當醫療,可能會致命。

　　憩室炎的另一個併發症是瘻管(fistula)。當受損組織接觸並融合在一起,造成異常交流,就會形成瘻管。瘻管以及復發的憩室炎會以手術切除病變的大腸部分來治療。

　　預防這些憩室疾病的最佳方法是採取高纖飲食。專家認為,便秘會使人在排便時用力,對大腸施加壓力,並削弱腸道內襯。雖然成年人每天僅需要從水果、蔬菜和全穀物等食物中攝取 25 公克的纖維,但大多數人的攝取量都不到這個數量的一半。多喝水、吃沙拉和選擇全麥穀物有助於維持正常的腸道功能,保持大腸健康。

補充事實:

1. 憩室病在亞洲和非洲很少見,那裡的大多數人都吃高纖維飲食。
2. 憩室病男女發病率均等,但憩室炎多見於女性。

助產士 Midwife

　　美國自殖民時期以來，一直是由助產士在照顧孕婦與接生。今日，取得證照的助產士可以經營自己的診所，進行臨床檢查，甚至是開藥，而且不限於懷孕期間的女性，還包括她們生命的各個階段。然而，大多數的州都要求助產士診所搭配醫師或監管者支援。

　　護理助產專業建立於 1920 年代，主要是為了因應美國嬰兒和孕婦驚人的死亡率。當時一群產科醫師、護理師和母親在紐約市組成了產婦中心協會（Maternity Center Association，MCA）來處理這個問題。產婦中心協會檢視了具有優秀母嬰健康記錄的外國經驗，發現在生產過程中最為重要的人物是助產護理師（nurse-midwife）。

　　美國的第一批助產護理師來自英國。他們加入在肯塔基州成立的「邊境護理服務」（Frontier Nursing Service），這項計畫主要是派遣護理師騎馬前往阿巴拉契山脈的偏遠地區。幾年後成立了第一所助產護理師學校。今天全美有超過 7,000 名經過認證的助產士，每年約有 8% 的美國新生兒是在這些專業人士的照護下出生。他們不再只是照顧孤立或貧窮的婦女和兒童；今日有許多富裕的客戶欣賞護理助產師提供的個人化和全方位的醫療保健服務。

　　取得證照的護理助產師是已完成護理師培訓並通過國家考試、登記有案的助產士。他們可以在家開業，也可以前往生育中心、診所和醫院執業，他們可以開藥，而且他們的服務通常都在保險給付的範圍內。許多患者是因為年度檢查去看助產士，或是去諮詢關於婦女健康問題的指導，例如節育問題、乳癌和更年期。

　　美國大多數的州都有頒發助產護理師執照，但僅用於照護健康孕婦，不適用於治療疾病或分娩併發症。其他非助產護理師的類型有持證助產士（certified midwives）和未取得護理師資格的直升助產士（direct-entry midwives），他們的執業範圍依各州法律而不同。另一類的助產士是陪產員，或稱杜拉（doula），這是由女性擔任，她會在分娩期間陪伴產婦及其伴侶，提供身體和情感支持，但不會進行診斷，也不會提供醫療建議。陪產員通常沒有執照，也沒有接受過特定培訓的證書。

腦萎縮
Brain Atrophy

由於疾病、損傷或老化導致大腦中組織和神經元的損失，稱為腦萎縮。有的腦萎縮是概括性的，即整個組織都在萎縮，也有局部性的，也就是只影響有限的區域，僅損害大腦該部分的控制功能。

腦萎縮不是一項醫學診斷，而是醫師在 MRI 或電腦斷層掃描中看到的情況，並以解剖學用字來描述。加速型的腦萎縮通常與阿茲海默症和其他形式的老年癡呆症有關。但是隨著年齡增長，所有人都會出現一定程度的萎縮，因為大腦本來就會自然地縮小其體積。與老化相關的萎縮主要發生在負責「執行功能」的額葉，比方說規劃、控制和抑制心智和行為。大腦其他區域的萎縮會影響到協調、語言技能和智力。一般認為血流量減少是導致大腦萎縮的主因。

其他導致早期或異常腦萎縮的疾病包括腦癱、腦炎、亨丁頓舞蹈症、多發性硬化症、中風、腦外傷和愛滋病這類傳染病等。當中許多都伴隨有記憶障礙、癲癇發作和溝通問題。

心理和社交形式的刺激，例如拼圖、閱讀以及和朋友互動是預防腦萎縮的重要因素。定期的身體活動和良好的營養似乎也有助於減少或逆轉老年癡呆症患者的腦萎縮。研究顯示，維生素 B₁₂ 低的人，腦萎縮的情況可能會比體內維生素濃度正常的人來得嚴重；這類維生素可從肉類、奶製品和雞蛋中攝取。

補充事實：

1. 研究顯示，腦萎縮會影響老年人的判斷力和抑制不適當想法的能力，並且會引發抑鬱、賭博和不當社交行為，以及無意識的偏見和種族主義。
2. 腦萎縮通常會有失語症和感覺障礙這兩種形式。接收型失語症（receptive aphasia）是難以「接收」或理解他人所說的話的含義。表現型失語症（expressive aphasia）則是難以用語言表達自己，可能會有選用奇怪單詞，無法想出一個詞或叫出常見物體的名稱，以及使用不完整的短語或句子等症狀。

披衣菌
Chlamydia

披衣菌是最容易遭到忽視的一種性傳染病，但同時也是最盛行的一種。儘管有高達 1 千萬名的美國人每年都會感染，但據推測僅有 20% 被診斷出來，並且獲得適當治療。因為披衣菌的指標性症狀，很容易與其他病症混淆。在大多數時候，這種病僅會導致陰莖或陰道有分泌物，並伴隨有輕微的骨盆疼痛。

披衣菌之所以經常遭到忽視，其中一項原因是科學家和醫師對病原菌砂眼披衣菌（*Chlamydia trachomatis*）的認識較少。由於這種細菌不易在實驗室環境培養，因此直到 1965 年才鑑定出來。而且，直到過去幾十年，要診斷這種疾病必需經過複雜的實驗室測試，耗時長達一週，且僅有少數幾間實驗室提供這項檢驗。

今日，醫師可以透過簡單的細菌培養或抹片來篩檢披衣菌，若確診的話，可使用為期一週的四環素或紅黴素的抗生素療程來治療。不幸的是，有時醫師會將這些症狀誤認成淋病而開錯藥。而在女性身上，這種細菌會傳播到子宮和輸卵管，產生感染，造成骨盆腔發炎性疾病（pelvic inflammatory disease），可能會在女性生殖道留下疤痕，影響女性的生育能力。不過，未經治療的淋病可能會產生一樣的結果，而且不論是罹患這兩種疾病的哪一種，都會增加患者感染另一種的風險。

補充事實：

1. 在美國大約有 10% 的大學生會感染披衣菌。
2. 披衣菌感染會增加女性異位妊娠的風險，若是在懷孕時感染，會增加早產和產後感染的機會。
3. 透過性行為而接觸到病原菌後，會在 1 ～ 4 週後出現症狀。

維生素 C
Vitamin C

維生素 C，也稱為抗壞血酸（ascorbic acid），是維持身體健康所必須的一種維生素。身體會用它來製造構成骨骼、軟骨、肌肉和血管的膠原蛋白，而且有助於鐵質的吸收。維生素 C 可以從蔬果中攝取，尤其是柑橘類水果，如檸檬、酸柑和柳橙。目前推薦的每日維生素 C 攝取量：18 歲以上男性為 90 毫克，18 歲以上女性為 75 毫克。孕婦和哺乳期婦女需要更多的量，應該詳細諮詢醫師。兒童會隨年齡增長而需要不同量的維生素 C。

維生素 C 缺乏會導致壞血病，若病情嚴重甚至會導致猝死。不過這種情況很少見，僅在嚴重不足的情況下才會發生。壞血病可能發生在營養不良的人身上，或是唯一的營養來源僅是母乳的嬰兒。以維生素 C 來治療壞血病患者，通常在 24 ～ 48 小時後就會改善症狀。

維生素 C 有許多建議的用途。特別是在預防或治療感冒和呼吸道感染上，不過儘管研究人員持續在研究這方面的效果，但在大多數時候，他們無法證明維生素 C 會產生任何顯著減少罹患感冒的風險。然而，在一般人身上，維生素 C 可能會縮短感冒的時間。對於生活在非常寒冷的地方、或從事極端運動的人，維生素 C 可能會降低高達 50% 的感冒風險。目前尚未證明維生素 C 是否有益於預防白內障、心臟病或癌症，儘管一直有研究在評估其在這方面的效果。

補充事實：

1. 身體無法儲存維生素 C，因此發生維生素 C 中毒的情況極為罕見。
2. 每天攝入超過 2,000 毫克的維生素 C 可能會導致胃部不適和腹瀉。
3. 過去壞血病在英國海軍中很普遍，直到將酸橙添加到水手的飲食中才有所改善。據信這就是英國水手被稱為萊姆兵（limeys）的原因。

心導管檢查
Cardiac Catheterization

在 1900 年代初期，科學家一直在持續尋找新方法來觀察並操控人類心臟的跳動。那時有越來越多的人因為心血管疾病、動脈阻塞和心臟病發作而死，不過一直到心導管問世後，醫師才能在檢查過程中真正看到活人的循環系統內部運作狀況。

這項技術的其中一位發明者是沃納 · 福斯曼（Werner Forssmann，1904 ～ 1979），當時他在德國念醫學，他認為要測試這個想法最容易的方式就是拿自己當白老鼠。1929 年，福斯曼將一根細長的管子插入自己的手臂，沿著靜脈滑動，然後拍攝了一張 X 光片。最後，他一路將導管推入心臟的右心房。這等於是開啟了一扇全新的大門，當中充滿各種可能性。兩年後，福斯曼再次進行這項實驗，這次注入了一種會在 X 光片上顯影的液體——基本上這就是醫學史上的第一張血管心電圖。

根據這些實驗，紐約市貝爾維尤醫院的安德烈 · 菲德列克 · 庫爾南（André Frédéric Cournand，1895 ～ 1988）和狄更森 · 理查茲（Dickinson Richards，1895 ～ 1973）在實驗動物上繼續心導管術的研究。他們想要證明這個過程的安全性，這一次同樣也是在實驗者本人，也就是庫爾南身上進行測試，並且在 1941 年首次將其用於臨床。

心導管插入術提供了全新的方法來研究心臟和肺，讓醫師得以直接從心臟抽血。在導管的尖端加上微型設備，醫師還可以讀取血液流經身體時的血壓讀數，測量血氧量和二氧化碳濃度。因為這項發現，福斯曼、庫爾南和理查茲在 1956 年共同獲得諾貝爾生理醫學獎。

補充事實：

1. 今日，心導管的施行可從手臂、頸部或腿部的靜脈或動脈插入。
2. 尖端帶有球囊的導管可用於血管成形術（cardiac angioplasty），或稱為經皮冠狀動脈介入性治療（percutaneous coronary intervention），這是一種用來壓縮斑塊和擴張狹窄血管的技術。
3. 心導管檢查需時一到數個小時不等。雖然事先會給予患者鎮靜劑來幫助他們放鬆，但在整個手術過程中通常必須保持清醒。

腺樣體
Adenoids

腺樣體是位於喉嚨兩側的海綿狀組織團塊，在鼻子和嘴巴頂部之間。雖然它們通常與扁桃腺合在一起，不過在張開嘴巴時是看不到腺樣體的。

跟扁桃腺一樣，這些淋巴組織團塊就像過濾器，能夠發揮保護身體的作用。每個腺樣體都覆蓋著一層薄薄的黏液和纖毛，會伸出毛狀突起物將黏液推入喉嚨。在每次呼吸或吞嚥時，這些黏液和腺樣體就會去捕捉有害的細菌和病毒。此外，這些腺體還會產生抗體來幫助身體抵抗感染。

專家認為，腺樣體在幼兒時期扮演重要的角色。實際上，腺樣體通常在 5 歲時開始縮小，所以在十幾歲成為青少年時，這些組織幾乎消失殆盡。正是在這些早年時光，腺樣體可能會受到感染，變大或腫脹。這通常與扁桃腺炎一起發生；症狀包括喉嚨痛、腺體腫脹、鼻塞和耳部感染。

如果感染是由細菌引起的，醫師可能會以抗生素療程來治療。但若是藥物不能消除症狀，或者孩子反覆感染，醫師可能會建議動手術來切除腺樣體，稱為腺樣體摘除術（adenoidectomy）。孩童通常需要約一週的時間才能從手術復原，這種手術通常會同時切除扁桃腺。

補充事實：
1. 因為腺樣體增大會導致鼻塞，迫使人張嘴呼吸，因此其中一個症狀是面部表情空洞。
2. 同時切除扁桃腺和腺樣體的切除術通常簡稱為 T 加 A。

膀胱炎
Cystitis

在希臘的科斯島（Kos）上有一家由堪稱是現代醫學創始人的古希臘醫師希波克拉底創辦的教學醫院。這棟建築蓋在山坡上，各專科的排列都與相應的人體對應：山頂上的建築物是精神疾病研究的所在地，而處理腸和膀胱的部門則在山腳下。就是在這間醫院較低階的院區中，首先進行了膀胱炎的研究。

膀胱炎是由細菌感染所引起的。最常見的細菌是大腸桿菌，會透過尿道向上傳播，並在泌尿道中繁殖。這會導致頻尿、尿急以及小便時有灼燒感或疼痛感。其他症狀包括尿液混濁或血尿、低燒和骨盆疼痛。在今日，是以尿液分析來診斷膀胱炎，會收集尿液樣本來篩檢細菌、血液或膿液，並且進行組織培養來判定當中致病的生物體。最常見的療法是以抗生素來殺死細菌；症狀通常會在幾天內消失。有時病原是來自透過性行為傳播的有機體。

膀胱也可能在沒有細菌感染的情況下發炎。泡泡浴和殺精劑等產品中的化學刺激物，還有性交造成的傷口，都會引起刺激。在美國，大約有 100 萬人患有間質性膀胱炎或稱膀胱疼痛症候群（interstitial cystitis），這是一種與自體免疫疾病有關的慢性膀胱炎症。雖然間質性膀胱炎無法治癒，但醫師可以進行緩解病情的治療，例如神經刺激，或是藥物治療來緩解骨盆疼痛和頻尿問題。

補充事實：
1. 因為女性的尿道較短，所以更容易有膀胱炎。
2. 孕婦的風險特別高，因為懷孕時會影響到膀胱，難以完全將尿液排空。
3. 蔓越莓中的化合物已證實可以阻止細菌黏附在尿道壁上，因此能夠預防膀胱炎。

魯爾夫治療法
Rolfing

「魯爾夫治療法帶來了福音：當身體正常運作時，重力可以在其間通行無阻。然後，身體便能自發地展開自癒。」
——艾達・魯爾夫（Ida P. Rolf，1896～1979）

魯爾夫治療法是一套操作身體軟組織的結構整合方法，類似於深層按摩，旨在改善姿勢、釋放壓力和舒緩慢性疼痛。創始人艾達・魯爾夫是 1920 年代美國醫學領域的先驅，對順勢療法、脊椎按摩療法和瑜伽等替代療法都很感興趣。她認為，當骨骼位於正確相應的位置，身體才能發揮最佳功能，而結構失衡會對肌肉、肌腱和韌帶產生負面影響。基於這種信念，她開發出一套稱為結構整合的方法：以緩慢移動的壓力施加在指關節、拇指、手指、肘部、膝蓋肌肉以及其周圍的軟組織。

魯爾夫的這套動作是透過一系列十堂課來教授，稱為「十系列」（10 Series），這套課程著重在特定結構和動作主題上。第一堂課通常聚焦在以呼吸模式來釋放肋骨、肺和橫膈膜中遭到「控制」的壓抑。隨後的課程則處理腳、腳踝、膝蓋、臀部、手臂、頸部和頭部的運動模式。魯爾夫治療法的支持者聲稱這套方法可以改善運動協調性，防止重複性的壓力損傷，並可用來預防兒童的結構性問題。他們強調魯爾夫治療法不僅僅是深層組織按摩，而且要成為魯爾夫治療師必須對此套方法非常熟練。首先要找出問題區域，然後專注在因壓力或受傷而錯位的肌肉上，將其「區分」出來。最後，他們會「整合身體各個部分，改善各部位的關係，使其在萬有引力的重力場達到物理平衡。」這一點，根據魯爾夫結構整合研究所的說法，不是光靠按摩就可以做到的。

臨床研究顯示魯爾夫治療法可能有效減輕焦慮，改善腦癱患者的動作，提高慢性疲勞症候群患者的幸福感，並治療腰部疾病，不過還必須在這些領域進行更多研究才能確定。患有骨質疏鬆症、皮膚損傷或出血性疾病的患者以及正在服用血液稀釋藥物的人，不應接受魯爾夫治療法。

補充資訊：
1. 估計有超過 100 萬人曾接受過魯爾夫治療法。目前在全球 27 個國家將此註冊成服務商標。
2. 根據魯爾夫結構整合研究所的資料，全球有超過 1,550 名專家在提供魯爾夫療程服務。
3. 魯爾夫本人有取得哥倫比亞大學生物化學博士學位。

巴金森氏症
Parkinson's Disease (PD)

演員米高 · 福克斯（Michael J. Fox，1961～）在 2000 年出版的自傳《幸運兒》（*Lucky Man*）中，描述了他對抗巴金森氏症的過程，宛如是《變身怪醫》中「傑基爾和海德之間轉換的鬧劇」，不斷在藥物有效和失效之間循環；當他被症狀所掌控時，整個人會變得僵硬、步履蹣跚、失去平衡和溝通困難等。

在健康的大腦中，多巴胺這種化學物質會發送適當的信號到大腦，以此來調節運動。因此，當負責製造多巴胺的細胞出問題時，身體就無法按照預期的方式移動。巴金森氏症的症狀通常在 50 歲左右發作，並且會逐年惡化。

這種疾病有四大主要症狀，分別是手腳發抖（震顫）、肌肉僵硬、運動遲緩（bradykinesia）和平衡問題，經常是由一隻手臂或一條腿的顫抖開始的。長時間下來，巴金森氏症會影響到全身的肌肉，並可能導致便秘或吞嚥困難等問題。一些患者也會出現癡呆的跡象。老化和接觸到環境毒素（如除草劑和殺蟲劑）似乎是誘發巴金森氏症的危險因素，若是有一個或多個近親患有這種疾病，也會增加患病的風險。但是科學家尚未找到直接原因。

巴金森氏症無法以血液檢查來判定，通常還是得靠醫師進行身體檢查才能診斷。目前左旋多巴（levodopa）這種藥物似乎可以緩解症狀，所以醫師有可能會開立這種藥物，然後觀察患者對此藥物的反應，以此來診斷是否有罹患。左旋多巴（也名為 L-dopa）經常和另一種藥物卡比多巴（carbidopa）併用，幫助大腦產生多巴胺，也有醫師開立多巴胺促進劑（dopamine agonists）等其他類型的藥物。不過，巴金森氏症的藥物可能會產生令人不快的副作用，包括幻覺、混淆甚至強迫性賭博。藥物的有效性也會逐年減弱，因此醫師經常會試著拉長輕症患者的停藥期。

補充資訊：

1. 對於左旋多巴反應不穩定的患者，或許可採用「腦深層刺激術」（deep brain stimulation）來治療。將迷你電線埋在大腦中，向控制動作的區域發送訊號。
2. 巴金森氏症患者經常會出現抑鬱的症狀，有時甚至比運動症狀更早出現。
3. 眨眼、微笑和走路時擺動手臂這類無意識動作在巴金森氏症患者身上可能會減弱或完全消失。一些巴金森氏症患者在說話時會出現呆滯的表情，或沒有以往活躍的情況。

淋病
Gonorrhea

　　關於淋病為什麼在美國會被俗稱為拍手病（the clap）有很多誤解。那些說這和鼓掌和掌聲有關的都是訛傳，事實上，以 clap 來指稱性病的用法源自於 16 世紀的法語單詞 *clapoir*，指的是性器官的疼痛。疼痛有可能是梅毒造成的下疳，這是另一種常伴隨淋病發生的疾病。罹患淋病時，最常見的症狀有排尿時的燒灼感、血尿和陰道分泌物減少，這些症狀較不明顯，而且通常出現時間很短暫。這類性傳染症在美國每年影響大約 100 萬人，其中大多數集中在 30 歲以下。症狀會在接觸後 1 ～ 14 天出現。

　　這種感染是由奈瑟氏淋病雙球菌（*Neisseria gonorrhoeae*）所引起的，這些細菌會在生殖道和尿道的黏膜中繁殖，導致發炎。由於症狀可能很溫和，而且通常會在短時間內自行消失，約莫是一週到幾個月，因此有高達一半以上的淋病病例不會被發現。不過對性生活較為活躍的成年人來說，進行性病篩檢很重要。在許多女性身上，淋病的感染會擴及到整個生殖道，影響輸卵管和卵巢。這時就出現所謂的骨盆腔炎症（pelvic inflammatory disease），可能會導致疼痛和不孕。

　　淋病可由檢查尿液或陰道分泌物來診斷。絕大多數的情況都可用一個療程的青黴素或四環素來消除細菌。然而，由於微生物對抗生素的抗藥性越來越強，有時會需要更大劑量或更強的藥物，如頭孢西丁。

補充資訊：

1. 導致淋病的細菌是由德國醫師阿爾伯特 · 奈瑟（Albert Neisser，1855 ～ 1916）於 1879 年發現的。他日後又鑑定出導致麻瘋病的細菌。
2. 在極少數情況下，這種經由性接觸感染的疾病會導致眼部感染。
3. 在越戰退役軍人身上出現了抗藥性的淋病細菌。

維生素 E
Vitamin E

　　維生素 E 是人體的必需營養素，可以幫助身體形成紅血球以及利用維生素 K。維生素 E 也是一種抗氧化劑，可以保護身體免受自由基造成的傷害；自由基是一種不穩定的物質，會傷害細胞、組織和器官。一般認為自由基也與某些老化疾病有關。

　　維生素 E 存在於許多食物中，包括蘆筍、玉米、人造奶油、堅果、橄欖、種子、菠菜和其他綠色蔬菜、植物油和小麥胚芽。若是在採行低脂飲食，在食物的選擇上需要格外注意，確保維生素 E 的攝取量充足。然而，過多的維生素 E 可能有害。若是每天超過 400 單位可能導致出血問題，因為維生素 E 也有抗凝血的作用。在大多數綜合維他命中的維生素 E 通常是無害的。

　　維生素 E 缺乏症很罕見。可能會發生在下列幾種人身上：無法吸收食物脂肪的人、具有某些罕見遺傳異常以及出生體重極低的嬰兒身上，有時缺鋅的人也會出現維生素 E 偏低的情況。維生素濃度過低會引起神經退化等相關問題，導致手和腳產生刺痛和灼熱感。

補充事實：
1. 建議 14 歲以上的人每天攝取 15 毫克的維生素 E。孩童的維生素 E 需求會因年齡不同而變動。哺乳期的女性可能需要攝取更多維生素 E，應該諮詢醫師。
2. 維生素 E 的補充劑通常是以乙酸 dl- α - 生育醇酯（alpha-tocopheryl acetate）的形式販售，這是一種具有抗氧化特性的生育酚。
3. 維生素 E 共有 8 種不同的形式。在人體內最活躍的形式是 α - 生育酚。

內視鏡
Flexible Endoscopy

　　能夠看見身體內部，不論是要進行手術、診斷還是監看生長和修復過程，幾乎對所有醫學領域都是無價的。今日的醫師因為有了內視鏡這項技術，終於可以做到這一點。

　　早在羅馬帝國時代，醫師就想方設法地要觀察活體內部；在義大利的考古發掘中發現古代醫師為此而設計的原始裝置殘骸。1805 年在德國，菲利普‧博齊尼（Philip Bozzini，1773 ～ 1809）開發出一種管狀探針的原型，在另一端點著蠟燭，他稱此為光導器（Lichtleiter）。內視鏡一詞最早是 1853 年由法國醫師安東尼‧尚‧戴索莫（Antoine Jean Desormeaux，1815 ～ 1894）提出的，他也使用類似的設備。1868 年，德國醫師阿道夫‧庫斯莫（Adolf Kuss-maul，1822 ～ 1902）第一個使用這類設備來查看人體胃部的內部，他找來一位吞劍表演者吞下一根 45 公分的金屬管，整條管子都裝有鏡子，並且將光源線從頂部照入。但這樣堅硬的管子會造成傷害和刺激，所以在 1932 年開發出有彈性的版本。

　　接下來則是內視照相機的發明，動用到極小的鏡片、微小的強光源和合適的膠卷。第一台原型機在 1950 年問世，是由東京的奧林帕斯公司（Olympus Corporation）開發的，需要手動閃光燈和轉膠片。後來的發展相當迅速，「腸胃照相機」（gastrocamera）變成廣泛使用的診斷工具，可發現早期胃癌。1960 年代玻璃纖維的發展催生出更細、更靈活的新款內視鏡，帶來幫腸胃照相機裝上「眼睛」的可能性，這意味著醫師實際上可以在拍照時真的看到內部狀況。

　　醫師現在會使用內視鏡來檢查膀胱、食道、大腸和身體的其他部位——通常會將內視鏡與微創或腹腔鏡手術搭配使用。今日的內視鏡還可拍攝影片，甚至可以對周圍組織進行超音波成像。

補充事實：

1. 2002 年推出高解析電視版的內視鏡攝像機，大幅改善影像品質和診斷準確性。
2. 科學家希望盡快研製出一種可讓患者吞嚥的膠囊內視鏡，當它在身體中移動時，以無線方式傳遞圖像。
3. 用於查看不同身體部位的內視鏡，可能會有特定的名稱，如關節鏡（arthroscopy）用於檢查關節、支氣管鏡（bronchoscopy）檢查肺部、大腸結腸鏡（colonoscopy or sigmoidoscopy）檢查大腸；膀胱鏡（cystoscopy）或尿道鏡（urethroscopy）檢查泌尿系統；上消化道內視鏡（upper gastrointestinal endoscopy）檢查食道和胃。

骨齡
Bone Age

　　大多數父母可以根據家族成員的特徵來想像孩子長大後的模樣。不過在身高上，確實有一個能夠看到未來的水晶球：骨齡測試。這個簡單的篩檢，會顯示孩子骨骼系統的成熟度，還可以預測孩子什麼時候進入青春期，孩子成年時會有多高，以及需要多久的時間才能達到那個高度。醫師會以骨齡來檢視生長疾病和其他可能干擾發育的問題。

　　在評估骨齡時，醫師會比較一張 X 光片上的左手腕和左手掌，將其與骨發育的標準量度比較。在 X 光片上可以看到較為柔軟、礦物質含量較少的區域，稱為骨骺或生長板，這些區域是骨細胞再生和鈣化成新骨頭的地方。隨著孩子年齡增加，這個區域會變得越來越薄；若是這個生長板的寬度或骨齡和其他同齡的孩子有出入，這可能意味著成長問題。

　　骨齡延遲可能意味著有遺傳性的發育疾病，如特納症候群（Turner's syndrome），或是影響生長激素的病症，如甲狀腺機能低下（hypothyroidism）。醫師也會測量孩子的預測身高，按照骨齡來治療骨科問題。另一方面，骨齡較大可能意味著性早熟，表示孩子會提早進入青春期，也有可能是腎上腺過度活躍。

補充事實：

1. 骨齡又稱骨架年齡（skeletal age）。
2. 骨齡與實際年齡不同不見得是有成長問題。兒童本來就會以不同的速度發展。

胃灼熱（胃食道逆流）
Heartburn (GERD)

若是在餐後經常感到胃灼熱，即胸部有灼燒感，有可能是因為胃食道逆流，就跟約莫 2,500 萬美國人所遭遇的情況一樣。這種情況也稱為反胃酸，是指胃中的酸性消化液逆流到食道，這是連接嘴巴和胃的管子。

通常在吞嚥後，下食道括約肌（lower esophageal sphincter，LES），即食道底部的一圈肌肉，會像夾子一樣關閉。但若是下食道括約肌偶爾鬆動或打開，胃內的液體就會回流。懷孕或肥胖都會對胃造成壓力，有可能導致這種情況發生；糖尿病和氣喘也是可能的罪魁禍首。食道長期接觸這種回流的酸性物質會刺激其內皮細胞，可能導致發炎、潰瘍，而且在極少數情況下會引發癌症。

要防止胃灼熱，專家建議減少食用可能會引發的食物，如咖啡因、巧克力、高脂肪食物、柑橘類水果、番茄、薄荷、香料和大蒜。重力也可以有所助益；在飯後保持直立或出外散步也有幫助。由於抽菸會加速胃酸產生，戒菸也可以改善症狀。

中和胃酸的非處方抗酸劑可能會有幫助，醫師也可以開立制酸劑。因為這些藥物的效果很好，因此很少會進行緊縮食道的外科手術——這通常是無計可施時的最後一步。

補充事實：
1. 十分之一的成年人每週至少會出現一次胃灼熱。
2. 專家說睡前不吃東西，把床頭抬高 15 ～ 20 公分，也有助於胃食道逆流的緩解。
3. 胃灼熱之所以暱稱為火燒心，是因為早期醫學認為這種燒灼感在胸腔出現的部位就是心臟所在的位置。

物理治療
Physical Therapy

有關節疼痛或運動傷害等骨科疾病的人經常會接受物理治療的療程，練習減輕疼痛、恢復運動和功能，並預防殘疾的技巧。在很多情況下，物理治療甚至可以代替手術。

物理治療的根源可以追溯到古希臘時代，希臘人曾寫下：移動能力是維持健康和福祉的關鍵因素。根據聯邦統計資料，美國目前受僱的物理治療師超過 17 萬 3 千名。

物理治療師必須在受認可的大專院校物理治療學程中取得碩士或博士學位，並且通過國考和州考，取得一州的執照才能執業。有些人會專門從事特定類型的物理治療，專注在兒童或運動員的治療上。物理治療能夠幫助有下列狀況的人：骨傷；神經系統疾病，如帕金森氏症；心臟問題；重複性壓力障礙，如腕隧道症候群（腕部損傷）或脛骨夾板（跑步傷害）或中風與創傷性腦傷者的結締組織損傷。

在療程中，物理治療師通常會開出一套治療方案，主要是加強受傷部位的運動。物理治療師可能會將關節推到其運動範圍的極限，加以拉伸和伸展，或者會按摩肌肉，以促進其正常運作。他們會教導病患在家裡可以做的伸展和運動，以及一些針對肌肉酸痛和受傷的自我護理技巧。比方說，足部或腳踝損傷時，在傷者就醫前，物理治療師會建議採行一種簡單而有效的程序，簡稱 RICE：休息（rest）、冰敷（ice）、加壓（compression）和抬高姿勢（elevation）使其高於心臟。在一些情況下，物理治療師可能會使用熱敷袋或超音波設備來治療某些類型的傷害。

2019 年英國運動學會雜誌提出了軟組織受傷後緊急處理的新原則 PEACE，最大的不同在於不需要冰敷，因為冰敷雖可以減輕疼痛與抑制發炎，但也因抑制發炎反應而延長整個組織修復的時間。P 是保護（Protect）；E 是抬高（Elevation）將受傷的部位抬高超過心臟的位置；A 是避免（Avoid），避免消炎止痛藥物與冰敷；C 是加壓（Compression）利用彈繃或貼紮等方式給予外在壓力。E 是教育（Education）由物理治療師提供正確的衛教。

阿茲海默症
Alzheimer's Disease (AD)

　　阿茲海默症是一種嚴重且不可逆轉的失智症，影響到近半數 85 歲以上的老人族群，是最常見的一種老化疾病。阿茲海默症通常在 60 歲以後開始出現，會導致記憶力減退、人格改變和溝通問題。儘管這種病的盛行率很高，但不應該將其視為正常的老化現象，因為有越來越多的證據顯示，採取適當的保護措施可以降低個人得病的機會。

　　西元 1906 年，德國醫師阿洛伊斯 · 阿茲海默（Alois Alzheimer，1864 ～ 1915）首次觀察到阿茲海默症在身體上留下的證據。在對一名精神病婦女驗屍時，阿茲海默在她的腦部組織中發現了神秘的異常構造。現在認為這些糾結的神經叢是阿茲海默症唯一在身體上留下的明確標誌，然而這只有在死後解剖時才可見，因此醫師勢必得在患者還活著的時候診斷他們「可能」或「疑似」罹患阿茲海默症。還有另一項原因造成阿茲海默症在臨床診斷上的高難度，那就是它的症狀與一些其他病症重疊。即便如此，阿茲海默症專家還是可以透過記憶力、問題解決能力和注意力等測試來辨別，其正確率高達 90%。可能是阿茲海默症的腦部變化有細胞死亡和傳遞訊息的化學物質濃度偏低，這些也能在腦部掃描中觀察到。

　　阿茲海默症會從大腦中的記憶和語言中樞開始，早期症狀可能會與正常老化造成的健忘混淆。但症狀會漸漸變糟，阿茲海默症患者會失去交流能力，變得喜怒無常和焦慮，可能會忘記家庭成員的姓名和面孔。由於阿茲海默症患者可能會出門亂逛，或是忘記處理基本生活的能力，最終他們會需要不間斷的照護。目前尚不清楚阿茲海默症的確切原因，但年齡和家族史會增加患病的風險。科學家找到一個基因，它會觸發 E 型脂蛋白（apolipoprotein E，ApoE）的產生，有助於攜帶血液中的膽固醇。每個人都有這種 E 型脂蛋白，但大約有 15% 的人，他們的 E 型脂蛋白是另一個類型，而這會增加阿茲海默症的風險。

　　高血壓、高膽固醇和葉酸濃度偏低會增加阿茲海默症的風險，不過目前也有日益增多的證據顯示運動、社交活動和益智活動（例如做填字遊戲或打牌）可能有預防這個疾病的效果。阿茲海默症目前沒有治療方法，但藥物會暫時防止症狀惡化，尤其是在早期診斷出患病的個案身上。

皰疹
Herpes

全美有超過 4,500 萬人感染過皰疹，這是最常見的一種性傳染病。這種病是由第一型單純皰疹病毒（herpes simplex virus，HSV-1）或第二型單純皰疹病毒（HSV-2）所引起，而這類病毒是少數可以透過皮膚接觸而傳播的病毒。不幸的是，目前並沒有徹底根除皰疹病毒的方法。不過可以透過藥物治療來有效控制，儘管病毒會長留在體內。

一旦一個人接觸到皰疹病毒，約莫經過 3 週的時間，病毒就能傳播全身。當它在全身循環時，可能會影響神經系統，引起類流感的症狀或疼痛。不過最為明顯的跡象是口腔周圍（由 HSV-1 引起）或生殖器（由 HSV-2 引起）會形成讓人痛苦的一圈病變，但這些可能會在 1 年後才出現。病變通常始於一個或多個水皰樣爆裂的粉刺，留下一個開放的瘡。發作情況因人而異，有人鮮少發作，甚至從未發作，但也有人每週發生一次。情緒或身體壓力會削弱免疫系統，或是發燒也可能會引發。抗病毒藥物，如伐昔洛韋（Valtrex）或泛昔洛韋（Famvir），可以減少發作時的皰疹數量和嚴重程度。

皰疹患者所承受的最大影響可能是它帶來的心理衝擊。不過在孕婦身上，皰疹發作可能會對胎兒造成嚴重後果。若是分娩時病毒是活躍的，嬰兒會接觸到大量的病毒，可能會被傳染，而且可能是全身性的感染，導致多重器官損傷，包括腦損傷。因此準媽媽要是出現首次陰道感染，或是有生殖器感染的明顯跡象，通常會進行剖腹產手術。

補充事實：

1. 皰疹病毒通常在部分神經細胞中維持休眠狀態，直到有刺激物讓它們在皮膚或黏膜（如口腔）上生長，產生潰瘍。
2. 由於有些人會口交，因此第二型病毒造成的口腔感染，和第一型造成的生殖器感染的病例很多。
3. 第一次發作通常是最嚴重的。
4. 常見的感冒型唇皰疹和發燒性水皰都算是皰疹爆發。

維生素 D
Vitamin D

維生素 D 是一種對身體健康至關重要的營養素，可以幫助身體吸收鈣質，是形成和保持骨頭和牙齒強健必需的。維生素 D 還能幫助身體避免骨質疏鬆症、癌症、高血壓和多種自體免疫性疾病的侵害。

有兩種形式的維生素 D 對人體很重要，一種是鈣化醇（calciferol），即維生素 D₂，另一種是膽鈣化醇（cholecalciferol），即維生素 D₃。維生素 D₂ 可以從魚、雞蛋和鱈魚肝這類天然食物獲取，也可以從保健食品或強化食品同時補充維生素 D₂ 和維生素 D₃，例如牛奶。當皮膚暴露在陽光下，接收到紫外線 UVB 時，身體便會製造維生素 D₃。每天只需照射 10 分鐘的陽光就可以預防維生素 D 缺乏。

有維生素 D 缺乏風險的族群為老年人、肥胖者、僅喝母乳的嬰兒、不常照射陽光的人，以及油脂吸收不良症候群或發炎性腸病患者。沒有足夠的維生素 D，身體便不能吸收鈣，必須從體內儲存鈣的骨骼中提取。在兒童身上，缺乏維生素 D 會導致佝僂病，從而導致骨骼畸形。成年人缺乏維生素會導致軟骨病（osteomalacia），導致肌肉和骨骼無力。

因維生素 D 過量而中毒的高風險族群有：組織胞漿菌病（histoplasmosis）、副甲狀腺功能亢進、腎臟病、結節病或肺結核患者。不過，任何人都可能因為長期過量服用這種維生素補充品而發展出維生素 D 中毒。過多的維生素 D 會導致骨質流失和高鈣血症，可能會導致危及生命的併發症。醫師在治療時，會讓患者停止攝取維生素 D 和鈣片，並且監測其狀況發展。

補充事實：

1. 一般相信在 50～70 歲的年齡層每天需要攝取 10 微克的維生素 D，而 70 歲以上的人每天則需要 15～20 微克。（一微克等於 40 單位。）
2. 孕婦和哺乳期婦女應向醫師諮詢服用維生素 D 補充品的用量。

喬納斯·沙克、阿爾伯特·沙賓和脊髓灰質炎疫苗
Jonas Salk, Albert Sabin, and the Polio Vaccine

當俗稱小兒麻痺的脊髓灰質炎（poliomyelitis）在 1800 年代末期和 1900 年代初期在歐美等地爆發時，大眾開始團結起來協助尋找治療方法並捐助資金進行研究。最後的成果便是喬納斯·沙克和阿爾伯特·沙賓這兩位研究人員發展出來的兩種疫苗，而在接下來的 50 年間，基本上是根除了這種病。

在進入 20 世紀的這段時期，脊髓灰質炎一年會造成高達 5 萬人的感染，多數集中在兒童身上。這種病毒會麻痺呼吸用的肌肉，可能致命，而且讓大多數感染者終身癱瘓。1935 年開始測試第一種疫苗，但在試驗中造成 6 個孩子死亡；直到 1950 年，醫學界才準備好再次嘗試疫苗試驗。

匹茲堡大學的研究員喬納斯·沙克（1914～1995）提出一種由滅活病毒製成的疫苗，並且以近 200 萬的孩童來進行雙盲試驗。1955 年，終於宣布這種滅活脊髓灰質炎疫苗安全無虞，而沙克也被譽為全國英雄。疫苗迅速獲得許可，並開始大規模量產，在接下來的 4 年裡注射了超過 4.5 億次，讓美國的小兒麻痺發病率從每 10 萬人 18 例下降為不到 2 例。

另一種含有弱化活體病毒的疫苗在蘇聯、荷蘭、墨西哥和其他國家的兒童身上經過嚴格測試後，於 1961 年獲得批准。這項新配方是由辛辛那提大學研究員阿爾伯特·沙賓（1906～1993）開發的，它實際上引發脊髓灰質炎的風險非常小，但可以延長免疫力，而且有口服、滴劑或溶解在舌頭上的方糖劑型。在美國和大多數其他國家，口服脊髓灰質炎疫苗大幅取代了沙克的版本，成為主要疫苗。到 1970 年代，美國的脊髓灰質炎年發病率大幅下降，僅有前疫苗時期的千分之一，達到每年平均 12 例。

補充事實：

1. 這兩種類型的脊髓灰質炎疫苗通常都需要接種三劑，當兒童到達學齡時會接受第四劑「加強針」。
2. 世界衛生組織於 1988 年呼籲全球在 2000 年時要徹底根除脊髓灰質炎。雖然在期限前並沒有達標，但每年的新病例已經減少到大約一、兩千個（在過去是超過 25 萬例）。
3. 2005 年 11 月，明尼蘇達州有四名阿米許（Amish）——基督新教中反現代的保守重洗派門諾會——兒童被診斷出罹患小兒麻痺症。他們都沒有接種疫苗。

隱睪症
Cryptorchidism

當男嬰在母親子宮內成長時，睪丸通常會在他的腹部發育。在出生前不久，它們會掉入陰囊中，這是陰莖後面的袋狀構造。不過有多達 5% 的男孩，他們的一顆或兩顆睪丸沒有正確下降，這種情況就是隱睪症，是早產兒中最常見的一種病症。

分娩後不久，醫師就會檢查新生兒是否有隱睪症。大約有 70% 的嬰兒可以找到睪丸，而且它們通常會自行下降。但在其餘的狀況中，睪丸可能仍位於腹部或是沒有充分發育。

若是睪丸在 6 個月大時還沒有下降，兒科醫師可能會建議進行「睪丸固定術」（orchiopexy）這個微創手術。在手術中，會在腹股溝切一個小傷口，將睪丸重新定位在陰囊中。通常男孩會在約一週的時間內康復。若是不及時治療隱睪症，有可能會增加疝氣、創傷、生育問題甚至是睪丸癌的風險。

有些男孩的睪丸可能偶爾會離開陰囊，但這並不意味著他們罹患有隱睪症。這可能是有「伸縮性睪丸」（retractiletestes）問題的跡象，這是指睪丸通常在陰囊中，但有時會向後回到腹股溝。醫師可以將這種情況與隱睪症區分開來。伸縮性睪丸是一種正常變異，不需要治療。

補充事實：

1. 隱睪症（cryptorchidism）的英文源自於希臘文中的 *crypto*，意思是「隱藏」，而 *orchid*，意思是「睪丸」。
2. 多達 30% 的早產男嬰都有這種情況。

腎結石
Kidney Stones、Renal Lithiasis

　　每年有超過 300 萬不幸的人因為體內有卵石狀的結構沿著尿道向下移動，因此痛到要去看醫師，並診斷出腎結石。自文明誕生以來，人類就飽受這種痛苦的折磨。科學家甚至在一具七千年歷史的埃及木乃伊身上找到腎結石的證據。

　　今日，有 10% 的男性和 5% 的女性到 70 歲時會有腎結石的問題。腎臟就像水族箱中的過濾器一樣，會過濾血液中的廢物。而當中一些堅硬的小型礦物沉積物會和酸性鹽類積聚在腎臟表面。這些物質通常會溶解在尿液中，但當尿液濃縮時——由於脫水或其他一些原因——它們可能會黏在一起，形成一個硬塊。

　　腎結石的大小從一粒沙子到一顆高爾夫球不等，當它們還在腎臟中時不會出現任何症狀。但等到穿過尿道時，就會產生嚴重的疼痛和噁心感。在大多數情況下，腎結石會在幾天甚至幾週後自行排出。大約有 15% 的病例需要治療，可能採用體外震波碎石術（extracorporeal shock wave lithotripsy），這是以衝擊波來粉碎腎結石，使其變成更小的碎片。醫師也可以用微創手術來去除結石，或是插入小支架以保持通道暢通。

　　專家目前並不確定導致腎結石形成的原因，不過他們知道這種疾病會在家族間流傳，有家族史的人患病機會較大。此外，痛風、高尿酸或鈣、草酸中毒（體內的草酸鹽過量）、高血壓和肥胖也會增加患病機率。脫水和高蛋白質、高鈉飲食也是危險因素。

補充事實：

1. 全球暖化還有一個意想不到的副作用：科學家說氣溫升高將導致腎結石人數激增。因為高熱會導致脫水，這是腎結石的風險因子。
2. 有些人容易罹患鈣與草酸鹽結合而成的腎結石，在這種情況下，醫師可能會建議減少含有高量草酸鹽的食物攝取，包括菠菜、巧克力和紅茶。

素食主義
Vegetarianism

針對全球飲食趨勢的分析發現，在美國流行的西方飲食非常偏重肉類，分量多到讓許多營養學家和健康專家表示擔憂。然而，目前在美國和全世界都有很多人選擇吃素，他們的飲食以植物性食物為主，不吃肉、魚或家禽。

素食者可分為幾大類。蛋素者（Ovo-vegetarians）會吃奶製品和雞蛋，乳素者（lacto-vegetarians）則會在飲食中納入乳製品，但不吃雞蛋。全素者（Vegans）完全不吃動物性產品，只吃植物性食物。另外有許多人自認是半素食者（semivegetarians）或「彈性素」（flexitarians），他們會吃魚或家禽，偶爾也吃紅肉。

在歷史上，有許多宗教都提倡素食，包括婆羅門教、佛教、基督復臨安息日會，主要是為了避免殺害或殘忍對待動物。科學研究已證明素食能夠減少碳排放，對環境更好，也更經濟實惠，因為在大多數地方，肉類的價格還是比植物性食品貴。素食通常是高纖低脂，屬於較為健康的一種飲食。但若是沒有仔細規劃飲食，有可能會讓人缺乏蛋白質、維生素 B_{12}、維生素 D、鈣、鐵和鋅，這些營養素主要來自於動物性食物。因此，有必要在飲食中納入含有這些營養素的其他來源。一般的選擇是雞蛋、牛奶、堅果、豆類、豆腐和其他豆製品，以及維生素補充劑。

與素食相關的健康益處有降低罹患心臟病、骨質疏鬆症和癌症的風險，以及更長的預期壽命。一篇 2005 年發表的德國研究發現，在一項針對近 2,000 名素食者和彈性飲食者的追蹤調查中，研究人員發現，相較於一般人的死亡率，這批人明顯偏低，在死亡率的比例上是 100：59。然而，完全不吃動物性食品似乎並不是最健康的飲食之道，因為在素食族群中的死亡率，全素者每 100 人死亡時，奶蛋類素食者只有 66 人，而偶爾吃肉的為 60 人。

補充事實：

1. 素食者因為缺乏維生素 D 和鈣會增加罹患牙齦疾病的風險。因此一般牙科學會建議素食者與牙醫或營養師一起討論替代食品和維生素補充品。
2. 根據《牛津英語詞典》，英文中的素食（vegetarian）一字於 1839 年首次出現，並且在素食協會（Vegetarian Society）成立後，於 1847 年普遍起來。

失智症
Dementia

隨著年齡增長，人的記憶可能不像年輕時那樣清晰。可能會忘記小細節，或是變得難以集中注意力，但這些症狀不致於嚴重到影響日常活動。當健忘構成日常生活中的危險，或是足以改變生活的問題，或是開始對時間、地點或其他人感到疑惑時，這種狀況可能會被診斷為失智症。

阿茲海默症是造成失智症最常見的原因，但還有很多其他原因。老化是最大的風險因素；到85歲時，大約35%的人都有某種形式的失智症。症狀通常是因為中風、腫瘤或頭部受傷而造成的腦部損傷或改變所引起。其他如庫賈氏病（Creutzfeldt-Jakob）、亨丁頓氏病和帕金森氏症等疾病也可能是罪魁禍首。在某些情況下，類似失智症的症狀可能源自於其他可治療的疾病，例如憂鬱症、甲狀腺功能低下、缺乏維生素 B_{12} 或腦積水。藥物治療也可能導致記憶力減退和意識模糊，另外，藥物或其他保健食品的相互作用也可能導致失智症。

有時失智症的病情會突然迅速發展；有時則是緩慢進展，要經過多年甚至幾十年。記憶力減退通常是第一個跡象。隨著病情發展，人可能會忘記親人的名字，迷失在熟悉的地方，或是忘記如何梳頭髮或刷牙這些簡單的動作。若是失智症嚴重到無法治療，患者可能會需要持續的照護。

在診斷失智症時，醫師會問病人問題，進行簡單的記憶測試，並與家人交談。驗血可以檢查是否有可加以治療的病因，而腦部掃描則可以確定腦組織是否在萎縮——這是失智症的一個可能跡象。可以開藥來減緩病情的進展，有研究顯示讓大腦忙碌，比方說打牌或填字遊戲也有助於預防失智症。家庭成員可以在家裡四處貼上提醒筆記，並且將重要的電話號碼放在電話旁邊，讓失智症患者的生活變得容易些。

補充事實：

1. 研究顯示，體育活動——例如每天散步或其他適度的運動——可以幫助減緩處於早期階段失智症患者的病程。科學家認為，身體健康的人會提供更多的血液和營養到大腦，使腦組織維持更長久的健康。
2. 在美國，有超過 70% 的失智症患者是居家照護，由家人或看護照顧。研究顯示，有超過三分之一的照護人員產生六種以上的憂鬱症狀。
3. 據信高膽固醇也可能增加罹患失智症的風險。

人類乳突狀瘤病毒
Human Papillomavirus (HPV)

　　超過一半性活躍的年輕成年人會在生命中的某個時刻感染到人類乳突狀瘤病毒（HPV）。這種病毒有 70 多個變異體，其中許多可以透過皮膚接觸傳染。在絕大多數的個案中，病毒會在 3 ～ 5 年內離開人體，不會留下痕跡。但也有幾種類型，通常是透過性接觸傳染，可能會導致較為嚴重的問題。

　　第一組變異株的風險較低，雖然會導致生殖器官長出難看的疣，但它們是無害的。醫師可以將疣切除，或是以冷凍或雷射來去除。比較具有威脅性的是少數幾種高風險的人類乳突狀瘤病毒變異型，會觸發子宮頸細胞的變化，如果不及時治療，可能會導致子宮頸癌。若是及早發現，這種感染通常是可治癒的。即使是發展為子宮頸癌，也很少會致命，因為手術成功率很高，除非發展到癌末的情況。

　　對抗高風險人類乳突狀瘤病毒和子宮頸癌的一項重大進展是嘉喜（Gardasil）疫苗的問世，給藥方式是注射三劑。在 1996 年獲得美國食品藥物管理局（FDA）批准，適用於 9 ～ 26 歲的女性，這種疫苗可對抗導致 70% 子宮頸癌的兩種人類乳突狀瘤病毒以及導致大約 20% 的另外兩種病毒，因此，基本上可應付 90% 導致子宮頸長疣然後癌變的病毒。科學家特意將 26 歲設為接種上限，因為 26 歲以上的女性通常已接觸過人類乳突狀瘤病毒病毒株。

補充事實：
1. 高風險和低風險的人類乳突狀瘤病毒株都會透過陰道性交、口交或肛交傳播。
2. 使用保險套可以降低感染人類乳突狀瘤病毒的風險。
3. 除了子宮頸之外，人類乳突狀瘤病毒也會在陰道、外生殖器或陰莖引發癌症。

鈣
Calcium

　　鈣是一種礦物質，在人體內的含量比其他任何礦物質都多。身體中大部分的鈣都儲存在骨骼和牙齒中，好讓它們更為強健。身體還會用鈣來協助肌肉、血管和神經系統的運作，並幫助荷爾蒙和酵素作用。

　　由於身體不會自行製造鈣來發揮這麼多功能，因此必須要從飲食中得到充分的鈣質。牛奶、起士、優格和綠葉蔬菜都是這種礦物質的絕佳來源。要是沒有在飲食中攝取到足夠的鈣，應該服用鈣片，或是食用加鈣食品（如柳橙汁、麵包和穀物）。

　　每個人需要的鈣量取決於年齡。一般建議成年人每天攝取 1,000 ～ 1,200 毫克的鈣，最好是透過飲食。兒童和青少年需要的鈣比年輕人更多。若是缺鈣，身體將會分解骨骼來獲得這項礦物質，這會讓人的骨骼變弱，長時間下來更容易骨折。

　　隨著年齡增長，少量的骨頭會被移除並形成新的骨頭，這是一個正常的過程，稱為骨質重塑（remodeling）。然而，35 歲以後，骨質流失的比替換的多。更年期女性骨質流失的更多更快。因此，年長女性需要攝取更多鈣來預防骨質疏鬆症，避免骨質減少。骨質疏鬆症會影響男性和女性，這就是老年人較容易骨折的原因。

補充事實：

1. 鈣片中通常含有維生素 D，身體需要它來吸收鈣。不過其實不需要一起服用這兩種營養素才會有效。
2. 一般建議不常曬太陽的成年人每天服用 33 微克的維生素 D 補充劑。不過大多數人都會曬到足夠的陽光，因此不需要額外補充維生素 D（因為陽光有助於身體製造這種維生素），一般認為 50 歲以上的成年人都應該服用維生素 D 補充劑。
3. 鈣片可以由幾種不同的鈣化合物中製成，如碳酸鈣、檸檬酸鈣和磷酸鈣。這些化合物的營養價值在於當中鈣元素的含量，也就是實際能夠補充的鈣含量。

霍華德 · 魯斯克和復健醫學
Howard Rusk and Rehabilitative Medicine

在 20 世紀初期，殘疾者通常只能靠外科醫師以手術來「修復」傷殘處，但很少關照到患者之後的生活。直到二戰結束後，過去擔任軍醫的霍華德 · 魯斯克（19010 ~ 1989）說服了國家，讓他們相信可以教導殘疾者改善自身狀況，進而對社會做出有意義的貢獻。

今日魯斯克被譽為綜合復健醫學之父。他的想法在很大程度上受到早期醫學生涯發生的兩件大事所影響，分別是在美國和二戰期間爆發的脊髓灰質炎（小兒麻痺）疫情，這兩次的疫情造成大量年輕的重度殘疾者。身為內科醫師的魯斯克在聖路易斯（St. Louis）應召入伍，並在密蘇里州的傑佛遜軍營擔任軍醫。他很快就注意到在他照護的傷患或殘疾者間的一個現象，若是他們得應付在體力和智力上的挑戰，似乎會復原得更快，所以他開始設計活動讓他們動起來，重新開始活動他們的腳。漸漸地，他開始對永久殘疾的士兵產生興趣。

不久後，魯斯克就被任命負責所有空軍醫院的復健計畫。1943 年，他在紐約開設了一間特殊的復健中心，致力於軍人的復健，包括身體、心理和職業。這項計畫非常成功，沒多久空間就不敷使用，於是又遷到長島，在 3 年內，魯斯克在另外 12 個空軍醫療中心引進了類似計畫。在接下來的幾年，杜魯門總統為全美所有武裝部隊制定了完整的復健標準政策。戰後，魯斯克加入了紐約大學醫學院，創立了現在世界知名的復健機構。他在 1982 年的一次採訪中提到，他很擔心「在拆線和退燒後，那些嚴重殘疾者的未來。」他治療整個人，而不僅是受傷或殘疾部位的做法，為他贏得了「重生醫師」（Dr. Live-Again）的封號。

補充事實：

1. 魯斯克的患者中不乏知名人士，包括美國駐英大使，同時也是小甘迺迪總統的父親約瑟夫 · 甘迺迪（Joseph P. Kennedy，1888 ~ 1969）、最高法院大法官威廉 · 道格拉斯（William O. Douglas，1898 ~ 1980）和大聯盟的捕手羅伊 · 坎潘奈拉（Roy Campanella，1921 ~ 1993），他們都在紐約大學醫學中心的魯斯克研究所接受治療，這是世界上第一個復健醫學研究所。

2. 從 1946 年到 1969 年，魯斯克還身兼《紐約時報》的專欄作家和兼職副主編，每週寫一篇關於公共健康和殘疾問題的文章。

3. 小魯斯克（Howard Rusk Jr.）於 1982 年接下父親的職志，擔任世界復健基金會（World Rehabilitation Fund）的總裁兼首席執行長，至今已在 150 多個國家幫助培訓超過 6,000 名醫師和專家，並協助提供超過 400 萬人的義肢和支架。

唐氏症
Down Syndrome

英國醫師約翰・蘭登・唐恩（John Langdon Down，1828 ~ 1896）是時代的先行者。他不僅主張女性要接受高等教育，而且也支持人道對待弱智者。事實上，唐恩後來成為一家在薩里（Surrey）精神病院的醫療主管。在那裡任職時，他描述了「蒙古症」的身體特徵，包括智力低下、面部扁平化、眼睛向上斜、小頭和形狀異常的耳朵。為了紀念他的貢獻，這種病症後來改以他的姓氏命名，稱為唐氏症。

儘管唐恩在1866年就發現這種病症，但一直要到近一個世紀後才被找出遺傳原因。1951年，法國遺傳學家傑羅姆・勒瓊（Jérôme-Jean-Louis-Marie Lejeune，1926 ~ 1994）發現唐氏症患者的 21 號染色體多了一條。

今日，研究人員發現有三種原因會讓孩子得到額外的染色體。在大約90%的唐氏症病例中，精子或卵細胞會經歷異常分裂，導致 21 號染色體出現三個副本，這稱為三染色體 21（trisomy 21），他們身體中的每個細胞中都帶有這樣的三體。另外一種是鑲嵌唐氏症（mosaic Down syndrome），細胞在受精後異常分裂，導致有些細胞具有額外的 21 號染色體，但不是全部的細胞。最後一種是易位唐氏症（translocation Down syndrome），也是最不常見的形式，是 21 號染色體的一部分附著在另一條染色體上。

患有唐氏症的兒童智力低下，而且罹患心臟缺陷、白血病、免疫系統減弱和失智症的風險較高。現代科學和早期干預大幅增加了唐氏症患者的平均壽命。在 20 世紀初，大多數唐氏症嬰兒活不過 10 歲。然而，今日唐氏症患者經常可以活到 50 歲以上。

補充事實：

1. 生育年齡較大的母親容易生出患有唐氏症的孩子。到 45 歲時，風險增加到三十分之一。
2. 可以透過驗血和超音波來計算子宮內的嬰兒罹患唐氏症的風險。
3. 今日的產前檢查與絨毛膜絨毛取樣（取一小塊胎盤）或羊膜穿刺術（使用針頭從子宮內的胎兒周圍取出一茶匙液體）可以準確篩檢唐氏症。

潰瘍病
Ulcer Disease

澳洲研究人員巴里・馬歇爾（Barry J. Marshall，1951～）確信是幽門螺桿菌（*Heliocobacter pylori*）導致消化性潰瘍，儘管當時其他科學家都認為他瘋了。當時的專家都認為，胃、小腸或食道黏膜出現開放性潰瘍只是因為胃酸過多造成的。為了證明自己的假設，馬歇爾喝下了一種細菌溶液，把他的助理都嚇壞了。果然，一週後他開始出現嘔吐、疲勞和體重減輕等潰瘍症狀，而且檢查後顯示他有潰瘍。馬歇爾後來完全康復，並且在 1995 年因為這項發現而獲得諾貝爾獎。

今日，研究人員估計大約有 85% 的潰瘍病例是幽門桿菌所造成，這種螺旋形的細菌感染了大約一半的美國人口。對大多數人來說，它不會造成任何問題。但在某些人體內，它會損壞消化系統中的黏液內襯造成發炎，最終導致潰瘍或病變。因為沒有黏液來保護胃壁抵擋胃酸，光是吃一頓飯就會導致劇烈的胃腸道疼痛，可能持續幾分鐘到幾個小時不等。疼痛的發作經常在晚上，每隔幾天或幾週就會重複發作。

除了幽門桿菌外，還有其他原因會導致潰瘍。經常服用含有非固醇類抗炎藥（nonsteroidal anti-inflammatory drugs，NSAID）的止痛藥，例如阿斯匹靈和布洛芬，會刺激胃和小腸的內壁導致發炎。由於抽菸和飲酒會增加胃酸，這些習慣也會導致潰瘍病。不過，與一般主流觀點相反的是，壓力和辛辣食物並不是造成潰瘍的主因——儘管它們會加重症狀，延遲傷口癒合。

潰瘍病可透過 X 光或將微型相機插入喉嚨檢查胃部的內視鏡來診斷。血液和糞便檢查可以確定幽門螺桿菌是否為罪魁禍首；全球有 85% 的胃潰瘍都是由這種討厭的細菌造成的。可以使用抗生素治療，其他藥物，包括制酸劑、非處方抗酸藥和次水楊酸鉍片（Pepto-Bismol）這類細胞保護劑都有助於緩解症狀。

補充事實：

1. 為了保護胃壁，最好將阿斯匹靈和其他非固醇類抗炎藥與食物一起服用。
2. 在極罕見的情況下，胃癌和其他增加胃酸產生的疾病，如左－艾二氏症（Zollinger-Ellison syndrome）也會引起消化性潰瘍。

DHA 和 ω-3 脂肪酸
DHA and Omega-3 Fatty Acids

健康脂肪這個詞彙聽起來好得令人難以置信，但這正是二十二碳六烯酸（docosahexaenoic acid，DHA）和其他 ω-3 脂肪酸的特色。它們是單一飽和油脂，意味著在室溫下仍是液體，而不像固態的奶油。（其他健康脂肪則是多元不飽和脂肪，例如橄欖油。）

DHA 是一種長鏈的 ω-3 脂肪酸，在鯖魚、鮭魚、沙丁魚、鱒魚和鮪魚等脂肪含量高的魚種中都有。在人體內，DHA 主要存在於大腦和眼睛，對這些器官的發育很重要。研究顯示，體內 DHA 濃度高的成人與含量較低的人相比，罹患失智症的可能性大幅降低了 47%，而且脂肪酸也有助於嬰兒視覺和認知能力的發展。

另一種長鏈 ω-3 脂肪酸是二十碳五烯酸（eicosapentaenoic acid，EPA），也具有許多有益健康的好處。DHA 和 EPA 搭配在一起已被證明可以降低「壞」膽固醇，也就是低密度脂蛋白的濃度，也會降低心跳和血壓，並且提高「好」膽固醇 HDL 的濃度。研究顯示，每天攝取大約 500 毫克的 DHA 和 EPA ——相當於是每週吃大約 8 盎司（227 公克）的高脂魚類——所獲得的量就足以對成年人產生好處。

美國心臟協會（American Heart Association）建議所有成年人一週至少吃兩次魚。有鑑於對胎兒和嬰兒的大腦和組織發育的益處，歐洲聯盟委員會（European Commission）建議孕婦和哺乳期婦女平均每天至少攝取 200 毫克的 DHA。但是美國近年，由於擔憂懷孕期間出現汞中毒，各類指南和專家建議陷入困境。根據食品藥物管理局，孕婦不應該吃鯖魚、鯊魚、箭魚或方頭魚，而且應該將長鰭金槍魚的攝取量限制在每週 6 盎司（170 公克）。對於選擇不吃魚的人，魚油和藻油保健品是 DHA 的良好來源。現在某些食物和飲料也提供添加 ω-3 的強化版本。

補充事實：

1. 在亞麻籽、核桃和菜籽油等植物性食物中發現了一種叫做 α-亞麻酸（ALA）的短鏈 ω-3 脂肪酸。人體可以將極少量的 ALA 轉化為 DHA，但必須要直接攝取這兩種油。

2. 母乳含有 DHA，是嬰兒營養的首選來源。沒有親餵的嬰兒，在餵配方奶時應選用含有 DHA 和花生四烯酸（另一種健康脂肪）的配方。

亨丁頓氏病 Huntington's Disease (HD)

1872 年，美國醫師喬治・亨丁頓（George Huntington）描述了一種遺傳病，會導致患者不斷抽搐，並且產生不自主的運動。日後這被稱為亨丁頓舞蹈症（Huntington's chorea）—— chorea 來自希臘文，意思是「舞蹈」——或直接稱為亨丁頓氏病。這種疾病似乎會導致大量膽固醇積累在腦中，破壞大腦控制運動和認知技能細胞網絡。

亨丁頓氏病的症狀通常在中年才會出現，包括不受控制的移動、笨拙感、情緒波動和易怒，以及難以記住新事物。由於越來越難以集中注意力，亨丁頓氏病的患者可能會有難以自己進食或吞嚥困難的問題。病程發展的速度各不相同，不過那些在年輕時就病發的人往往會發展得很快，病情會變得較嚴重。亨丁頓氏病的年輕患者可能會經歷類似帕金森氏症的癲癇發作或肌肉僵硬和震顫。多數人在首次出現亨丁頓氏病的跡象後大約可以再活 10 ～ 30 年，但通常會因為感染或跌倒等併發症而死亡。

亨丁頓氏病是一種體染色體顯性遺傳病，只要遺傳到父母任何一方有缺陷的基因，就會患病。換言之，父母若是亨丁頓氏病基因的攜帶者，有 50% 的機會將其傳給孩子。在亨丁頓氏病的診斷上，醫師會使用基因血液檢測、腦部掃描和家族史。父母若患有亨丁頓氏病都可以選擇進行這項篩檢，以確定是否帶有缺陷的基因，即使他們本身並沒有症狀——儘管有些人決定他們寧願不知道。不過約有 1 ～ 3% 的亨丁頓氏病患者是沒有家族史的。

亨丁頓氏病無法治癒，但可以用鎮靜劑和抗精神病藥物來預防突然的動作和情緒爆發，也可能會開立抗憂鬱藥物和鋰鹽來控制強迫性的儀式動作和極端的情緒波動。固定運動可以讓肌肉更強壯、更靈活，適當的營養很重要：亨丁頓氏病患每天可能燃燒高達 5,000 卡的熱量，因此需要額外的維生素和營養保健品。

補充事實：

1. 在美國估計有 3 萬人罹患亨丁頓氏病。
2. 雖然肉毒桿菌毒素沒有特別批准用來治療亨丁頓氏病，但醫師會在某些區域注射，例如下巴，以減輕不自主的肌肉緊繃。
3. 有可能將亨丁頓氏病基因傳給孩子的夫婦可以考慮體外受精，在胚胎植入子宮前先行篩查，挑選沒有帶有該基因突變的胚胎。

子宮頸癌
Cervical Cancer

在子宮逐漸變細通往陰道的地方，有一段約四、五公分的伸展區，稱為子宮頸。這個區域很容易受到人類乳頭狀瘤病毒（human papillomavirus，HPV）引起的變化所影響，可能會導致子宮頸癌。每年，在美國有超過 11,000 名的女性罹患這種毀滅性的疾病，當中大約有 3,000 人因而喪生。

抵抗子宮頸癌的頭號武器是子宮頸抹片檢查，或稱巴氏檢查（Pap test）。這項檢查由醫師喬治·巴帕尼（George Papani，1883～1962）在 1942 年研發出來，是以一把小刷子或抹片從子宮頸刮下細胞，然後交由病理學家檢查這個樣本，查看是否存在有任何可能會癌變的異常細胞。若是發現有這樣的細胞，婦科醫師會進行活體切片，檢查是否有癌細胞，並切除這片區域，以免它發展成腫瘤。由於細胞癌變需要幾年的時間，因此大多數由人類乳突狀瘤病毒導致的病例都能在病情惡化前診斷出來，並且加以治療。事實上，自從子宮頸抹片檢查問世以來，子宮頸癌已經從婦科中最普遍的癌症下降到第三位（排在卵巢癌和子宮癌之後）。

然而，子宮頸抹片檢查的準確率只有 80% 左右，這就是何以醫師會讓高風險族群重複篩檢的原因。目前的子宮頸抹片檢查技術可以在樣本中以人類乳突狀瘤病毒的 DNA 來篩檢該病毒，準確度非常高。子宮頸癌的症狀包陰道分泌物帶血，以及散發難聞的異味、陰道流血和骨盆疼痛。治療方法包括化療、放射治療和手術等。

補充事實：

1. 抽菸、多個性伴侶、長久使用避孕措施、很早就有性經驗，以及生過 5 個以上的孩子，這些都是罹患子宮頸癌的高風險族群。
2. 在子宮頸抹片檢查到輕度異常細胞後，發展成會蔓延的癌症通常要 10 年以上的時間。

維生素 B12
Vitamin B12

維生素 B12 是身體保持最佳健康狀態所需的營養素。需要它來製造紅血球，協助神經系統的正常運作，以及合成 DNA，這是所有細胞中的遺傳物質。肉類和乳製品都含有維生素 B12。

這種維生素的缺乏症極其罕見，因為身體可以儲存好幾年。有缺乏維生素 B12 風險的族群，包括老年人、素食者或是不吃肉或奶製品的人，以及難以從胃或小腸吸收維生素 B12 的人。在那些吸收困難的人之中，有的是罹患惡性貧血，有的是長期服用治療胃灼熱和胃潰瘍的藥物，以及曾經動過胃腸手術的。

若是維生素 B12 稍微偏低，可能不會出現任何症狀。但如果顯著偏低，可能會罹患貧血、失智症、憂鬱症或神經系統問題。體內維生素 B12 偏低而高半胱胺酸（homocysteine）偏高的人，罹患心臟病和中風的風險較高；高半胱胺酸是血液中的一種胺基酸。

若診斷出維生素 B12 偏低，需要服用特殊的 B12 藥丸，因為非處方的綜合維他命中所含的這種維生素對於缺乏它的人是不夠的。另外還有維生素 B12 注射劑，通常是每一、兩天打一劑，持續兩週，之後每月施打一劑。

補充事實：

1. 維生素 B12 偏低的老年人可能會有腦萎縮的風險，這與阿茲海默症和認知功能下降有關。
2. 要攝取一天所需的維生素 B12，可以吃一片雞胸肉、一顆煮熟的雞蛋和一杯純低脂優格，或是一杯牛奶加上一杯麩麥片。
3. 一些缺乏維生素 B12 的人會感到手腳有燒灼感，這通常是先發症狀，可能是周圍神經病變或其他原因所導致。

磺胺類藥物與二次世界大戰
Sulfa Drugs and World War II

縱觀歷史，在戰爭時期軍隊因為疾病和感染而失去的兵力經常多於戰死沙場的。所以在二戰期間，傷口的治療和傳染病的遏制成了美國陸軍和海軍的首要任務。儘管在那個時候已經研製出青黴素，但這個奇蹟藥丸尚未進入量產階段。因此當時醫師唯一可依賴的抗生素是那時才發現不久的磺胺類藥物。

美國在 1941 年參戰時，磺胺類藥物是美國軍隊中治療腦膜炎的首選用藥。磺胺類藥物也用於治療腹瀉和下痢、發燒 以及傷口、燒傷和相關感染。然而，到了 1943 年，美國海軍卻漸漸敗給擁擠、貧乏的生活條件，再加上導致猩紅熱和咽喉炎的鏈球菌迅速傳播。海軍清理消毒軍營，將他們認定是帶原者的人隔離起來，並且將訓練營搬離這些高傳染率的地方。

但這些方法在遇上病毒時失效，無法減少其傳播，於是海軍決定展開大規模的化學預防法（chemoprophylaxis），開立磺胺類藥物以期達到預防疾病傳播的功效。他們在五個海軍訓練中心招募了新兵，每日讓他們服用少量磺胺嘧啶（sulfadiazine），然後觀察同一中心未服藥的人，將其當作對照組。在短短一週內，用藥組的發病率顯著下降——發病率降到僅有對照組的 15%。在 3 個月內，海軍對所有試驗中的新兵開放用藥，並且將該計畫擴展到另外三個設施。

這項計畫取得驚人的成功，估計為海軍節省了 100 萬個工作日，以及 5 千萬到 1 億美元的經費（1944 年的美元幣值）。然而，在不到 1 年的時間裡，細菌對藥物產生了抗藥性，在戰爭時的最後幾個月，海軍放棄了這項日常用藥計畫。之後，包括青黴素在內的其他較為安全的抗生素很快就上市，而在戰後，磺胺類藥物的使用量逐漸減少。

補充事實：

1. 1941 年 12 月 5 日，紐約市外科醫師約翰‧穆爾黑德（John Moorhead）前去檀香山演講，建議用磺胺類藥物來治療戰傷。兩天後，珍珠港遭到日本襲擊，穆爾黑德和他的聽眾隨即將這些指導方針付諸實踐，照顧傷者。
2. 磺胺類藥物幫助美軍在二次世界大戰期間將腦膜炎死亡率降低到 4%，這種病在一次大戰期間的死亡率是 31%。
3. 1943 年 12 月至 1944 年 6 月期間，在化學預防計畫中大約納入了近 100 萬男性受試者來測試磺胺類藥物。其中有 60 萬人是用藥組，而 40 萬人是對照組。

特納症候群
Turner Syndrome

大多數人會從父母那裡各得到一條性染色體，即 X 或 Y。兩條都是 X 染色體就是女性。但是在大約每 2,000 到 2,500 名新生兒中，會有一個女嬰的 X 染色體缺失，或部分缺失。這個狀況稱為特納症候群。

特納症候群通常會在很小的時候就診斷出來，因為缺失這些基因會讓許多女孩的身體異常。她們通常身材矮小（平均而言，身高不超過 142 公分），可能會有下垂或無神的眼睛、低位的耳朵、後縮的下巴、蹼狀的頸部、寬闊的胸膛和扁平的腳。出生時，罹患特納症候群的女嬰通常也會有手腳腫脹的問題。若是醫師懷疑患者罹患這種疾病，會進行核型分析（karyotype），拍下完整染色體的照片來進行篩檢。

除了明顯的症狀外，患有特納症候群的女性還會在其他方面受到影響。許多人一出生就有卵巢功能不全的問題。少了這些女性生殖器官，她們的身體產生的雌激素不足。因此，大多數特納症候群的女孩不會經歷到許多青春期的變化，例如乳房發育或月經。更麻煩的是，她們還會有心臟缺陷、腎臟問題、甲狀腺功能低下和脊柱側彎。

一旦診斷出患有特納症候群，女孩需要經常接受醫師的監測。生長激素和雌激素療法可以幫助她適當發展。在這些兒童中，聽障問題很常見，因此也可能需要助聽器。

補充事實：
1. 特納症候群是以美國內分泌學家亨利 · 特納（Henry Turner，1892 ～ 1970）的名字命名，他在 1938 年首先注意到這種病症的症狀。
2. 只有女孩才會罹患特納症候群。

結腸炎（大腸炎）
Colitis

潰瘍性結腸炎是一種慢性病，會導致結腸和直腸的內壁發炎，佈滿造成疼痛的瘡或潰瘍。在美國大約 50 萬人患有結腸炎，會導致帶血的腹瀉、發燒和腹痛，可持續數天或數週。結腸炎和克羅恩氏病（一種類似的疾病，會影響胃腸道的任何區域，包括小腸在內）是兩種主要的腸胃發炎疾病。

專家目前並不確定引起結腸炎的原因，有種理論認為它是一種自體免疫性疾病。這意味著人的自體免疫系統出錯，誤將食物和健康細菌當成有害的外來入侵者，結果造成白血細胞攻擊大腸，導致發炎和潰瘍。結腸炎也可能與遺傳有關；研究顯示 20% 的結腸炎或克羅恩氏病患者的近親中也患有其中一種病症。

大多數結腸炎患者是在 15 ～ 30 歲之間罹患此病，不過有一小群人是在五、六十歲的時候第一次發作。疾病的嚴重程度差異很大：有些人可能只會在突然發作時出現輕微症狀，每隔幾個月甚至幾年才發生一次，而其他人則可能得忍受長期的嚴重影響，例如體重減輕、貧血和相關的關節炎，以及眼睛或皮膚發炎，還有較為頻繁和急性的發作。孩童會因為這種病症而發育遲緩。

幸運的是，藥物治療通常是成功的。抗生素和類固醇可能有所幫助，還有一些藥物可以縮短或控制發炎。在更嚴重的情況下，可能需要動手術來切除部分結腸。

補充事實：

1. 潰瘍性結腸炎在白種人和猶太血統中更為常見。
2. 患有這種疾病會增加結腸癌的風險。

普里特金飲食法
Pritikin Program

　　普里特金飲食法是由南森・普里特金（Nathan Pritikin，1915～1985）提出的一套飲食和運動方案，他在 1970 年代成為廣受歡迎的飲食大師。普里特金經常將這套飲食計畫稱為「人類最初的膳食計畫」，並強調水果、蔬菜、全穀物和海鮮的重要性。

　　二戰期間，當時身為發明家的普里特金看到一些研究報告，當中提到歐洲在戰爭期間死於心臟病和糖尿病的人數急遽下降。他對此很感興趣，開始關注起一位心臟病專家的研究，這位專家當時正在研究低膽固醇、低脂肪飲食（模仿戰時許多歐洲人賴以生存的配給糧食）對心臟重症的好處。普里特金親自拜訪這位心臟專家，也是因為這整件事攸關他個人的健康。普里特金當時的膽固醇濃度超過 300 毫克／分升，而壓力心電圖顯示他的動脈正在迅速閉合。他在年僅 41 歲時就確診患有冠狀動脈心臟病。

　　當時對心臟病患者的標準處方是停止運動，或是不做任何費力的事情。但普里特金決心恢復健康。他開始吃素與跑步，每天跑上 5～8 公里。4 年內，他的膽固醇降至 120，心臟病的跡象也消失了。在接下來的 25 年，普里特金參與了 100 多項研究發表，當中詳細介紹飲食和運動計畫的好處。他寫了幾本書，並於 1975 年開設普里特金長壽中心（Pritikin Longevity Center），這是一個療養度假村，專注在營養、運動和改變生活方式的教育課程。

　　普里特金的飲食計畫建議至少每天要攝取五份未精製的複合式碳水化合物，至少五份蔬菜和四份水果，兩份富含鈣的食物，以及不超過一份的動物蛋白——最好是來自魚類、貝類、或瘦家禽。要是嚴格依循這項飲食計畫，脂肪只會佔用 10% 的飲食。這項計畫還包括結合心血管調理（如快走）、重量訓練和伸展運動的每日運動方案。

補充事實：

1. 1977 年，電視節目《60 分鐘》（*60 Minutes*）追蹤三名參加普里特金長壽中心 1 個月課程的心臟病重症患者。他們三人都展現大幅進步，恢復許多精力，也較少出現胸痛，而且停止服用大部分藥物。
2. 南森・普里特金於 1985 年死於與白血病相關的併發症，他的驗屍結果發表在《新英格蘭醫學雜誌》（*New England Journal of Medicine*）上。文中指出他的動脈沒有任何心臟病的跡象——對於一個 69 歲的男人來說，這是一個了不起的現象，病理學家這樣寫道。

肌肉失養症 Muscular Dystrophy (MD)

肌肉失養症，又稱肌肉萎縮症，一共有 30 多種類型，因為基因缺陷導致骨骼肌的無力和退化。肌肉失養症會在任何年齡層發病，病程進展有的緩慢有的迅速，嚴重程度也有所不同，從輕度傷殘到致命都有。

杜興氏肌肉失養症（Duchenne）是最常見的肌肉失養症，患者缺乏肌營養不良蛋白（dystrophin）這種有助於維持肌肉的蛋白質。這一型的病症主要是發生在 3 ～ 5 歲的男孩身上，而且病程發展迅速。大多數患者到 12 歲以後就不能走路，之後還需要靠呼吸器來呼吸。在幼兒身上出現的早期徵兆有經常跌倒、大腿肌肉過大、跑步和跳躍困難，以及傾向用腳趾或腳掌走路。有一種不太嚴重的肌肉失養症類型，稱為「貝克肌肉失養症」（Becker MD）。這兩種疾病都是由母方 X 染色體上的缺陷基因造成，男孩會從母親那裡繼承，女孩則會得到另一個來自父親的 X 染色體，因此能免於這種疾病的侵害。

其他形式的肌肉失養症包括顏面肩胛肱骨型肌肉失養症（facioscapulohumeral MD），從青少年時期開始發作，會造成面部、手臂和腿部肌肉無力；和肌肉僵直症（myotonic MD），這是成人身上最常見的形式，其特徵是白內障、心臟問題、長期肌肉痙攣和憔悴的面部特徵。

肌肉失養症的症狀包括肌肉無力、明顯缺乏協調性，和隨著關節周圍的肌肉變得僵硬而失去活動能力，逐漸癱瘓。在肌肉失養症晚期，脂肪和結締組織會完全取代肌肉纖維。肌肉失養症可以透過驗血來篩檢，測量當中有受損肌肉釋放多肌酸激酶（creatine kinase）含量就可診斷是否罹患此病症，也可用電脈衝測試、超音波和肌肉活體切片來檢驗，確認此項診斷。

肌肉失養症是沒有辦法阻止或逆轉的，但物理治療和骨科復健可以讓肌肉失養症患者的生活不至於那麼脆弱無力。醫師可以進行矯正手術來舒緩關節疼痛，可能也會開立一些藥物，如皮質類固醇、抗驚厥藥、免疫拮抗劑和抗生素，以延緩細胞損傷和對抗感染。矯型支架或護具也可為虛弱的肌肉提供支撐，不過在病程晚期可能會需要拐杖、助行器或輪椅。

計畫生育 Birth Control

　　長久以來，為了避孕，人類使出過各種奇招，用了許多組合和裝置。古埃及婦女會將鱷魚糞便、蜂蜜和碳酸鈉的混合物塞入陰道，而義大利情聖卡薩諾瓦（Casanova，1725～1798）則使用亞麻布和羊腸製成保險套。在 1960 年代以前，女性也常將消毒劑（Lysol）當作殺精劑。所幸，目前科學在節育方面有許多重大進展。

　　今日，有許多不同的避孕形式，雖然沒有一種能夠達到萬無一失的功效。目前的避孕方式可分為幾大類：第一類是所謂的屏障法，直接阻止精子進入子宮，諸如保險套、子宮頸帽、海綿和隔膜都屬於這一類。這些避孕器材的價格合理，容易取得也方便使用，不過失敗率較高：比方說保險套，即使男方有用，仍有 11% 的女性懷孕。

　　第二種常見的避孕方式是利用荷爾蒙；這些藥物會釋放女性原本就會產生的雌激素和助孕素等荷爾蒙，可預防卵巢釋放卵子。第一款避孕藥是由格雷戈里・平卡斯（Gregory Pincus，1903～1967）和約翰・若克（John Rock，1890～1984）這兩位醫學研究人員在 1957 年開發出來的。10 年後，全球每天約有 1,250 萬女性在服用，每天服下一顆這種避孕丸。

　　其他的荷爾蒙避孕法包括避孕貼（每週用一次）、陰道避孕環（每月插入一次）、荷爾蒙注射和植入物（處方是每月一次，可持續 5 年）。荷爾蒙的避孕方式相當有效，若是正確使用避孕藥，成功率高達 99%——但它們不像保險套能預防性傳染病。宮內節育器（Intrauterine devices，IUD）是另一種非常有效的避孕策略；在插入子宮後，10 年內的避孕效果高達 95～97%。有些人可能會選擇最後一種一勞永逸的結紮，透過永久性的外科手術，女性可以將輸卵管「打結」，而男性則可以做輸精管結紮術（vasectomy）。

補充事實：

1. 1950 年代的節育倡導者瑪格麗特・山傑（Margaret Sanger，1883～1966），受到母親的經歷所啟發而倡導節育；她母親在生下 11 個孩子後，於 50 歲時去世。
2. 1873 年，美國政府通過一項法案，由反淫穢活動人士安東尼・康斯托克（Anthony Comstock，1844～1915）所擬定，這項法案頓時讓所有形式的避孕都變成非法。這項法律於 1965 年廢除。
3. 根據聯邦法律，要進行絕育手術需要經過諮詢和 30 天的等待期，並且簽下第二份書面同意書。

維生素 A
Vitamin A

維生素 A 是保持身體健康的必須營養素，舉凡牙齒、皮膚、骨骼和軟組織以及黏膜的增長和維護都需要用到這種維生素。維生素 A 會製造眼睛視網膜中的色素，是維持良好視力所必需的養分；對哺乳和乳汁的分泌也非常重要。建議 14 歲以上男性每天攝取 900 微克的維生素 A，14 歲以上女性每天攝取 700 微克。

可以食用肉類、腎臟、肝臟、鱈魚、大比目魚、魚油、雞蛋、起士、奶油、全脂牛奶和一些強化食品來獲得維生素 A。然而，大多數這些食物都富含飽和脂肪和膽固醇。攝取到類胡蘿蔔素（carotenoids）時，身體也可以自行合成維生素 A，這在深色植物性食物很多。最常見的類胡蘿蔔素是 β-胡蘿蔔素，在杏桃、花椰菜、哈密瓜、胡蘿蔔、粉紅葡萄柚、南瓜、菠菜、紅薯、冬南瓜和大多數深綠色蔬菜中都有。這些是不含脂肪或膽固醇的 β-胡蘿蔔素來源，是更健康的選擇，可確保攝取到足量的維生素 A。

想要獲得每日所需的維生素 A，最佳方法是均衡飲食。若是缺乏維生素 A，會比較容易受到傳染病的感染，或是出現視力問題，但攝取過多維生素 A 也會生病。

成年人若是服用數十萬個國際單位的維生素 A 時，就會出現維生素 A 中毒。懷孕期間大量服用維生素 A 可能導致新生兒出生缺陷，而嬰兒和兒童在服用小劑量的維生素 A 或這類含有視黃醇（retinol）的產品，可能會生病。吃太多含有 β-胡蘿蔔素的食物，如胡蘿蔔，可能會造成膚色暫時改變，讓皮膚變成黃色或橙色。

補充事實：

1. 孕婦或哺乳期婦女應諮詢醫師是否需服用維生素 A。
2. 兒童每天所需維生素 A 的量因年齡而異。
3. 類視色素（Retinoids）是維生素 A 的衍生物，用於治療痤瘡等皮膚病。

器官移植
Organ Transplants

1950 年代初期，首度成功進行器官移植手術，當時移植的是腎臟。從那以後，醫師又學會如何安全地移植心臟、肺臟和其他器官，改善患者的生活，延長壽命，拯救了無數生命。

早期移植人體器官的努力皆以失敗告終，因為身體會排斥新移進來的組織。直到科學家發現只有在同卵雙胞胎之間可以進行器官移植，不會有排斥的風險，才有了首例的成功移植。1954 年，外科醫師約瑟夫 · 默瑞（Joseph Murray，1919 ～ 2012）在波士頓的布萊漢婦女醫院（Brigham and Women's Hospital）為一對 23 歲的同卵雙胞胎進行了醫學史上第一次成功的腎臟移植。移植是否成功，取決於捐贈者和接受者的免疫相似度，稱為人類白血球抗原（human leukocyte antigens，HLA），是以兩者共享的免疫標記來衡量。完美的匹配是要達到六項主要 HLA 標記皆相同，即六分之六，這正是在同卵雙胞胎中的情況。

但不是每個人都有同卵雙胞胎。在默瑞證明移植的可行性後，接下來的幾十年間，科學家一直在尋找方法，為非雙胞胎甚至毫無血緣關係的人進行移植手術。為了防止身體排斥新來的器官，在 1960 年代研究人員開發出環孢菌素（cyclosporine）這種強大的藥物，它會抑制免疫系統。最初，這些抑製免疫的藥物非常危險，很多病人都在手術後不久死亡。然而，到 1980 年代，藥物有所改善，存活率也跟著提高。醫師現在已經能夠成功移植大部分的身體部位，包括手，甚至在 2005 年還為一名遭狗咬的法國女性進行顏面移植。顏面移植仍然是相當有爭議的手術，因為牽涉到倫理和身分問題。

肝硬化（一種肝臟疾病）和腎功能衰竭等病患，可以獲得活體捐贈者的器官，這通常來自親朋好友。心肺移植通常是到最後一步不得已的手段，而且器官必須來自最近往生的捐贈者，其器官是在人工生命支持設備下維持存活狀態。（從活體捐贈者身上取部分的肺來移植也是有可能的，但這非常危險，而且非常罕見。）今日，器官需求已經遠遠超過了捐贈器官的供應量。在美國，患者必須列入等候名單，這是由美國衛生部的「器官募捐和移植網絡」（Organ Procurement and Transplantation Network）部門所負責管理的。

克萊恩費特氏症候群
Klinefelter's Syndrome

克萊恩費特氏症候群是男性中很常見的一種性染色體疾病，每 500 名新生兒就有 1 人罹患。這完全是隨機的事件，是男孩從父母那裡多繼承到一條 X 染色體的狀況。與典型的 XY 不同，患有克萊恩費特氏症候群的男孩具有 XXY 的組合。

這個病症最初是在 1942 年由任職於波士頓麻省總醫院的亨利 · 克萊恩費特（Henry Klinefelter）醫師發現的。他發表了一篇關於 9 名男性的報告，他們都有乳房增大、睪丸小、面部和體毛稀疏，以及無法產生精子的問題。這些症狀是睪固酮濃度過低所造成的，這與克萊恩費特氏症候群有關。

大多數克萊恩費特氏病例都是在長大後才會診斷出來。在嬰兒期幾乎沒有症狀，不過與其他嬰兒相比，他們要花上更久時間才能坐起來和學會爬行。在青春期，與其他同齡男孩相比，他們的睪丸可能較小，體毛較少，體能也較差。患有克萊恩費特氏症候群的男性通常沒有生育能力，因為他們無法產生正常數量的精子。他們罹患靜脈曲張、骨質疏鬆症和累積腹部脂肪的風險也比較高。

醫師在診斷這種疾病時，會檢查荷爾蒙以及染色體——或稱核型分析。醫師通常會建議在青春期進行睪固酮治療，有些男性會選擇以手術來切除多餘的乳房組織。

補充事實：

1. 希望生育的克萊恩費特氏症候群男性患者可以選擇睪丸精子提取，將精子從睪丸中取出後，直接注入到卵子中。
2. 罹患此病症的人中，有 25% 會出現智力遲緩的問題。

肝炎
Hepatitis

　　肝炎是指肝臟發炎，肝臟是身體的第二大器官（僅次於皮膚），對於新陳代謝和排毒非常重要。肝炎通常是由病毒感染引起的，但藥物、酒精、有毒化學物質和身體創傷也可能引起這種病症。目前已知有七類肝炎病毒，從 A 標記為到 G。A 型、E 型和 F 型肝炎病毒是因為食用到受污染的食物或水，而 B、C、D 和 G 型則是透過血液或其他體液傳播。

　　在這七種病毒中，A、B 和 C 型是最常見的，有 5 ～ 10% 的美國人罹患此三種。A 型肝炎病毒（HVA）存在於糞便中，傳播途徑通常是透過受污染的飲用水、生鮮貝類或是那些上完廁所後沒有洗手的人所準備的食物。A 型肝炎病毒通常會在體內 4 ～ 6 週，但一般不會造成永久性傷害。B 型肝炎（HVB）和 C 型肝炎（HVC）的病毒通常是透過性接觸和共用受污染的皮下注射針頭傳染。這兩種病毒都會導致慢性肝炎、造成永久性肝損害的長期發炎、肝硬化甚至是肝癌。事實上，在美國 C 型肝炎病毒就是肝臟移植的第一大原因。目前已經有針對 A 型肝炎病毒和 B 型肝炎病毒的疫苗。大多數孩子和成人會接種 B 型肝炎疫苗，至於 A 型肝炎疫苗僅建議前往肝炎流行國家旅行者、罹患其他類型的肝病或是從事高風險職業，例如在醫療保健業工作的人接種。

　　不過，無論是感染到上述哪一種病毒，肝炎的症狀都是一樣的：嘔吐、腹痛、發燒、疲勞和食慾不振，持續時間從幾天到幾週不等。若是沒有及時治療，通常在體內由肝臟分泌的化學物質會導致黃疸（皮膚和眼睛發黃），口中有苦味、口臭和尿色深。更嚴重的情況則是演變成猛爆性肝炎，這情況非常危險，會迅速導致嚴重的肝功能衰竭和腎功能受損。

補充事實：
1. 在英文中，肝炎（hepatitis）一字是由 *hepar*（肝臟）和 *-itis*（發炎）的字根組合而成。
2. 成人的肝臟重約 1.4 公斤。
3. 即使極少量的 A 型肝炎病毒也可以傳播疾病。

SAM-e 營養片或腸溶衣片
SAMe

發音為 sammy 的 SAMe 是一種化學物質，在美國當作營養保健品出售（在歐洲則列為處方藥），這種物質已經過廣泛研究，有可能對關節炎和憂鬱症有療效。SAMe 是 S- 腺苷甲硫胺酸（S-adenosyl methionine）的英文縮寫，是身體天然產生的物質，幾乎存在於身體中的每個部位。

SAMe 在免疫系統中也有作用，有助於產生和分解血清素、褪黑激素和多巴胺這類大腦控制情緒的化學物質。它也參與軟骨的製造，軟骨是一種連接骨骼的堅韌組織，讓關節定位，並有助於身體結構的建立。

然而，隨著年齡增長，身體產生的 SAMe 會日益減少，科學家認為，服用這種化學物質的補充劑有助於對抗某些症狀和疾病。它可能有助於減輕關節炎的疼痛。初步研究也顯示 SAMe 還具有治療輕度至中度憂鬱症的潛力，似乎比抗憂鬱藥物的藥效更快，而且有同樣的效果，又不會產生這些藥物相關的副作用，例如頭痛、失眠和性功能障礙。目前尚不清楚 SAMe 舒緩憂鬱症的機制，因此醫師建議不要與抗憂鬱藥物同時服用。還需要更多關於其安全性和有效性的研究，特別是長期服用的評估。

SAMe 最廣泛的形式是膠囊，儘管在臨床試驗中也研究過注射劑的形式。每天服用 1,600 毫克，持續 6 週的劑量似乎是安全的。副作用可能包括噁心、皮疹、口乾或熱感、耳朵發癢。這種補充劑可能會降低血糖，因此糖尿病或低血糖患者應慎用 SAMe。

補充事實：

1. 早期研究顯示，SAMe 可能有助於治療注意力不足過動症（ADHD）、纖維肌痛症（fibromyalgia）和膽汁鬱積（cholestasis）——一種在肝臟中積聚膽汁的症狀。
2. SAMe 也存在於植物和其他動物中。
3. 雖然 SAMe 經常被宣傳是憂鬱症和關節炎的「天然」療法，但它實際上是仿製體內化學物質的人工合成品。專家認為這算是一種藥物，而不是營養補充劑，因此應該當作藥物來監管。

肌萎縮性側索硬化症
Amyotrophic Lateral Sclerosis (ALS)

紐約洋基隊的盧·賈里格（Lou Gehrig，1903 ~ 1941）之所以讓人難忘，不僅是 1920 和 1930 年代他在大聯盟的連續戰績，也是因為他在 36 歲時診斷出罹患致命疾病而含淚退休。現在為了紀念他，也將肌萎縮性側索硬化症暱稱為盧·賈里格病（Lou Gehrig's disease），這種病會導致大腦和脊髓中的運動神經元退化，使得肌肉無力、出現協調問題，最終導致完全癱瘓和死亡。在整段病程發展中，心智功能不會受到影響。

肌萎縮性側索硬化症會攻擊自主運動肌肉，包括那些用於行走、說話、擺姿勢和呼吸的肌肉。（呼吸既是非自主，也是自主，因為人可以暫時停止呼吸。）隨著神經元的死亡導致肌肉退化：四肢開始變瘦，肌萎縮性側索硬化症患者可能會感到虛弱，抽搐、痙攣、說話含糊不清以及難以使用手臂和雙腿。他們可能會絆倒、掉東西，或是出現難以控制哭笑的狀態。發展到末期時，患者可能需要一直使用呼吸器才能呼吸。

在美國，每天大約診斷出 15 例的肌萎縮性側索硬化症新病例；當中有 60% 是男性，而這些人中有 93% 是白種人。大多數人是在 40 ~ 70 歲之間發病，在診斷後可存活 3 ~ 5 年──儘管在某些病例中，這種病的進展較慢，或者在極少數情況下可能會完全停止。在藥物治療上，主成分為利魯唑（riluzole）的銳力得錠（Rilutek）能夠最有效地減少谷胺酸的釋放，在某些病患身上似乎有減緩疾病進展的效果。肌萎縮性側索硬化症患者的脊髓中含有比健康人更多的谷胺酸，但科學家不確定這其中的原因。

大多數肌萎縮性側索硬化症病例是偶發性的，意味著這與家族病史無關。這種病很難診斷；醫師必須進行驗血、X 光和電神經刺激試驗，排除掉其他疾病可能性。有 5 ~ 10% 的病例似乎與家族史有關，1991 年科學家找出這種類型的 ALS 與 21 號染色體上一個基因的關聯。今日，可以透過基因測試來篩檢出家族性肌萎縮性側索硬化症，儘管此病的診斷仍是以症狀為主要判斷依據。

人類免疫缺陷症候群
Human Immune Deficiency Syndrome

人類免疫缺陷症候群又稱獲得性免疫缺陷症候群（acquired immune deficiency syndrome，AIDS），簡稱愛滋病，是由人類免疫缺陷病毒（human immunodeficiency virus，HIV）引起的。全球有近 4,000 萬人受到這種病毒感染，它會攻擊免疫系統，使身體抵抗肺炎這類感染的能力下降，也對某些癌症招架無力。在愛滋病初期，感染者通常沒有症狀，因此稱為無症狀 HIV 陽性。

HIV 最常透過性交傳播，無論是陰道、肛門或口交，也會透過輸血或共用針頭傳染，或是從母親傳給胎兒。一旦進入體內，病毒就會圍攻稱為 CD4 淋巴細胞的白血球。HIV 就像恐怖片中的殭屍一樣，會將自己的 DNA 注入淋巴細胞，並摧毀它們。最後，白血球——免疫系統的第一道防線——數量大幅下降，導致身體無法有效抵抗病毒和細菌，並引發一連串危及生命的感染。

由於這種病毒的複雜性，因此無法治癒。幸運的是，目前有幾種抗逆轉錄病毒藥物可以抑制 HIV 的形成。這些藥物能夠延長患者的生命，並提高他們存活歲月的生活品質。但是，在許多情況下，大約 20 年後，身體會對這些藥物產生抗藥性，使其失去效用。

補充事實：

1. 1980 年代首次發現 HIV 病毒，就在確定出愛滋病後不久。
2. 使用殺精劑會增加 HIV 的傳染機率，因為它可能會引起陰道發炎，讓病毒進入體內。
3. 雖然保險套有助於預防愛滋病毒，但它們並非萬無一失。

微量元素 Trace Elements

微量元素是人類飲食中不可或缺的物質，但每天僅需要不到 100 毫克的量，包括鐵、碘、銅、錳、鋅、鉬、硒和鉻。可能還有其他尚未發現的。

在美國，這些元素通常不會有攝取不足的問題。然而，放眼全球，微量元素缺乏仍是一大問題。微量元素不足會損害身體的一般功能，加重常見感染，如麻疹和引起腹瀉的感染，也會妨礙到智力增長和成人的生產力。

全球有超過 20 億人有缺鐵的問題，這是導致貧血的最主要原因，兒童缺鐵還會影響到心智發育。人體需要鐵來合成血紅蛋白，產生能量的酵素也需要鐵才能正常運作，另外製造膠原蛋白、彈性素和神經傳遞物質也要用到鐵。肉類、家禽、魚類和綠葉蔬菜中都有含鐵。

缺碘是世界上另一個普遍的微量營養素缺乏症。每年有 5 千萬嬰兒出生時有缺碘的風險，這是造成全球心智發育遲緩的主要原因，而這是可預防的。海鮮和碘鹽中都有碘，甲狀腺需要碘來產生荷爾蒙。

我們的身體需要銅來產生血紅蛋白和協助其運作，另外製造膠原蛋白、彈性蛋白和神經傳遞物質與形成黑色素也需要銅，可以從水果、堅果、內臟和貝類中攝取到銅。我們還需要錳作為輔酶，它有助於能量的產生，這種礦物質存在於堅果和全穀物中。

我們的身體需要鋅來維持一般的免疫力和修復功能，以及維持良好的視力和某些酵素的功能，它存在於全穀物、啤酒酵母、魚和肉類中。鉬有助於分解有害物質，達到解毒的功效，存在於豆類、綠葉蔬菜、牛奶、內臟和全穀物中。

要保持最佳健康狀態還需要硒，可從花椰菜、捲心菜、芹菜、大蒜、洋蔥、內臟、全穀物和啤酒酵母中攝取。另外，身體還需要鉻來優化糖的利用，可以從肉類、香料、全穀物和啤酒酵母中獲取鉻。

自然產 Natural Childbirth

過去認為「自然產」就是正常的生產方式，即使在 1900 年代初期，醫師經常會使用麻醉劑或鎮靜劑來減輕準媽媽的痛苦和焦慮。然而，大約從上世紀中葉開始，放鬆方法和分娩教育改變了許多女人選擇生孩子的方式。

英國產科醫師格蘭特・迪克・雷德（Grantly Dick-Read，1890 ～ 1959）首先提出自然產的概念，在他 1933 年的著作《自然產》（*Natural Childbirth*）中，提出恐懼和緊張是造成分娩時疼痛的原因。只要能擺脫恐懼和緊張——透過放鬆、催眠、運動等方法來改善肌肉張力，以及更好的分娩過程教育——女性可以達到無痛分娩，獲得更有意義的體驗。

費爾南德・拉梅茲（Fernand Lamaze，1890 ～ 1957）可能是 1951 年以來自然產推廣運動中最有知名度的支持者。他在法國診所中開發出一套方法，強調在生產前進行規律、有控制的呼吸、肌肉強化技術以及父親所扮演的支持角色。後來發展成拉梅茲呼吸法，也稱為心理預防法（psychoprophylaxis）。一本關於這種方法的書《謝謝你，拉梅茲醫師》（*Thank You, Dr.Lamaze*）讓他的理論在美國普及開來。1960 年，這本書的作者瑪喬莉・卡梅爾（Marjorie Karmel，卒於 1964 年）共同創立了一個非營利組織 ASPO 拉梅茲（ASPO/Lamaze）——現在的拉梅茲國際機構（Lamaze International）——傳播拉梅茲的想法，並且為教育工作者樹立標準。

今日，拉梅茲國際機構大力推動女性的個人權利，並且為父母或其他生育伴侶提供分娩教育。拉梅茲方法包括讓分娩自行開始，用按摩和芳香療法來放鬆，使用熱敷和冷敷以減輕不適，利用某些姿勢和推擠技巧來生產，以及學習餵母乳的技巧。

補充事實：

1. 拉梅茲的許多技巧都專注在減輕女性生產時對疼痛的感知上。這套方法有部分是受到「條件反射」理論的啟發，這是由俄羅斯研究人員伊凡・巴普洛夫（Ivan Pavlov，1849 ～ 1936）提出的。他以狗進行的實驗顯示，疼痛、飢餓或放鬆這類看似內在的反應，事實上有可能是受到外部刺激的「條件化」而發生。

2. 在 1900 年代初期，開始有許多醫師反對自然產，他們認為這否定了現代醫學所取得的進步，沒有必要將出生過程退回到更原始的狀態。

3. 雖然拉梅茲最初是為了消除對藥物的需求而開發的，但今天的準媽媽在練習拉梅茲方法的同時，仍然可以選擇在生產期間接受硬脊膜外注射（使用麻醉劑）。

安格曼氏症候群和普拉德－威利症候群
Angelman Syndrome and Prader-Willi Syndrome

人類的 DNA 包含 23 對染色體：一套來自母親，一套來自父親。但有時基因在傳遞會出錯，導致孩子從父母的其中一方那裡繼承到兩條染色體，這種情況稱為單親源二倍體（uniparental disomy）。安格曼氏症候群和普拉德－威利症候群就是這種基因傳遞出錯的例子，問題都出在 15 號染色體上。

安格曼氏症候群，又暱稱天使症候群，是指孩子的兩條 15 號染色體都來自父方。這個狀況是由英國醫師哈利 · 安格曼（Harry Angelman，1915 ～ 1996）在 1965 年首次發表，因此以他的名字來命名，這種遺傳疾病會導致發育和智力遲緩。患有安格曼氏症候群的兒童通常難以行走、說話和平衡；他們也有快樂和興奮的性格，容易微笑和大笑。其他症狀包括僵硬、動作生澀、癲癇和頭型偏小。據估計，這種情況相當罕見，在每 20,000 名新生兒中僅有 1 人。安格曼氏症候群的病童可能需要服用抗癲癇藥物，並搭配物理治療和行為治療。

安格曼氏症候群有一個姐妹病，是普拉德－威利症候群，這是指孩子的兩條 15 號染色體都繼承自母親。這種情況是以瑞士小兒科醫師安德里亞 · 普拉德（Andrea Prader，1919 ～ 2001）和海因里希 · 威利（Heinrich Willi，1900 ～ 1971）來命名，他們在 1956 年首次描述這種狀況。此病的症狀包括肌肉張力差（抱起嬰兒時經常覺得像是在抱鬆垮的布娃娃）、性荷爾蒙偏低、運動遲緩等。患有這種疾病的兒童通常有行為問題；他們的性格固執，容易有強迫症。專家相信在 12,000 至 15,000 名新生兒中，就有 1 名是普拉德－威利症候群患者。

補充事實：

1. 單親源二倍體是一個完全隨機的事件。
2. 醫師會先根據行為和特有的面部特徵來診斷普拉德－威利症候群和安格曼氏症候群，之後便會安排核型分析來確認，這種測試可以顯現出所有的染色體。

腸胃炎
Gastroenteritis

　　一顆生牡蠣。一把髒叉子。健行時喝的一口溪水。這些可能含有導致腸胃炎的多種病原的其中一種，讓胃和小腸發炎。傳染性極強的「腸胃型感冒」（stomach flu）在美國極為常見，僅次於普通感冒，每年讓數以千萬計的人痛苦不堪。引發腸胃炎的來源很多，諸如產生毒素的病毒、細菌（如葡萄球菌和腸球菌），甚至只是剩菜中的毒素。

　　所以，有哪些病毒會引起腸胃炎呢？基本上有兩大類，一種是輪狀病毒（rotaviruses），另一種是諾羅病毒（noroviruses）。這兩者都具有高度傳染性，通常透過受污染的食物或飲料來傳播。有些貝類可能含有某種形式的病毒，但在大多數情況下，這類微生物是由感染者傳播出去的，可能是在準備或分享食物時污染了食物。

　　腸胃炎的症狀有水樣腹瀉、腹絞痛、噁心、頭痛和低燒。在感染後的一、兩天會發作，並持續 3～10 天不等。雖然讓人很不舒服，但這種病在成年人身上通常是無害的。不幸的是，腸胃炎是無法治療的，大多數人只能等待這些刺激物離開身體。在某些情況下，尤其是嬰兒和兒童，可能會導致脫水，這時得去看醫師或去醫院就診。

　　由於胃腸炎引發的腹瀉可能危及嬰兒的生命，因此 2006 年推出了輪狀病毒疫苗。這種名為 RotaTeq 的疫苗可預防至少五種流行的輪狀病毒。

補充事實：
1. 輪狀病毒和諾羅病毒在每年的 10 月至隔年 4 月這段期間較為活躍。
2. 諾羅病毒又稱諾沃克樣病毒（Norwalk-like viruses），是以俄亥俄州的諾沃克鎮來命名。在 1972 年這個小鎮爆發感染後，首次發現這種類型的病毒。

人蔘
Ginseng

　　有好幾種植物都稱為人蔘，美洲和亞洲人蔘皆屬於人蔘屬（*Panax*），而西伯利亞人蔘（*Eleutherococcus senticosus*）是同一科中不同的物種。一般認為這三種植物都是適應原（adaptogens）——這是指會讓身體功能增強和正常化，並且幫助身體因應壓力的物質。

　　亞洲人蔘和西洋蔘都是棕褐色帶有多節的根，有時形狀類似人形，長著像胳膊和腿一樣的細絲——就是因為具有這種外觀，因此數百年前的草藥學家相信人蔘可以治癒人類疾病。事實上，中國人認為人蔘是所有草藥中藥效最強大的。兩種人蔘屬都含有稱為人蔘皂苷（ginsenosides）的活性化合物。（西伯利亞人蔘則無，它最初在俄羅斯當作便宜的人蔘替代品販售。）人蔘也含有多肽、維生素 B 群、類黃酮和揮發油。白蔘（曬乾和去皮的）和紅蔘（未去皮，但在乾燥前先蒸過）有推出液體萃取物、粉末和膠囊等形式。

　　人蔘可縮短從疾病或術後恢復所需的時間，也可以促進整體的健康狀態。初步研究顯示，人蔘可能有助於加速新陳代謝和治療酒精中毒，減緩阿茲海默症的病程進展，治療或預防癌症，在降低糖尿病患者血糖的同時還會降低「壞」膽固醇，提高「好」膽固醇濃度。研究顯示，人蔘可以降低或升高血壓，因此患有高血壓或心臟病的人不應在沒有醫師監督的情況下嘗試人蔘。

　　一般相信人蔘可以增強性能力，在動物研究中，它確實增加了精子的產生和性活動。一般認為人蔘能夠提高人的警覺心，集中注意力或加強記憶力，特別是與銀杏搭配使用時。甚至有人會利用人蔘來提高運動能力，不過在這方面的研究結果並不一致。人蔘可能會引起緊張或失眠、焦慮、腹瀉、嘔吐、鼻流血和乳房疼痛。為了避免人蔘將血糖降得太低，最好與食物一起使用。人蔘可能會有類似血液稀釋劑的作用，在手術前至少應停用一週。

補充事實：
1. 人蔘約需 4 ～ 6 年成熟，在此之前不應採摘作藥用。
2. 美國種植的生人蔘有 90% 以上集中在威斯康辛州。
3. 亞洲人蔘在其自然棲息地幾乎絕跡，但仍有人種植，提供藥用。

人格違常 Personality Disorders

　　人之所以獨特，是因為其想法和情感會影響他們對世界做出反應的方式。個性，無論是善良或陰鬱，在談論人格時沒有所謂的「正確」。但確實有所謂的人格違常，是按照不同功能失調來分類的精神疾病，指患者對情境的感知和他人的連結出現問題。有這些症狀的人相當死板，他們奇怪或不適當的行為會影響到與他人交往，乃至於過正常生活的能力。

　　人格是由「先天」和「後天」因素共同決定。害羞或友善等氣質特徵在很大程度上是遺傳的，但養成環境也有很大的影響。同樣地，人格違常似乎也是受到遺傳和環境的影響。研究顯示，有些人可能具有易患病的體質傾向，但若身處創傷性情況，例如遭受虐待、不穩定的童年或失去父母，勢必會觸發這種疾病的發展。

　　人格違常約占全球人口 10 ～ 13%。美國精神病學協會將它們分為以下三類：

　　A 群：具有奇特、古怪的想法或行為，包括相信其他人試圖傷害自己的妄想型人格違常（paranoid personality disorder）；對情感表達或社會關係不感興趣的類精神分裂型人格違常（schizoid personality disorder），以及相信自己可以用想法影響他人，或認為公開演講中隱藏有只給自己的訊息（別人都沒聽出來）的分裂病型人格違常（schizotypal personality disorder）。

　　B 群：具有戲劇性、過於情緒化的思維或行為，例如說謊、偷竊、無視他人或參與暴力行為的反社會人格違常（antisocial personality disorder）；有關係易變的傾向和衝動、冒險或自殺行為的邊緣型人格違常（borderline personality disorder）；表現出持續需要關注的表演型人格違常（histrionic personality disorder）和相信自己比別人優秀，幻想權力和成功的自戀型人格違常（narcissistic personality disorder）。

　　C 群：具有焦慮和恐懼的想法或行為，包含孤立自己並且對批評和拒絕過於敏感的畏懼型人格違常（avoidant personality disorder）；表現出過度依賴或順從他人的依賴型人格違常（dependent personality disorder）；以及對於秩序、規則、控制過分要求的強迫型人格違常（obsessive-compulsive personality disorder）；這與強迫症（obsessive-compulsive disorder）不同。

龜頭炎
Balanitis

　　家長經常會要求未割包皮的男孩仔細清潔包皮周圍以及下方的區域。主要原因是卡在包皮下面的細菌會導致龜頭炎，這是指陰莖頂端疼痛、發炎的情況。患有這種疾病的男性經常會感到疼痛、搔癢、發紅，並且有惡臭。專家表示龜頭炎很常見，有高達 11% 前往泌尿科就診的男性都是因為龜頭炎。

　　龜頭炎經常伴隨有包皮炎（posthitis），這樣的雙重感染稱為龜頭包皮炎（balanoposthitis）。雖然痛苦，但若及早發現，不至於構成嚴重的健康威脅。大多數情況可以很容易地治療，只要使用抗生素乳膏或藥丸，以及類固醇乳膏即可。但若是發炎症持續一段時間，可能會造成永久性損壞。可能會形成疤痕，並縮小尿道口或導致包莖（phimosis），這是指包皮太緊無法翻轉，露出陰莖尖端的龜頭。也可能發生嵌頓性包莖（paraphimosis），這是指陰莖頂端腫脹，包皮不能縮回。當包皮不能縮回，勃起時就會疼痛。發生最後這兩種狀況時，醫師可能會割包皮。要避免這些併發症，最重要的措施就如同父母所講的：經常清洗和沖洗陰莖，並徹底清潔包皮下方。

補充事實：

1. 一些性傳染病會增加龜頭炎的風險。
2. 龜頭炎可能是由某些疾病引起的，如淋病、硬化性苔蘚（lichen sclerosus）和萎縮性苔蘚（atrophicus），以及無法控制的糖尿病。

鐵劑
Iron Supplements

鐵質對於維持身體健康的許多蛋白質和酵素至關重要，將氧氣輸送到細胞和調節細胞生長也需要用到鐵。基於這些原因，若是單靠飲食不能補充足夠的鐵時，就應該服用鐵劑。

鐵劑有兩種形式：亞鐵（ferrous）和三價鐵（ferric）。最好是選亞鐵形式的，因為人體吸收效率比較好。身體能夠吸收的鐵量會隨著劑量的增加而減少，所以最好一天分兩、三次服用鐵劑。

缺鐵的人可能會出現貧血，並且有疲勞和免疫力下降的問題。若是已出現貧血的症狀，補鐵尤其重要。如果檢查顯示女性的血清鐵蛋白（serum ferritin）——一種儲存鐵的蛋白質——在每升 15 微克以下，而且紅血球計數低，就是因為缺鐵而貧血，需要進行補鐵。

治療缺鐵性貧血，會建議成年女性服每天口服 50 ～ 60 毫克的鐵劑，持續 3 個月。不過，在服用任何補充劑之前，應該先諮詢醫師。鐵劑可能導致的副作用有：噁心、嘔吐、便秘、腹瀉、深色大便與腹部絞痛等。

成年男性和停經後的女性在服用鐵劑時應特別注意，因為在這些族群中比較少出現缺鐵的問題，他們比較會有鐵過多的風險，這是指血液和器官中積聚過多鐵的情況。有可能會導致肝臟和心臟問題，若是發生在有血鐵沈積症（hemochromatosis）遺傳傾向的人身上，甚至會致死；血鐵沈積症是一種鐵積聚在體內的疾病，會對內臟造成損害。此外，需要定期輸血的血液疾病患者也不應服用鐵劑。

補充事實：

1. 缺鐵是全球最嚴重的一項營養不良問題。世界人口中有 8 成可能缺鐵，30% 可能有缺鐵性貧血。
2. 孕婦需要攝取的鐵量大約是未懷孕婦女的兩倍。因為懷孕期間血容量更大，再加上胎兒的額外需求，以及生產過程中的失血。

開心手術和心肺機
Open-Heart Surgery and the Heart-Lung Machine

1930 年在波士頓麻州總醫院的外科醫師小約翰・吉本（John Gibbon Jr.，1903～1973）目睹了一名患者因大面積肺栓塞，即肺部有血塊而往生的過程。當時，醫師以傳統外科手術嘗試了幾個小時，但還是以失敗告終，這一幕讓吉本終生難忘，之後他開發出心肺機，讓醫師有辦法執行今日所知的開心手術。

吉本在這件事發生後不久就離開波士頓，前往位於費城的托馬斯・傑佛遜大學擔任教職。在那裡，他專注於開發一台可以在手術過程中接管心臟和肺臟工作的機器。他得處理許多挑戰，包括：如何排出體內的血液，如何將其送回，如何保持血液在機器中不致凝結等。在此之前，心臟手術或心臟附近的手術都僅限在保持心臟仍可跳動的情況下操作，或是心臟短暫停止跳動，在大腦可忍受的低氧狀態幾分鐘內進行修復手術。

IBM 公司幫助吉本生產了第一台機器，並在實驗動物身上發揮效用，但還無法為人類送出足夠的血液。1952 年，吉本在實驗室建立了第二台機器，並且用在一名 15 個月大的女孩身上。病人最後死在手術台上，不過，3 個月後，他進行了第二次手術，這次取得非凡的成功，患者靠著吉本的機器維持了 27 分鐘的生命，而且之後完全康復。

然而，吉本接下來的兩次手術都沒有成功，不久後他就放棄了開心手術。在這一時期，梅約診所的研究人員仿照吉本的設計，將第一台商用心肺機發展成梅約－吉本心肺機（Mayo-Gibbon device）。這台機器（搭配其他先進的心導管插入術和抗凝血藥物）讓醫師得以用有別以往的全新方式來治療心臟病，原本心臟病是美國最常見的一大死因。

補充事實：

1. 接上心肺機後，患者經常表示有認知能力下降的情況，這又暱稱為「泵頭」（pumphead），過去認為是手術創傷的暫時症狀，但最近的研究發現，它實際上可能會持續存在，甚至惡化。心肺機產生的微小細胞碎片和氣泡可能是病因。
2. 在心肺機獲得改善前，外科醫師曾嘗試過低溫技術：在手術前冷卻患者的身體，這樣可以稍微延長大腦缺氧的時間。
3. 吉本大半的生涯都與費城的傑佛遜醫學院有關，他也在賓州大學和哈佛大學擔任職務，並在二戰期間擔任軍醫。

青少年肌肉失養症
Juvenile Muscular Dystrophy

肌肉失養症，或稱肌肉萎縮症，泛指肌肉隨著老化而弱化的疾病。有些病症進展得很快，而且會致命，但良性的青少年肌肉失養症則溫和得多。這種病也稱為漸進性遲發性肌肉失養症（progressive tardive muscular dystrophy）或貝克型肌肉失養症（Becker muscular dystrophy）。

病情較為嚴重的病症則稱為杜興氏肌肉失養症和青少年肌肉失養症，這是遺傳自母親的遺傳疾病，是由位於 X 染色體上的一個隱性缺陷基因所導致，因此遺傳到此基因的女孩通常僅是攜帶者，不會有症狀出現。但是男孩因為只有一條來自母親的 X 染色體，因此會出現症狀。大約每 3 萬名男孩中就有 1 名。

由於這種遺傳缺陷，身體無法產生足夠的抗肌萎縮蛋白（dystrophin），這種蛋白質有助於肌肉細胞保持其形狀和長度；少了它，肌肉就會分解。患有杜興氏肌肉失養症的男孩會在 2 歲左右開始出現症狀。他們開始出現腿部無力、平衡問題和大腿肌肉過大。到童年晚期，他們往往無法行走；許多患者在十幾歲或二十出頭時會死於肺炎、肺虛弱或心臟併發症。不過，患有良性肌肉失養症的男孩會到大約 10 歲或 11 歲才開始表現出來。他們的症狀較輕，病程進展較慢；通常要到成年後期才會失去行走能力，可能還保有活動力。

不幸的是，肌肉失養症是無法治癒的。不過物理治療可以幫助關節的運動，而抗炎皮質類固醇則能幫助維持肌力，其他處方藥則有助於控制肌肉痙攣和僵硬。

補充事實：

1. 貝克型肌肉失養症以德國醫師彼得 · 艾米爾 · 貝克（Peter Emil Becker）的名字來命名，他在 1955 年首次發表對這種疾病的研究。
2. 若是女孩遺傳到身為攜帶者媽媽的異常基因，又從父親那裡繼承到受影響的異常基因，那她就沒有正常的 X 染色體，會成為罕見的女性病例。

胸膜炎
Pleurisy

在發現氧氣之前，肺的功能一直讓醫師感到困惑。在文藝復興時期之前，一般都認為肺是用來調節體溫的。從那時起，研究人員認識了肺部結構以及它們在氧氣運送中的角色。例如，現在知道每片肺都是包裹在胸膜（pleura）這層很薄的雙層膜中。當肺的表面發炎時，就是胸膜炎。

有很多情況會引起胸膜炎，諸如病毒感染、肺炎、自體免疫性疾病或肺結核，這些都可能導致胸膜發炎。在胸膜炎的早期階段，吸氣時，這兩層原本如同兩片絲綢一樣相互滑動的膜，變得像是沙紙一樣摩擦著，令人感到痛苦不堪。除了呼吸時的胸痛之外，症狀還包括乾咳，可能還有發燒和發冷。在疾病的後期階段，這兩層膜會產生多餘的液體，積聚在肺裡造成壓力。若是這些液體也受到感染，就會形成膿胸（empyema）。

要治癒胸膜炎，醫師必須先解決潛在的問題。若是驗血篩檢出細菌，那就是細菌性肺炎，會開立抗生素療程。但如果胸膜炎是由病毒引起的，最常見的治療方法是等待感染自行結束。這時可使用非處方止痛藥和含有可待因的止咳糖漿等處方藥，可以舒緩疼痛和控制症狀。在極少數情況下，會累積大量積液，需要以管子將其從胸腔排出。

補充事實：
1. 莎士比亞時代的文學作品中經常使用胸膜炎（*pleurisy*）一字，用來表示「充滿血液」的意思。
2. 兩膜間的胸膜腔內壓力小於大氣壓，有助於保持肺部擴張。

大自然平衡飲食法
Macrobiotic Diet

　　自 1970 年代以來，在歐美流行起大自然平衡飲食法，或譯為大自然長壽飲食法，或是含穀類飲食法，主要是強調實用簡單的有機食品，其支持者認為這可以延年益壽，有助於整體健康和福祉。大自然平衡飲食（macrobiotic）的英文來自於拉丁文，意思是「大生活」（big life），意圖將飲食納入一系列生活方式的改變，以期達到與自然和諧相處。

　　大自然平衡飲食法主要由全穀物、蔬菜和豆類組成，並鼓勵奉行這套飲食法的人購買當地的未加工食品。大自然平衡飲食法的支持者認為現代西方飲食在本質上就是不健康的，過分強調精製糖和加工食品，導致癌症和許多其他疾病。

　　大自然平衡飲食法通常有50～60%的全穀物——主要是糙米——和25～30%的當地蔬菜。湯、豆類和海菜則佔了其餘部分，而水果、堅果、種子和白魚則是每週可吃兩、三次。不允許食用肉類或乳製品，除了水之外，幾乎所有的飲料都不行，某些類型的茶也不受歡迎。烹飪方法越簡單越好。住的地方和節氣也會影響到可以吃的東西，大自然平衡飲食法建議，若有可能的話，不應該吃種植在 800 公里距離外的食物。在較冷的季節，建議拉長做飯備料的時間，使用較多的鹽，而天氣變暖時，則建議更簡易的烹飪方法和少鹽。

　　目前仍對大自然平衡飲食法的效果有所爭議。有報告指出，奉行這種飲食法的女性，在其體內循環的雌激素濃度較低，因此罹患乳癌的風險可能也隨之降低。然而，沒有證據顯示這種飲食法對癌症有任何影響。嚴格遵循大自然平衡飲食法會導致營養缺乏，特別是在兒童身上。雖然有些人可能達到營養需求，但這種飲食法很難獲得足夠的蛋白質、維生素 B12 和鈣質，甚至還有脫水的風險，因為這項飲食法建議減少飲用自來水和任何人工飲料，或根本不要飲用。

補充事實：

1. 其他全穀物包括大麥、燕麥、玉米和黑麥。然而，嚴格的大自然平衡飲食法禁止吃麵包，因為它含有酵母。
2. 在大自然平衡飲食法中，鈉和鉀是主要的拮抗和互補成分。食物中這兩種元素的含量決定它的特性是「陰」還是「陽」。
3. 大自然平衡飲食法不鼓勵食用熱帶堅果和水果，以及一些蔬菜（如朝鮮薊、蘆筍、甜菜、茄子和馬鈴薯）、巧克力、人造和天然水果甜味劑，以及白糖。

強迫症
Obsessive-Compulsive Disorder (OCD)

許多人有儀式般的習慣，會固定和重複某種動作，比方說睡前檢查好幾遍鬧鐘，看有沒有設定好。不過對大約 220 萬美國人來說，這種儀式會掌控他們的生活。這些人患有強迫症：他們知道固定做的這些事情毫無意義可言，但如果他們不這樣做，就會感到極度焦慮。

強迫症是一種慢性焦慮症，在診斷上要看個人是否表現出某些特徵，有的是會受到反覆和持續的想法所折磨，有的是會覺得有必要一遍又一遍做同樣的事。這些偏執和衝動是過度且不合理的，會嚴重干擾日常生活。這兩者通常是相關的：有人可能會因為想要減輕對細菌的擔憂而反覆洗手，直到把手洗到破皮和皲裂。

強迫症患者可能會對形狀和圖案、幸運數字或以特定順序來計數或觸摸事物非常偏執。這些反覆動作充其量只是暫時緩解他們強迫性的想法，而這些想法通常涉及所愛的人受到傷害、不適當或不愉快的性行為，或違背他們的宗教信仰。

研究人員認為，強迫症是身體化學自然變化的結果；或是認為這源於個人學到的行為習慣。研究顯示，大腦中血清素濃度偏低時可能會導致這些症狀出現。強迫症通常有家族史，近年來科學家發現有個特定基因的幾種變異型似乎會增加患病風險。其他研究則顯示，是因為缺乏此一特定基因而導致這種疾病；研究人員選擇沒有這個基因的小鼠來繁殖，創造出具有強迫症傾向的小鼠。目前正在進一步研究強迫症的遺傳原因。

強迫症患者通常對提高大腦血清素的抗憂鬱藥物反應良好。認知行為療法（cognitive be-havioral therapy）的效果也不錯，這是讓患者逐漸暴露在導致焦慮的物品（例如污垢）或情況上，直到他們對此變得不那麼敏感。

補充事實：

1. 強迫行為通常被視為次要的性格特徵，例如極度整潔、有秩序或每天都列出事物清單。
2. 杜克大學研究人員繁殖出的強迫症小鼠會不斷理毛，造成自身受傷。患有強迫症的人可能會反覆洗手或抓傷皮膚。

輸卵管卵巢炎（骨盆腔發炎）
Salpingo-Oophoritis (Pelvic Inflammatory Disease)

在現代醫學中，輸卵管卵巢炎或骨盆腔發炎，已成為相當普遍的問題。若是及早發現這種在輸卵管和鄰近骨盆腔器官的感染，僅需要抗生素療程就可輕易處理。每年在美國約有 100 萬名婦女有骨盆腔發炎，造成約 10 萬名婦女不孕，並導致很大比例的子宮外孕。

當細菌從陰道和子宮頸向上傳播並侵入其他生殖器官時，就會導致骨盆腔發炎。雖然有很多種細菌會可導致骨盆腔發炎，不過淋病和衣原體這兩種性傳染病仍是兩大主因。骨盆腔發炎的女性集中在 25 歲以下的年齡層。男人會帶有這種細菌，若是受到感染，可能會有尿道炎，症狀是有尿道排出物和排尿燒灼感，但也有可能沒有出現任何症狀，或是只持續幾天而沒有治療。在罕見的狀況下，可能會有尿道疤痕。

骨盆腔發炎經常為女性和醫師所忽視。那是因為症狀，如氣味、排尿或性交疼痛和不規則出血等症狀可能相當輕微，甚至不存在。症狀通常無需治療就會消退，若是女性沒有就醫，疾病在未治療的情況下有可能繼續發展。細菌感染會攻擊生殖器官造成損害，並留下疤痕組織。如果這種組織傷害了輸卵管，就會導致不孕。為了預防骨盆腔發炎，醫師建議性生活較活躍的女性經常接受性傳染病檢測，並且一定要使用保險套。

補充事實：

1. 得過骨盆腔發炎的女性再次得病的風險較大。
2. 慢性骨盆腔痛是骨盆腔發炎的一個危險信號。
3. 有多個性伴侶會增加骨盆腔發炎的風險。

年度健康檢查 Annual Health Exam

　　每年做一次健康檢查會增加長壽健康的可能性。年度健檢的重要在於及早發現問題，搶在疾病出現前，或剛開始時就診斷出來。越早發現問題，能夠治療和治癒的機會就越高。

　　進行年度健康檢查的最佳方式是去給固定看診的醫療保健專業人員或醫師，通常是內科醫師檢查。應該進行篩檢、接種疫苗、和其他根據年齡、健康狀況、家族健康史和生活方式（例如飲食、運動、飲酒和抽菸）的預防措施。成人應接受癌症篩查以及骨骼健康和心血管、生殖、呼吸系統和心理健康問題的評估。

　　建議女性的癌症篩檢有：至少每 3 年一次的子宮頸癌抹片檢查，40 歲以上的女性，每年進行一次乳房 X 光檢查乳癌。50 歲以上的男性和女性應該至少每 10 年進行一次結腸癌檢查。50 歲以上的男性，建議每年進行前列腺篩檢。

　　60 歲以上的成年人應進行骨密度測試，以確定是否患有骨質疏鬆症。

　　年度心臟健康檢查包括血壓和膽固醇，若是有高膽固醇或有患心臟病或糖尿病的風險，還會進行飲食監控。此外，醫師也有可能開立低劑量的阿斯匹靈來預防心臟病。

　　性病健康檢查包括對女性進行衣原體和淋病檢測。所有高危險群的成人都應接受 HIV 和梅毒檢測。

　　高危險群的成年人應該接種流感疫苗，65 歲以上的男性和女性應該接種肺炎鏈球菌和帶狀皰疹疫苗。所有的成年人都應檢查是否有憂鬱症。

補充事實：

1. 在年度健康檢查期間，醫師會檢查健康史，包括過去的健康問題、曾經服用過的藥物以及是否正在服用任何藥物。
2. 2 歲以上的兒童應由兒科醫師進行年度健康檢查。體檢應包括監測生長模式和血壓，進行全血球計數，疫苗接種，可能也會檢查膽固醇。2 歲以下的孩子應該按照兒科醫師的建議，更頻繁地定期檢查。性生活較活躍的少女應該進行子宮頸抹片檢查。

華生、克立克和 DNA
Watson, Crick, and DNA

當法蘭西斯・克立克（Francis Crick，1916～2004）在 1953 年宣布他和同事詹姆斯・華生（James Watson，1928～）「發現了生命的秘密」，他可不是在開玩笑。當天早上，這兩名科學家解開了攜帶生命遺傳訊息的去氧糖核酸（deoxyribonucleic acid，DNA）的結構。

DNA 存在於每個活細胞的細胞核中，指導細胞製造新的蛋白質，決定生物學特性。在華生和克立克之前，科學家已經知道 DNA 攜帶有決定生物體所有特徵的訊息，他們假設 DNA 是從一代複製到下一代的，但沒有人知道這些訊息是如何編碼的，或者更確切地說，究竟是如何傳遞的。

1950 年代，英國研究員克立克和美國博士後研究員華生，在劍橋大學共用一間實驗室。他們發現 DNA 鏈看起來像是一個扭曲的梯子，並且將其稱為雙螺旋。他們還注意到每一股是由四個鹼基所組成，分別命名為腺嘌呤（adenine）、胸腺嘧啶（thymine）、鳥嘌呤（guanine）和胞嘧啶（cytosine），簡稱為 A、T、G 和 C，它們會與氫原子結合，形成不同的構造。克立克和華生以紙板複製的四個鹼基來進行排列，他們注意到腺嘌呤（A）和胸腺嘧啶（T）總是結合在一起，而鳥嘌呤（G）和胞嘧啶（C）也是如此。這些鍵結在扭曲的 DNA 梯子上形成了看似梯級的東西。當細胞複製繁殖時，這個梯子會「解開」，新的鹼基會分別添加到螺旋的兩股，最後便會產生兩個具有相同 DNA 的新細胞。

1955 年，西班牙裔的美國生物化學家塞韋羅・奧喬亞（Severo Ochoa，1905～1993）首度在紐約大學醫學院的實驗室中創造出一條核酸。他研究的是核糖核酸（ribonucleic acid，RNA），此後不久，他在加州大學洛杉磯分校的同事亞瑟・科恩伯格（Arthur Kornberg，1918～2007）則合成出 DNA。這些發現為日後的基因工程鋪路，也為許多用於治療癌症和病毒感染的藥物研發提供了基礎。在發現 DNA 和 RNA 的結構以及雙螺旋的構形後，科學家得以解開遺傳密碼。因此奧喬亞和科恩伯格在 1959 年共同獲得諾貝爾生理醫學獎，而華生和克立克則是在 1962 年共同獲得此獎。

厭食症
Anorexia

幾個世紀以來，常有人故意拒絕進食。比方說，在中世紀的歐洲，一些女性會將自己餓死，當作是一種潔淨的行為，以表明虔誠之心；其中一些「烈士」甚至因此被封為聖人。在 16 世紀，醫師將這種自我挨飢的現象稱為厭食症（anorexia），這個英文字來自於希臘文，意思是「沒有食慾」。漸漸地，這種飲食疾病的重點已經從表現宗教虔誠之心轉變為達到世人所想像的美的標準：瘦。

今日，厭食症患者癡迷於自己的體重、身體和食物。他們具有扭曲的身體形象，會讓自己挨餓，或是從事大量運動來瘦身，使體重異常偏低。在大多數情況下，厭食症患者是以食物和身體當作是應付情緒問題和控制欲的一種方式，這就是為什麼醫師將這種飲食失調歸類為精神疾病。

年輕女性尤其容易出現這種疾病。自 1935 年以來，在 15 ～ 19 歲的年齡層中，患有厭食症的女性人數一直在穩定上升中。今日，估計有高達 10% 的女性和 1% 的男性曾在一生中的某個時期出現這種病症。專家認為厭食症是由心理、文化甚至遺傳因素造成的。研究顯示，家庭成員中若有厭食症的女性患者，那家人罹患此病的機率更高，另外自尊心低或有強迫人格者也更容易罹患。

嚴重的體重減輕會導致閉經（amenorrhea）、不孕症、思維障礙，甚至記憶力減退。因為身體缺乏營養，患有這種疾病的人也可能有貧血和營養不良等問題，會增加骨質流失、心臟問題甚至死亡的風險。治療方式有：心理治療、營養諮詢和抗憂鬱藥物，這些均可以幫助改善此病症。

補充事實：
1. 除了過瘦外，厭食症的症狀還包括皮膚乾燥、全身長絨毛，以及沒有月經。
2. 厭食症是所有精神疾病中死亡率最高的。
3. 研究顯示，81% 的 10 歲兒童害怕變胖。

闌尾炎
Appendicitis

闌尾是一個受到演化忽略的器官。一般相信闌尾在過去能夠幫助古老的物種儲存和消化食物，但目前這個 7.6 公分長的肌肉管道已經沒有生理功能。事實上，它是體內的麻煩製造者：大約每 15 名美國人就有 1 人罹患闌尾炎。

闌尾位於腹部右下方，從大腸開頭的地方延伸出去。當闌尾被糞便、癌細胞或感染物所阻塞，就會發炎並充滿膿液。症狀包括右下腹部疼痛、噁心、腹部腫脹、痙攣和食慾不振。疼痛會在一段時間內逐漸加重，長達 12 小時，之後變得嚴重，並伴隨有發燒。

由於闌尾炎的症狀與許多疾病重疊，醫師經常會驗尿和驗血來進一步檢查，可能還會做電腦斷層掃描或超音波，才能加以診斷。若懷疑是闌尾炎，醫師將會視其為醫療緊急情況，盡快進行闌尾切除，迅速取出以防止破裂。在這項外科手術中，會在腹部劃一個 10 公分左右的切口，或是進行微創腹腔鏡手術。若闌尾破裂，傳染性物質可能會溢出，進入體內，導致腹膜炎這種腹內膜發炎的情況。如果不及時以強效抗生素治療，可能會致命。

儘管闌尾炎可能發生在任何年齡，但最常見於 10～30 歲間的族群。目前尚未確認如何預防，不過研究顯示在吃高纖維飲食的人當中比較不常見。

補充事實：

1. 科學家在古埃及木乃伊中發現了闌尾炎的證據。
2. 第一個已知的闌尾切除手術是在 1735 年幫克勞迪斯・阿米安德（Claudius Amyand，約 1681～1740 年）這名 11 歲的男孩進行的。
3. 譯註：近年來的科學發現，闌尾黏膜上具有很多免疫細胞，其實是一種幫助淋巴系統檢測和清除病原體的免疫器官。還有研究顯示闌尾具有儲藏腸道菌的作用，可以調節腸道菌群組成，協助維持腸道功能。

流感疫苗接種
Influenza Vaccination

任何曾因為流感或感冒而咳嗽、發冷和肌肉酸痛的人，都知道這會讓人多麼不舒服，而對於成千上萬免疫系統受損的人來說，還有可能致命。這就是為什麼政府每年從秋季開始提供流感疫苗接種，以免將流感傳給高危險群。

然而，由於流感病毒不斷變異，科學家必須每年調整疫苗。他們使用滅活性（死）病毒來生產流感疫苗，讓人不會因接種疫苗而感染，但還是可能會經歷類流感的症狀。每種疫苗中都含有兩種 A 型流感病毒和一種 B 型流感病毒，這可以應付幾種病毒株，它們都是科學家預測在接下來幾個月將會流行的。

由於兒童和老人的免疫系統比健康成年人弱，政府建議 18 歲以下或 50 歲以上的人每年都接種流感疫苗。（但是，不到 6 個月的嬰兒不應接種流感疫苗。）患有慢性病的人也應該接種疫苗，以及任何與這些群體有密切接觸者，例如醫師和護理師。

流感疫苗通常以注射劑或鼻噴霧劑的形式給藥。兩種類型通常都是在 10 月或 11 月初流感季節開始時施打，在下一年度仍然有效。

接種疫苗的人理當不會感染流感，或在最壞的情況下，感染後的症狀應該溫和許多。接種疫苗後大約兩週開始有保護力，儘管目前關於流感疫苗有效性的研究結果不一，尤其是在兒童和老人這兩個族群中。研究顯示，做運動，例如氣功（一種中式的運動和冥想組合）或在接種流感疫苗前做重訓，可能會增加疫苗的有效性。

補充事實：
1. 建議 2 歲以下的兒童和在懷孕第 3 個月可能會遇到流感季節的婦女接種不含汞的疫苗。
2. 雖然大多數人都能很快從流感中恢復，但這一直是史上最為致命的疾病。始於 1918 年的流感大流行在全球至少造成 2,500 萬人死亡，比同年結束的一次世界大戰兩方陣營的死亡總人數還高。
3. 任何對雞或雞蛋蛋白有嚴重過敏反應的人都不應接種流感疫苗。

妥瑞氏症候群 Tourette Syndrome (TS)

　　一種以「抽動或抽筋」（tics）這種無意識的言語和動作為特徵的疾病，稱為妥瑞氏症候群，是以 1885 年首先發表此病症的法國醫師來命名。美國大約有 20 萬人，其中大部分是男性，患有嚴重且持續的妥瑞氏症候群，另外還有更多輕症患者。

　　妥瑞氏症候群的症狀通常開始於 7 ～ 10 歲，並在成年早期改善，雖然有些人的症狀可能持續終身。壓力或興奮可以會造成或加劇他們怪異的小動作，通常在這之前患者會出現一種稱為「先兆衝動」（premonitory urge）的感覺。患者會感受到一種強烈且不斷增長的渴望，想要「完成」他們的抽筋動作——這股衝動最終會變得難以忍受。

　　「聲語型抽筋」（vocal tics）的例子包括清嗓子、嗅探、咕噥、吠叫和發出無意義的聲音。大約有 15% 的妥瑞氏症候群患者會爆粗口，講出有淫穢的字眼，這種情況稱為「穢語症」（coprolalia）。妥瑞氏症候群患者可能還會重複別人或自己的話。「運動型抽筋」（motor tics）通常會先出現聳肩、眨眼和抽鼻子。更複雜的抽筋還會有一連串協調好的動作，例如拿起一個物體來聞，或是模仿他人動作。儘管他們看起來是故意的，可能會被誤認為是行為粗魯，但他們實際上無法控制。

　　妥瑞氏症候群與遺傳有關，帶有妥瑞氏症候群基因的父母有 50% 的機會將此基因傳給小孩。然而，並非每個繼承到該基因的人都會經歷嚴重的症狀，有的甚至毫無症狀。環境因素似乎會影響妥瑞氏症候群的嚴重程度，儘管目前尚不清楚確切作用。如果一個人有慢性且多次的抽筋超過一年，可能會被診斷為妥瑞氏症候群。大多數人不需要藥物治療，不過有些人會服用阻斷大腦中多巴胺受體的抗精神失常藥物。也可以開立藥物來處理相關病症，例如注意力不足過動症、強迫症或憂鬱症——儘管治療這些疾病經常會使抽筋的情況變得更糟。談話療法可以幫助患者應對社交和情緒問題，研究顯示有助於患者控制衝動。

補充事實：

1. 美國大聯盟職棒球員吉姆・艾森瑞克（Jim Eisenreich，1959 ～）和籃球運動員馬翰默德・阿布都－勞夫（Mahmoud Abdul-Rauf，1969 ～）都患有妥瑞氏症候群，但在藥物的幫助下，兩人都能夠繼續球員生涯。阿布都－勞夫在罰球命中率上有兩次創下 NBA 紀錄，有人認為這與妥瑞氏症候群帶來的強迫症有關。

性交困難
Dyspareunia

　　一般都認為性交能帶來愉悅和親密感。但是，對許多人來說，它會引起疼痛，這種情況稱為性交困難（英文讀作 dis- pa - ROO -nia）。研究顯示，15% 的女性每年都會經歷幾次這種情況，而對 2% 的女性來說，這很常見。儘管性交困難通常是女性的問題，但也會發生在男性身上，會導致睪丸、精囊、陰莖或下腹部疼痛。

　　身體和心理因素都會導致這種病症。常見的身體因素包括發炎或感染，例如酵母菌或尿道感染。由更年期的荷爾蒙波動引起的陰道乾燥或缺乏前戲，也可能是一個因素。對於有骨盆深處疼痛的女性，潛在原因可能是子宮內膜異位或骨盆腔發炎。

　　通常，女性向醫師提起性交困難時，醫師會進行檢查來排除任何可能的身體問題。發育和情緒因素更難確定。過去痛苦的性經歷或極度內疚感會阻礙自然的性反應，減少陰道潤滑，增加痛苦性交的機率。其他情緒，如焦慮或對性交夥伴不感興趣，也可能會導致類似的效果。

補充事實：
1. 性交困難的英文 *dyspareunia* 來自於希臘文中的 *dyspareunos*，意思是「不愉快的交配床伴」。
2. 陰道避孕霜和泡沫會引起陰莖疼痛刺激，是男性產生性交困難的原因之一。

紐蒙肺多價性肺炎鏈球菌疫苗
Pneumovax

紐蒙肺是一種肺炎鏈球菌的多醣疫苗，可預防由肺炎鏈球菌引起的嚴重肺炎感染。這種細菌經常導致兒童、老年人和慢性病患者的肺炎和腦膜炎。這個疫苗是由麥克 · 海德堡（Michael Heidelberger，1888 ～ 1991）研發出來的，首次用於二次世界大戰的美國軍人。

對於大多數人來說，疫苗只要打單劑就可以，儘管有些人可能需要打到第二劑。建議 2 歲以上的高危險族群接種疫苗，包括心臟病、肺病（不包括氣喘）、腎臟病、酗酒、糖尿病、肝硬化、腦脊液漏和鐮型血球貧血症等患者。其他面臨較高染病風險的族群有：65 歲以上且居住在其他人有慢性健康問題的機構、免疫系統虛弱者、阿拉斯加原住民和一些美洲原住民。

與肺炎球菌疫苗相關的風險和副作用通常很小。在注射部位可能會有疼痛和發紅。而且，就跟所有藥物一樣，紐蒙肺引起過敏反應、嚴重反應或死亡的可能性很小。若是生病或可能懷孕，應該在接種疫苗之前告知醫師；他們或許會建議延遲接種。

即使過去曾患過肺炎或其他侵入性的肺炎球菌疾病，也不表示對所有類型的肺炎球菌感染都免疫，若是醫師建議施打，仍然應該接種疫苗。不過，紐蒙肺並不能抵抗所有種類的肺炎。

補充事實：

1. 紐蒙肺無法預防 2 歲以下兒童的肺炎球菌疾病。另一種 13 價結合型肺炎鏈球菌疫苗（pneumococcal conjugate vaccine），通常是給 2 歲以下的兒童施打，以對抗肺炎鏈球菌。
2. 在預防肺炎球菌疾病的疫苗問世前，美國每年約有 200 名 5 歲以下的兒童因此而喪生。
3. 肺炎鏈球菌有 90 多個亞型。10 個最常見的子類型導致全球 62% 的侵襲性疾病。
4. 在美國，每年約有 17 萬 5 千人因肺炎球菌引發的肺炎住院，其中 5 ～ 7% 的患者因此往生。

雷射
Lasers

　　愛因斯坦（Albert Einstein，1879～1955）是第一個構想雷射光的人，類似我們今天所知道的雷射這樣一種炙烈而強大的光束。他在 1917 年曾寫道，若是能以某種方式結合光子（photon）這種原子粒子，並且將其激發，它們會以相同的方向和頻率發射出去，而不像是普通的可見光那樣散射開來。然而，物理學家花了幾十年的時間，才終於找到讓這項技術運作的方法。

　　1954 年，研究人員詹姆斯 · 高登（James Gordon）和查爾斯 · 湯斯（Charles Townes，1915～2015）在哥倫比亞大學以激發輻射的方式，或稱邁射（maser），首次讓「微波放大」。湯斯繼續在貝爾實驗室與亞瑟 · 夏羅（Arthur Schawlow，1921～1999）合作，在他們的原型設備中，兩側的腔體分別裝有鏡子，好讓期望波長的光子可以來回反彈。4 年後，他們發表了光邁射（light maser），或是將兩個英文字合寫為雷射（laser）。

　　醫學界看出這些雷射的巨大潛力，儘管早期雷射系統的功率輸出和傳輸難以操控，並因此造成早期人體研究令人失望的不一致結果。但至少在一個領域確實看到了應用雷射的前景，那就是眼科手術。1964 年，開發出一台易於控制的高吸收氬氣離子雷射，很快就應用在臨床系統中，用於治療視網膜疾病。同年又開發出二氧化碳（CO_2）雷射，它會發射一種易於聚焦的紅外光束，很容易被水吸收。因為人的身體主要是由水組成，醫師發現 CO_2 雷射束可以用來切割組織，就像手術刀一樣——但失血會少得多，因為光束會立即加熱，燒灼組織。

　　到 1970 年代初，教學醫院開始使用 CO_2 雷射來治療鼻竇和婦科疾病。在接下來的 10 年，雷射手術變得普遍，儀器變得越來越小台，但功能日益強大，不僅開始出現在各個醫院中，甚至連醫師的診間都有，從腹腔鏡手術切口到去除紋身和胎記，應用範圍相當廣。今日雷射也廣泛用於整容手術，包括換膚、脫毛和下肢靜脈曲張等治療上。

補充事實：

1. 今日，牙醫可以使用雷射來檢測早期形成的蛀牙。
2. 麻省理工學院的科學家正在研究雷射和光感染料，試圖將其應用在外科手術傷口的癒合和防止疤痕上。
3. 第一個雷射是用合成紅寶石晶體製造的，會產生一種亮紅色的光，稱為紅寶石雷射。

暴食症
Bulimia

暴食症的英文來自於希臘文中的「牛」和「飢餓」。患有這種飲食失調症的人經常會暴飲暴食，或在短時間內吃下大量的食物。然後他們會以不健康的方式來擺脫這些過多的熱量，例如催吐或濫用瀉藥。

與厭食症和其他飲食失調症一樣，這種精神疾病好發在青少年和年輕女性身上，並且與自我形象紊亂和控制慾有關。暴食症患者在大多數的時候都會限制食物攝取量，然後突然間就大吃大喝到不舒服的程度，一次攝取數千大卡的熱量，之後再想辦法將其排除。大多數患者都和食物發展出一種類似成癮性的關係。暴食症的典型行為有囤積食物、餐後去洗手間，而典型症狀有腹脹、疲勞、虛弱、脫水、便秘和牙齒受損。

暴食症也會導致長期的健康問題。過度嘔吐會造成食道撕裂或破裂，還可能導致心律不整、低血壓，病情嚴重時還會致死。此外，暴食症通常與憂鬱症和羞恥感有關。由於暴食症患者的體重可能是正常的，因此這種病不像厭食症那樣容易發現。這就是為何只有 6% 的患者得到適當的心理治療。要幫助暴食症患者康復，專家建議接受心理治療或其他諮詢。

補充事實：

1. 在古羅馬，富人會在奢華的宴會上催吐，好讓他們繼續享用餐點。
2. 經常節食的人罹患飲食失調症的機率比一般人高出十八倍。

痔瘡
Hemorrhoids

痔瘡不會危及生命，但這樣的折磨甚至被記載在聖經中。在《申命記》中有一句話說：「耶和華必用埃及人的瘡並痔瘡、牛皮癬與疥攻擊你，使你不能醫治。」這是一個可怕的威脅，因為這狀態確實令人感到尷尬和痛苦。

痔瘡是肛門和下直腸周圍的靜脈變得腫脹和發炎的狀況。痔瘡會發生在肛門內部（內痔）或是在外肛膜（外痔）；雖然這兩種都會引起血便，但只有外痔會產生劇烈的疼痛和瘙癢。

這種情況在成年人中很常見：到 50 歲時，近一半的人都曾承受過痔瘡帶來的痛苦。痔瘡通常是由於便秘、腹瀉、肥胖、久坐或懷孕導致直腸壓力增加而產生。在大多數情況下，痔瘡會在幾天後自行消失。若要舒緩疼痛，專家建議使用非處方痔瘡膏或金縷梅護墊，冷敷或坐在浴盆裡也可以緩解。

若是外痔出血導致淤血，可能需要醫師的處理。若是持續疼痛，也可以使用其他治療方法，例如手術切除、硬化療法（注射化學物質來縮小痔瘡）以及橡皮筋結紮術（將一條小橡皮筋套在痔瘡周圍，切斷其血液供應）。

補充事實：
1. 採行促進定期排便的高纖維飲食可能會降低痔瘡發生。
2. 古希臘醫師希波克拉底曾寫過一種類似於橡皮筋結紮術的治療方法。他建議用粗毛線綁住痔瘡，直到它們脫落下來。

生長激素
Growth Hormone

　　大腦的腦垂體會產生一種天然荷爾蒙，這是刺激生長所必需的。有時會需要用人工合成出來的生長激素來治療沒有正常生長的兒童，或是體重減輕到危及生命的成人。這種激素經常被非法濫用在運動員和老年人身上，前者是為了增加肌肉，後者則是想要逆轉老化的影響。

　　在正常發育過程中，童年時每天都會分泌人類生長激素（HGH）；在青春期達到高峰，然後下降。這種荷爾蒙有助於肌肉、骨骼和心臟的生長。但是有些孩子，如患有特納症候群、普拉德－威利症候群或慢性腎功能不全者，他們的腦垂體無法產生足夠的人類生長激素。人工合成的人類生長激素於 1985 年獲得批准使用，可以注射方式治療上述疾病，也可以將人類生長激素開立給不明原因造成身材異常矮小的兒童，還有因愛滋病造成的體重減輕和身體惡化。

　　人造的人類生長激素有兩種形式：一種與天然的相同，稱為生長激素（somatropin），另一種人蛋氨生長素（somatrem）在其化學成分中多了一個胺基酸。這兩種形式在驗血與驗尿時都無法與血液中天然存在的激素區別開來。由於很難檢查出是否有使用這種荷爾蒙，而且一般又相信它有提高運動表現與防止身體機能老化的效用，因此一般推測在健美運動員、運動員和名人之間的非法使用相當普遍。

　　然而，使用人類生長激素還是會產生副作用，包括腫脹、腕隧道症候群、關節和肌肉疼痛、麻木和刺痛。生長激素還會增加罹患糖尿病的風險，並可能加速先前存在的癌細胞成長。一些服用人類生長激素的患者之後發展出白血病，雖然目前尚未釐清這其中的因果關係。合成生長激素經常與合成代謝類固醇和其他增強性能的藥物一起非法使用。在 1990 年的《合成代謝類固醇控制法案》中，分發或擁有生長激素並將其用於非處方用途是一項重罪，最高可判處 5 年監禁。

補充事實：

1. 作夢、運動、壓力都會增加人類生長激素的分泌。
2. 有許多噴劑和藥丸都聲稱含有人類生長激素，但實際上這類合成激素分子非常大，口服時根本無法吸收。僅有以注射方式給藥才有效果。
3. 生長激素本來就維持在正常濃度的人，若非法使用人類生長激素會導致乳房增大、胎記增加，以及罹患糖尿病、動脈硬化和高血壓的風險。

焦慮
Anxiety

　　每個人偶爾都會感到焦慮，那是一種恐懼、緊張、不安或緊繃感，主要症狀是心悸、氣短、胃痛或頭痛——這是身體在面臨威脅時不由自主地進入「戰鬥或逃跑」的準備反應。焦慮的明顯跡象可能包括皮膚蒼白、出汗和顫抖。

　　焦慮感是有用的，它會提醒我們注意危險或提供能量讓我們完成任務。在感知到的威脅消失後，那些壓力症狀通常很快就會煙消雲散，比方說穿過一條黑暗小巷走到盡頭時，或是終於完成一直擔心的考試。然而，對許多人來說，焦慮感並不會隨時間消退，最後就轉變成焦慮症，這是幾種嚴重的精神疾病之一。

　　焦慮症有幾種形式。廣泛性焦慮症（generalized anxiety disorder）患者可能會不斷地、不成比例地擔心一些無害的事情，例如一個完全健康的孩子是否能好好長大。發作間隔更短、更重複而且更極端的焦慮可能會歸類為恐慌症（panic disorder），患者通常會有持續約 5 ～ 30 分鐘的驚恐發作傾向，可能的症狀有頭暈、胸悶，害怕會發瘋或即將死去。

　　其他類型的焦慮症包括對特定物體或事件的非理性強烈恐懼，即恐懼症（phobias）；反覆出現不適當的想法和重複行為，即強迫症（obsessive compulsive disorder）；以及由過去糟糕事件引起的恐慌，即創傷後壓力症候群（post-traumatic stress disorder）。這些是由化學物質不平衡或無意識的記憶引起的，可能會當成一種警示失調，是大腦在沒有真正威脅時誤發警報所造成的。治療方法有藥物治療、談話療法或呼吸和放鬆練習。

補充事實：
1. 「考試焦慮」是任何年齡層的學生都會感受到的一種特定類型的恐懼，他們害怕失敗，害怕受到老師、長輩和同學的負面評價。常見症狀有出汗、頭暈、頭痛、心跳加速、噁心、坐立不安和敲手指。據報導，2006 年美國約有 49% 的高中生都經歷過這種情況。
2. 在幼兒身上會發展出對陌生人的恐懼，這是對非父母或家庭成員的外人的保護性反應。年輕人也經常會度過一段面對陌生人的焦慮期。但在有些人身上，這可能會持續到成年並成為社交焦慮或社交恐懼症。
3. 「存在主義之父」齊克果（Søren Kierkegaard，1813 ～ 1855）在 1844 年以丹麥文中的 angest（意思是「焦慮」或「恐懼」）來描述在自由人身上出現的一種不安全感和絕望的精神狀況，因為他們一直害怕無法達成上帝交付的責任，無法維護自己的原則，並且讓其他人失望。時至今日，在現代英文中，也常用 angst 來描述青少年的挫敗感和憂鬱。

子宮外孕
Ectopic Pregnancy

讀到現在，應該已經很熟悉生殖過程：卵子在輸卵管受精，由此產生的胚胎附著在子宮壁上，在那裡長成胎兒。但這過程有大約 2～10% 的機率會出現問題，卵子在子宮外就著床，稱為子宮外孕。大多數情況下，這是發生在輸卵管內，但胚胎也可能在卵巢、子宮頸或腹腔著床。

子宮外孕通常是因為胚胎沿著輸卵管下降的旅程受到減緩，或被卡住，讓它有時間在管壁著床。有近一半的病例是因為輸卵管發炎（salpingitis），再不然就是骨盆腔、子宮、輸卵管或卵巢發炎。其他的可能因素有：子宮內膜異位（Endometriosis），係指子宮組織在子宮之外生長的情況；淋病和衣原體等性傳染病以及雌激素和助孕素等補充劑（可能是來自生育治療、避孕藥或事後避孕藥）。

在最初的幾個星期裡，子宮外孕者可能會認為懷孕狀況一切正常——同樣會出現月經推遲、噁心和疲勞。之後會開始出現其他症狀，包括陰道流血、下腹部疼痛和骨盆一側痙攣。由於在輸卵管中胚胎不能生長和發育，大約有一半的例子會自然結束，但有時輸卵管會因此破裂，構成緊急醫療情況。今日，多數的子宮外孕可以在輸卵管破裂前就透過超音檢查及早診斷出來，可以用滅殺除炎錠或稱甲氨蝶呤（methotrexate）來治療，也可透過腹腔鏡手術破壞或取出胚胎。

補充事實：

1. 在某些情況下，女性即使做了輸卵管結紮也有可能懷孕，若是手術失敗造成懷孕，就很有可能是子宮外孕。
2. 如果一個女人曾經有過子宮外孕，那麼再次發生的風險會更高。
3. 子宮外孕又稱為輸卵管妊娠（tubal pregnancies），因為有 90% 以上發生在輸卵管中。
4. 子宮外孕的英文取自希臘文中 *ectopic* 一字，意思是「異位」。

子宮頸抹片檢查
Pap Test

　　子宮頸抹片檢查是在查看女性子宮頸細胞的變化。子宮頸是子宮下部通向陰道的地方。這項檢查很重要，因為它可以找到癌細胞或可能癌變的細胞。

　　子宮頸抹片檢查是由醫師或護理師將一種稱為窺器（speculum）的儀器插入陰道，以便觀察子宮頸，並從子宮頸內外採集細胞樣本。要取得合宜的樣本，在檢查前兩天不可在陰道放入任何東西，包括沖洗液或衛生棉條。收集到的子宮頸細胞會塗抹在載玻片上，並在顯微鏡下檢查是否有異常。

　　女性一旦開始有性生活或年滿 21 歲，至少每 3 年要進行一次子宮頸抹片檢查。不過，女性應該要跟健康護理專業人員討論具體進行檢查的時間，這取決於她的年齡、之前子宮頸抹片檢查的結果、她的病史、是否有人類乳突狀瘤病毒（HPV），以及是否抽菸。根據美國衛生與公共服務部，若是過去 10 年的子宮頸抹片檢查結果都正常，女性可以在 70 歲時停止這項檢查。

　　人類乳突狀瘤病毒感染是子宮頸癌的主要風險因子，通常是子宮頸抹片檢查結果異常的原因。然而，大多數感染人類乳突狀瘤病毒的女性，子宮頸抹片檢查結果仍是正常的，只有極少數未經治療的人類乳突狀瘤病毒，會在女性身上發展出子宮頸癌。

　　子宮頸抹片檢查結果異常的女性可能需要進一步檢測，例如陰道鏡檢查或活體切片檢查。陰道鏡檢查能讓醫師透過類似顯微鏡裝置的陰道鏡觀察子宮頸，若是有看到異常細胞，可能需要做子宮頸的活體檢查。

補充事實：

1. 希臘出生的醫師喬治亞 · 巴帕尼可羅（George Papanicolaou，1883 ～ 1962）發明了子宮頸抹片檢查，因此在 1928 年以他的名字來命名這項檢查，稱為巴氏檢查。
2. 1943 年首次證明這項檢查可用於診斷子宮頸癌，但直到 1950 年代才納入婦科的常規檢查項目。
3. 開始使用子宮頸抹片檢查後，子宮頸癌不再是婦科癌症導致死亡的主要原因。這項檢查能夠檢測到癌前病變，進行早期治療，讓子宮頸癌的治療成為癌症護理的典範。

骨髓移植
Bone Marrow Transplant

骨髓是骨骼內的海綿狀脂肪組織，可發育成血液細胞，運送到身體其他部位。然而，若是患有免疫缺陷疾病或白血病這類癌症，骨髓細胞可能會病變甚至被摧毀。這類疾病通常是致命的，這促使 20 世紀的研究人員尋找替代受損骨髓的方法。

西雅圖的弗雷德 • 哈欽森癌症研究中心（Fred Hutchinson Cancer Research Center）醫師唐納爾 • 托馬斯（E. Donnall Thomas，1920 ～ 2012），是第一個推出白血病療程的人，主要是移除病變的骨髓，並且立即輸入健康的骨髓來代替。他在 1956 年第一次動這個手術，讓一名白血病患者接受同卵雙胞胎兄弟的骨髓細胞，患者的身體接受了這些細胞，而且用它們製造出健康的新血球。

之後發展出的免疫抑制藥物以及辨識捐贈者是否匹配的技術，讓托馬斯在 1969 年進行了第一次非雙胞胎的移植手術，這次是在兩個親戚間進行。雖然要比對到一個毫無血緣關係而相匹配的捐贈者並不容易，但後來證明這是可能的：1973 年，紐約斯隆凱特琳紀念癌症中心的團隊為一名 5 歲的患者進行了移植手術，捐贈者是在丹麥的哥本哈根血庫中配對到的。

今日，白血病、淋巴瘤、鐮型血球貧血症和其他一些疾病的患者可以透過骨髓移植來治療。然而，尋找合適的捐贈者仍是一大挑戰，眾所周知，患者經常需要等待數年才能找到比對相吻合的捐贈者。如果某人的骨髓有病，將會需要一個與其組織類型相吻合的捐贈者；這種類型的輸血稱為同種異體移植（allogeneic）。另一種骨髓移植是自體移植（autologous），骨髓健康的人必須接受有害身體的醫療干預，例如針對癌症施以高劑量的化療或放射治療。在這種情況下，會先收集骨髓細胞加以培養，之後再注射回血液中，加速患者的恢復。

補充事實：

1. 托馬斯與喬瑟夫 • 莫瑞（Joseph Murray，1919 ～ 2012）醫師一起開創了腎臟移植這個領域，並在 1990 年獲得諾貝爾生理醫學獎。
2. 1987 年美國的「國家骨髓捐贈計畫」開始在無親緣關係的骨髓捐贈者與患者之間進行比對，今日這項計畫中登記的捐贈者有超過 700 萬人。

先天性心臟病
Congenital Heart Disease

每 100 名新生兒中就有 1 名在出生時有心臟缺陷或畸形，這稱為先天性心臟病。這種先天缺陷需要仔細監測：有些病例需要動手術，有些最終會自行痊癒。

胎兒出生時，醫師通常會先聽是否有雜音或異常聲音，然後聽心跳，以確定新生兒是否有先天性心臟病。另一種篩檢方式是用超音波心動圖、胸部 X 光或心臟 MRI 掃描，以此來診斷。但由於某些類型的先天性心臟病不會產生任何症狀，許多病例都是要到成年後才會發現。

最常見的一種先天性心臟病是心室中隔缺損（septal defect），是指左右心房或心室的分隔上有孔洞。其他類型的疾病有心臟瓣膜問題，如二尖瓣、三尖瓣、肺動脈或主動脈瓣狹窄。當其中一個瓣膜變窄時會阻礙血液流入或流出心臟，使得身體或肺部沒有足夠的血流量，這同時也會為心肌帶來壓力。還有另一種類型的先天性心臟病，是出現主動脈和肺動脈易位或轉換的情況，這會減少到達組織的含氧血量。

專家不確定究竟是什麼導致了先天性心臟缺陷，但研究顯示遺傳異常（如唐氏症）的新生兒風險較高。母親在懷孕早期服用某些處方藥，或有濫用藥物或酒精，或在懷孕早期受到病毒感染（如風疹），新生兒出現心臟缺陷的機率也較高。先天性心臟病的治療，取決於類型和嚴重程度，可使用處方藥和外科手術。若是不加以治療，先天性心臟病可能會導致高血壓、心臟感染，甚至心臟衰竭。

補充事實：

1. 1970 年代，有近三分之一的先天性心臟缺陷修復手術以死亡告終。今日由於醫學進步，死亡人數下降到只有 5%。
2. 導致血液缺氧的心臟缺陷稱為紫紺（cyanotic），這個英文源自於希臘文中的「藍色」。當心臟缺陷減少流經肺部的血液時，缺氧血會讓皮膚發藍。
3. 在過去患有紫紺型心臟病的嬰兒又稱為「藍色嬰兒」（blue babies）。

靜脈炎
Phlebitis

靜脈炎是指靜脈壁發炎，對會說希臘文的人來說，這個病的英文很容易記，因為它就是由 *phleb*（靜脈）再加上字根 *-itis*（發炎）所組成的。有許多因素都可能會導致這種情況，包括身體創傷、癌症、靜脈附近的組織感染，以及因為臥床休息或長途旅行中的久坐導致血液循環不良。

長此以往，這種發炎會導致血凝，產生血栓靜脈炎（thrombophlebitis）的情況。嚴重程度取決於凝塊的位置。大多數的時候，凝塊發生在淺表層的靜脈，就在皮膚表面之下。這類型的靜脈炎，會導致發紅和觸痛，但很少會變得嚴重，通常會自行痊癒。肥胖、靜脈曲張和罹患凝血性疾病會增加這種情況發生的風險。

若是腿部出現紅色、腫脹和疼痛，可能是深層靜脈血栓形成的訊號，這是指有較大的血塊堵塞腿部深層的靜脈，會引發全身或局部血塊脫落的風險，並且移動到身體的不同部位導致栓塞。當栓塞阻住流出肺部的靜脈時，可能會導致危及生命的肺栓塞。

醫師在診斷靜脈炎時，通常會使用杜普勒微流儀（Doppler flow）來為靜脈進行超音波檢查，或是用核磁共振（MRI）來檢查靜脈。可能會建議裝支架與服用抗凝血藥物來改善血液循環。在更嚴重的情況下，可能需要以外科手術插入繞道裝置或靜脈過濾器。

補充事實：

1. 血栓（*thrombo*）這個詞的意思是「凝塊」。
2. 專家建議有淺層靜脈炎的人要經常抬腳，促進血液循環。
3. 移動雙腳、扭動腳趾和避免久坐有助於防止在靜脈中形成血栓。

整骨療法
Osteopathy

整骨療法是一個醫學領域，致力於治療和修復患者的整體狀態，而不是專注於一個身體部位或症狀。世界上大部分地區都認為整骨療法是一種替代療法，而那些執業者則稱為整骨醫師（osteopaths）。然而，在美國，整骨醫師（doctor of osteopathic medicine，DO）和醫師（medical doctor，MD）一樣，具有相同的法定和專業地位，他們大都使用類似的技術和療法。

雖然整骨療法的原理可以追溯到希波克拉底，但整骨醫學是 1874 年才正式在美國展開。整骨療法的創始人安德魯‧泰勒‧史帝爾（Andrew Taylor Still，1828 ～ 1917）是一位醫師，他認為許多 19 世紀的醫學和手術根本沒用。相反地，他相信身體在很大程度上是可以自癒的。他研究了身體健康的屬性，開創健全（wellness）和預防醫學的概念。例如靠正確飲食和運動來維持健康，而不只是治療疾病。

史帝爾也抱持一些後來遭到推翻的信念：他認為所有的疾病都是由神經和供血系統內部的機械性干擾所引起的，因此他可以藉由手觸摸身體來診斷這些疾病，並且透過這些手技來操縱骨骼、神經和肌肉的位置，從而治癒疾病。他在自傳中說他可以「搖晃一個孩子來停止猩紅熱、哮吼、白喉、百日咳，還可以藉由擰他的脖子，在三天內治好百日咳。」這種整骨手法治療（osteopathic manipulative treatment，OMT）的觀念至今仍在教授，儘管大多數整骨醫師，是在常規的醫學治療外，附加整骨手法治療。

就跟一般的醫師一樣，整骨醫師在完成 4 年的基礎醫學教育後，可以選擇在任何專科執業，如外科、急診醫學或兒科。整骨醫師也會接受 300 ～ 500 小時的研習，熟練身體肌肉骨骼系統的手法操作。他們會學習評估患者的整體健康狀況，並教導患者健康的生活方式。

補充事實：

1. 在美國有 20 所認證的整骨醫學學院和約 4 萬 4 千名整骨醫師。
2. 大約有 65% 的執業整骨醫師專注在初級保健領域，例如兒科、家醫科、婦產科和內科。
3. 雖然美國的整骨療法和主流醫學執業相似，但整骨療法組織聲稱整骨療法是一種更為全面的護理形式。

精神官能症
Neurosis

有些人罹患的精神疾病會影響到理性思考，或過正常生活能力。其他人則是因為輕微的精神失衡，導致痛苦並影響發展，但不至於完全耗盡生命，這比較算是煩人的怪癖或緊張的習慣。雖然這些怪癖不像精神病（通常涉及到妄想和幻覺）那麼嚴重，但仍可能讓人難以適應新環境或改善生活。在精神分析領域，這些傾向就稱為精神官能症。

一般來說，精神官能症泛指持久性焦慮、抑鬱、憤怒、困惑或自我價值低落等負面情緒所造成的心理問題。精神官能症的症狀可能包括衝動行為、嗜睡、防禦性、不安的想法、習慣性幻想、消極和憤世嫉俗。有精神官能症的人，在人際關係上往往過於依賴、有攻擊性或是有違社會風俗或文化習慣。

科學家認為這有部分來自遺傳，諸如情緒不穩定和極高或極低的責任心等人格特質，這些都會增加罹患精神官能症的可能性。另外，成長和教育也是影響因素，這會決定他是否準備好面對生活壓力。如果一個人沒有足夠的支持系統，例如表達愛意和提供安全感的父母，可能會發展出焦慮感和不完整的感覺。最後一項相關因素是引發恐懼、憤怒和防禦性思維的一個或多個事件。通常這事件超越人所能應付或處理的人際關係，比方說過重的青少年不斷在學校被取笑。這些情況會形成持久的印象，決定人在餘生中如何看待世界。

雖然童年和青春期是精神官能症發展最普遍的時期，也有人會在成年後甚至晚年變得脆弱。擔心找不到伴侶來傳宗接代，沒有成功的工作來獲得經濟保障，或是處理親人的疾病和死亡，如果沒有培養出穩固的應對機制和支持系統，隨時都可能引發精神官能症。

補充事實：

1. 精神官能症似乎是家族性的——也許是因為遺傳傾向，或是類似的育兒方式會世代相傳。但並非所有患有精神官能症的人都會養出神經質的孩子，也不是所有神經質的人都有神經質的父母。
2. 精神官能症一詞最有影響力的定義是來自榮格（Carl Jung，1875 ～ 1961）和佛洛依德（Sigmund Freud，1856 ～ 1939），但已不再用於精神病學診斷。
3. 有時可以透過談話療法、行為療法或抗憂鬱、抗焦慮藥物來治療或改善精神官能症。

流產
Miscarriage

　　大約有三分之一或四分之一的懷孕是以失去胎兒告終，這稱為流產或自然流產。大多數的流產是發生在懷孕初期，也就是頭 3 個月或前 13 週。事實上，許多女性甚至可能根本沒有意識到自己懷孕了。

　　一些流產是因為發現有「化學性懷孕」（chemical pregnancy）或稱假性懷孕，驗孕結果是陽性的，但受精卵在子宮著床後不久就脫落。這時，女性可能會在月經期間有大量出血的狀況。

　　雖然有許多因素會增加流產的可能性，專家通常無法查明確切原因。流產可能是由於染色體異常或母親自身的健康狀況，例如荷爾蒙問題、糖尿病、甲狀腺疾病、感染、子宮頸異常或自身免疫疾病。另外，生活方式也會增加流產的風險，諸如飲酒、抽菸或服用藥物。咖啡因也是一項風險因子，最近的一項研究發現，每天攝取超過 200 毫克咖啡因的女性，即超過大約 2 杯咖啡的量，流產的可能性是沒喝咖啡者的兩倍。

　　多數流產的女性並不需要進一步治療。但如果子宮內有剩餘的組織，婦科醫師會建議進行擴張刮除術（dilation and curettage），這項程序會將子宮頸擴大，再去除組織。另一種選項是喜克潰錠（misoprostol）這種處方藥，可協助子宮自行清除。

補充事實：

1. 大約有 70% 慣性流產的女性最終還是得以生產。
2. 伴侶中，若有 35 歲以上的女性和 40 歲以上的男性，會增加流產的風險。

大腸鏡檢查
Colonoscopy

　　大腸鏡檢查是一種能夠讓醫師檢查大腸或稱結腸內壁的手術。在進行這項篩檢時，會從肛門插入一條有彈性的光纖，或是附有錄影功能的內視鏡，將其慢慢向上進入直腸和大腸。有時會為患者進行一種侵入性較小的手術，稱為虛擬大腸鏡檢查（virtual colonoscopy），這是使用 MRI 或電腦斷層掃描來製作大腸和直腸的三維立體圖像。

　　在進行大腸鏡之前，必須確保大腸完全乾淨，需要服用大量的特殊清潔液或透明液體和特殊瀉藥。有些藥物會干擾這項檢查，應該提前告知醫師目前正在服用的藥物。

　　大腸鏡檢查通常進行 15 ～ 60 分鐘，很少會引起任何疼痛。過程中，可能會感到壓力、腹脹或抽筋。有可能會給予鎮靜劑來幫助患者放鬆和忍受不適感。

　　若是醫師認為需要進行額外的評估，在檢查期間可能會進行活體切片，以便後續分析。在檢查過程中有時會發現息肉，醫師有可能會立即將其移除。息肉是大腸內壁不正常的生長物，通常是非癌性的。但因為癌症可能會從息肉開始，所以去除息肉對於預防大腸直腸癌非常重要。

補充事實：

1. 若是有服用鎮靜劑，大腸鏡檢查後，不應開車回家或獨自一人。由於檢查期間會有空氣進入大腸，可能會出現痙攣和腹脹。在排氣之後，這些症狀會很快消失，可以立即飲食，除非是有進行息肉切除。在這種情況下，可能會限制活動和飲食。

2. 大腸鏡檢查很少會出現併發症，但有可能會因為腸壁撕裂而需要動手術。此外，有時在活體切片或息肉切除的部位會有出血的狀況。若是有嚴重的腹痛、發燒和發冷，或大量直腸出血，需要立即與醫師聯絡。

植入式心律調節器
Implantable Pacemaker

心律調節器是一種由電池供電的小型設備，放置在患者胸部或腹部的皮下，幫助調控可能導致頭暈、氣短或昏厥的異常心跳。這項設備是以電脈衝來促使心臟以正常和一致的速度跳動。

1889 年首度有人提出心律調節器的想法，當時蘇格蘭醫師約翰 · 麥克威廉（John McWilliam）建議或許可用電脈衝來協助調節不規律的心跳。到了 1928 年，澳洲醫師馬克 · 立德威爾（Mark Lidwell）和艾德加 · 布思（Edgar Booth）設計了一種類似於現代去顫器（defibrillator）的插入式設備。之後，美國生理學家阿爾伯特 · 海曼（Albert Hyman）首先使用了「人工心律調節器」一詞來描述他發明的手搖電機驅動的外部設備。1958 年在瑞典的卡羅林斯卡大學（Karolinska University）植入了第一台放置在體內的心律調節器，直接將電極連接到心臟。那個設備在 3 小時內就故障，更換後，持續運作了 2 天。（這名患者在他有生之年一共接受了 26 種不同的心律調節器，而且活到 86 歲。）早期的心律調節器用的是必須定期更換的汞鋅電池和可充電的鎳鎘電池，因此經常會因電池故障而導致死亡。

1967 年開發出更耐用的鋰電池後，心律調節器可在體內持續使用 2 ～ 10 年。同年，科學家又開發出一種密封的金屬外殼來固定心律調節器，防止體液滲入干擾其功能。

今日的心律調節器僅重約 28 公克，可以用局部麻醉的方式植入。當中有一個微型電腦發生器，會發送電脈衝到連接心臟的電線，這些電線已插入靜脈之中，並且穿過心臟。微電腦還可以偵測心跳的變化模式，進行自動調整，以適應身體的需求。心律調節器的電池必須定期更換，但有些型號可以運作長達 15 年。手機、微波爐和機場安檢系統等設備不太可能會干擾到心律調節器，但患者還是要對此保持警覺。

補充事實：

1. 今日心律調節器的領導廠商在 1957 年推出首款機型，那是一台可穿戴的體外心律調節器，大小差不多是一本平裝書。
2. 在 1930 年代和 1940 年代，心律調節器研究並沒有獲得公眾的好評；當時認為科學家試圖透過操縱心跳來讓「死者復活」。

注意力缺失
Attention Deficit Disorder (ADD)

1798 年，蘇格蘭醫師亞歷山大 · 克萊頓（Alexander Crichton，1763 ～ 1856）描述了一種他所觀察到的心理狀態，尤其是在兒童身上。他說，這些病人具有「不自然的精神不安」。今天專家認為他的這段話是對注意力缺失，或稱注意力缺陷障礙的最早描述，這是一種難以集中注意力和容易分心的慢性疾病。它通常與衝動和過動症歸類在一起，又稱為注意力不足過動症（attention-deficit/hyperactivity disorder，ADHD）。

多達 5% 的兒童患有注意力缺失或注意力不足過動症；其症狀可能早在嬰兒期就出現，通常是在 7 歲之前，包括有不聽話、健忘、無法專心於一項任務或玩耍。這些症狀會干擾兒童在學校和活動中的社交關係並導致問題。當症狀持續 6 個月以上時，通常就會診斷為注意力缺失。注意力缺失在男孩身上比較容易發現；因為他們會展現出過動和破壞行為，而女孩的症狀則是有做白日夢的傾向。

雖然科學家目前不確定造成注意力缺失的確切原因，但他們相信基因可能是其中一項因素。一般相信，這種疾病的患者可能出現大腦功能的變化；腦部掃描顯示，患有注意力缺失和注意力不足過動症的個體，控制注意力和集中力的腦部區域活動較低。專家推測在懷孕或嬰兒期接觸到藥物和多氯聯苯（polychlorinated biphenyls）這類環境毒素可能會影響神經細胞的發育，增加患病的風險。

一旦確診注意力缺失和注意力不足過動症，會以諮商和開立哌醋甲酯（利他林）和安非他明和右旋糖酐苯丙胺（Adderall）等處方藥物來治療。這些藥有助於平衡大腦中的神經傳遞物質濃度。許多兒童長大後會自行痊癒，但有近 30 ～ 60% 的比例在成年後仍舊患有這種疾病。

補充事實：

1. 有四分之一的注意力不足過動症兒童至少有一位親屬患有此病。
2. 研究顯示，接觸高濃度鉛的兒童更容易出現注意力缺失或注意力不足過動症。

水腫
Edema

　　經過一整天的步行或站立後，可能會發現鞋子變得比較緊。那是因為水腫的緣故，這種情況是因為小血管滲漏出液體。為了因應這個狀況，腎臟會設法保住鈉和水，卻又導致更多的液體外漏。這種液體經常聚集在周圍組織中，導致身體部位腫脹，最常見的是在手、腳、腳踝和腿。

　　這種情況主要有兩種形式：第一種凹陷型水腫（pitting edema）較為常見，這是指按壓腫脹部位 15 秒後會留下一個凹痕，而且浮腫部位的皮膚經常會被延展開來，並且發亮。比較輕度的水腫是因為懷孕和靜脈曲張、服用某些處方藥或是久坐或久站。另一項因素是攝取太多鈉，導致身體想要保留住水分。其他潛在原因包括心臟病、腎臟病、深層靜脈血栓、靜脈曲張和其他損害身體循環的疾病。

　　第二種是非凹陷性水腫（nonpitting edema），即按壓之後不會留下痕跡。通常是發生在腿或手臂，這是由於淋巴系統出錯所造成的，或者也有可能是受到外傷，或甲狀腺功能亢進。要治療這兩種類型的水腫，必須去處理潛在的醫學原因。服用利尿劑並限制鹽的攝取可能有助於改善症狀。物理治療、按摩，以及包裹或彈性支撐水腫部位有時也會有所幫助。

補充事實：
1. 由淋巴管異常引起的先天性淋巴水腫稱為米爾羅伊氏病（Milroy's disease）。
2. 曬傷是引起水腫的另一個原因。
3. 切除淋巴結的癌症手術也會引起淋巴水腫。

針灸
Acupuncture

針灸是世界上最古老的一種治療方法，起源於幾千年前的中國。這種刺激身體特定點位的做法，通常用針刺穿皮膚，這是為了清除遭到阻塞的「氣」，以此來恢復健康，氣指的是生命能量或生命力。

中醫認為身體是由兩個對立且不可分割的力量所調控：陰，代表冷、慢或被動的原則；而陽，代表熱、興奮或主動原則。身體的健康主要就是靠維持力量的平衡，一旦不平衡就導致氣流阻塞，隨後就會生病；氣是負責精神、情感、心理和身體健康的生命力。按照傳統中醫的說法，氣是沿著經絡走，可以透過刺激身體上與這些經絡相連的穴位來疏通。全身有 14 ～ 20 條經絡，形成至少 2,000 個「穴位」的網狀矩陣。

針灸在 1970 年代開始在美國流行起來，融合了來自中國、日本、韓國等國家的傳統。它被視為一種補充和替代醫學，據稱有助於治療慢性疼痛、骨關節炎、不孕症和膀胱控制問題。杜克大學在 2008 年發表的一項研究顯示，在減少慢性頭痛的嚴重程度和頻率上，針灸比阿斯匹靈這類藥物更有效。西方科學家認為，針灸會刺激大腦和脊髓釋放神經化學物質和荷爾蒙，可以減輕疼痛、增強免疫力和調節身體機能。

最常見的針灸形式是用頭髮粗細的堅固金屬針來刺穿皮膚。儘管那些針頭讓某些人望而生畏，但若用針正確，針灸幾乎不會引起疼痛，也很少有併發症。

補充事實：

1. 估計有 820 萬的美國成年人曾接受過針灸治療。
2. 在大多數針灸的過程中，針插入身體的深度不到 1 公分，但在某些情況下，偶爾會深及 7 公分以上。
3. 其他形式的針灸包括使用物理壓力來代替針（指壓）、通電的針、以熱或聲波來刺激穴位，加熱玻璃罐黏附在皮膚上，產生類似真空的吸力（拔罐）。一項 2008 年的瑞士研究發現，無論有無用針，針灸的效果都一樣好。

恐慌症
Panic Disorder

　　一種突如而至的強烈焦慮感，讓人感到失控或是對生活感到害怕，這就是恐慌症發作的狀態。這些發作可能會讓人覺得喘不過氣或頭暈，讓人覺得好像心臟病要發作，或是要生病了。若是這種狀況經常發生，而且事前沒有什麼警訊，那可能就是患有恐慌症。

　　患有恐慌症的人經常會在沒有理由的情況下發作。科學家不確定是什麼導致的，但似乎是因為在沒有真正危險的威脅出現時，身體的「戰鬥或逃跑」反應仍然受到活化了，這是人在面對（或逃避）感知到威脅時的防禦機制，能夠縮短反應時間讓人做好準備。這些發作可能是由於大腦中的化學物質失衡所造成的，例如甲狀腺功能亢進，或是抑鬱、酗酒或吸毒，或過度使用尼古丁或咖啡因。發作通常是由空間恐懼症（agoraphobia）引發的，這是指害怕在人群中或在商場這類開放場所中。大約有三分之一的恐慌症患者會無法踏出家門，或是無法在沒有信任的人陪伴的情況下面對可怕的情況。

　　恐慌症發作的症狀包括強烈的恐懼感或焦慮感、難以呼吸、胸痛或胸悶、心跳加速、出汗、頭暈、噁心、持續 5～20 分鐘的麻木感。恐慌症隨時可能發作，即使在睡眠中。當人因恐懼會有另一次發作而開始改變日常活動時，或是開始不斷擔心何時會有另一次發作時，可能就是罹患恐慌症的徵兆。恐慌症通常在青春期晚期或成年早期開始發作，但並非每個經歷過一、兩次恐慌發作的人都會發展為全面的恐慌症。

　　恐慌症在治療上通常會以諮商搭配藥物，這樣的效果很好。早期治療有助於預防相關疾病，例如憂鬱症和藥物濫用，並且可以預防未來的發作，也不會因為想要避開造成發作的地方而變得寸步難行。

補充事實：
1. 症狀中的焦慮感通常在 10 分鐘左右達到高峰，儘管有時可以持續更長的時間。
2. 患有恐慌症的女性是男性的兩倍。在美國，大約每 75 人就有 1 人有恐慌症。
3. 父母中有人患有憂鬱症或躁鬱症者，罹患恐慌症的風險更高。

不孕症
Infertility

受孕是一連串複雜的事件，只要一個失誤，就會分崩離析。難怪疾病管制中心（Centers for Disease Control and Prevention，CDC）表示每年有 12% 的女性有懷孕困難的問題。要是一對夫婦在嘗試一年後仍沒有成功，或是女方反覆流產，就算有不孕症。

不孕症可能是男方的問題，也可能是女方的。因為遺傳缺陷、疾病或傷害會讓男人產生的精子過少，或是根本沒有精子，再不然就是產生的精子有運動問題。若是沒有正常的游泳能力，精子就無法到達卵子將其受精。在女性中，不孕症通常來自排卵問題。輸卵管阻塞（通常是因為骨盆發炎或子宮內膜異位造成）或子宮肌瘤，這兩者都會阻礙卵子到達子宮。年齡是影響女性的另一項因素，因為健康卵子的數量在 35 歲以後逐年下降，而到 40 歲以後則是迅速下降。

所幸，過去 10 年來輔助生殖技術大幅進展。醫師現在可以開藥來調節支配排卵的荷爾蒙，還能夠進行體外受精來提高受孕機會。如今，有三分之二接受不孕治療的夫婦能夠順利產子。

補充事實：

1. 目前大約有 20% 的女性是在 35 歲以後才成家，這也是導致不孕夫婦比例上升的原因。女性年齡超過 35 歲的夫婦中，有三分之一都有生育問題。
2. 諸如飲食、體重、壓力、多個性伴侶和接觸到環境毒素等生活方式的因素，也可能會增加不孕的可能性。
3. 在大約 30% 的病例中，不孕症的問題來自於男性。

乳房 X 光攝影
Mammograms

乳房 X 光攝影是早期發現乳癌以及其他女性乳房問題的最佳篩檢工具。越早發現乳癌,生存的機會就越大,治療的選擇越多。在乳房 X 光攝影中,會以低劑量的 X 光來拍攝雙側乳房。圖像是記錄在 X 光膠片上,若是採行數位乳房 X 光攝影,則會存檔在電腦中。

乳房 X 光攝影很有用,可以讓醫師詳細查看乳房內部,尋找在乳房檢查時可能無法發現的腫塊和乳房組織變化。若是發現腫塊,醫師可能會進行其他檢查,例如超音波或活體切片,以確定是否有癌細胞或癌症發展的可能跡象。乳房腫塊和增生不一定是癌性的。

乳房 X 光攝影有兩種類型,一種是篩檢性(screening)乳房 X 光攝影,另一種是診斷性(diagnostic)乳房檢查。沒有乳癌症狀的女性也會進行乳房 X 光攝影。建議所有 40 歲以上的女性每年進行一次篩檢性的乳房 X 光攝影。若是女性出現乳癌症狀或腫塊時,則要進行診斷性乳房 X 光攝影。通常在這種類型的乳房 X 光攝影時會拍攝更多的圖片。

在進行乳房 X 光攝影時,放射技師會將受檢者的乳房放在兩個塑膠板之間,這兩個板子會擠壓乳房直到它們變平。雖然這可能會很痛,但這一點很重要,因為乳房越平坦,拍到的圖片越好。

由於隆乳的植入物會隱藏乳房組織,所以有乳房植入物的女性應該先確定進行乳房 X 光攝影的放射技師有接受過對裝有植入物患者的培訓,在拍照過程中有可能需要將植入物抬高來拍攝乳房組織的照片。

補充事實:

1. 進行乳房 X 光攝影時應該要搭配醫師的檢查,有些癌症無法透過乳房 X 光攝影發現,但可以藉由觸診發現。
2. 女性應該每月檢查自己的乳房是否有腫塊或其他變化。除了醫師的身體檢查和每年一次的篩檢性乳房 X 光攝影外,應該要自我檢查乳房。

伯森、耶洛和放射免疫分析
Berson, Yalow, and Radioimmunoassay (RIA)

驗血是一項強大的診斷工具，可以讓醫師檢查出可能潛伏在體內的疾病。而當中最重要的一項測試是放射免疫分析，這是 1950 年代由兩位研究人員在進行糖尿病研究時發展出來的想法。

放射免疫分析會使用放射性粒子來檢測疾病，例如血液中的肝炎。放射免疫分析發明的時候，比當時任何其他血液檢查都還要靈敏。放射免疫分析的運作原理不是在於尋找疾病本身，而是尋找身體為了對抗疾病而產生的抗體——這是遭到感染時的明顯跡象。

放射免疫分析是由美國醫師所羅門‧伯森（Solomon Berson，1918 ～ 1972）和羅賽琳‧耶洛（Rosalyn Yalow，1921 ～ 2011）構想出來的，他們是在布朗克斯（Bronx）一家退伍軍人醫院的同事。這兩人當時正在嘗試解決長期以來在治療糖尿病時遇到的問題：在給患者注射動物胰島素後，最初能夠讓他們的血糖保持在低濃度，但不久患者的身體就對動物的荷爾蒙產生了抗性，削弱其效果。耶洛和伯森推測動物胰島素必定引起了體內的免疫反應。若真是如此，那血液中就會有抗體。為了測試這個假設，他們設計了第一個放射免疫分析來尋找抗體，並追蹤動物胰島素在體內的作用。

這項測試幫助他們更了解身體對動物胰島素的反應。但很快伯森和耶洛就意識到同樣的方法也可用來尋找其他類型的抗體，可能是針對其他荷爾蒙、藥物、疾病和感染以及作用物的分子。伯森和耶洛於 1959 年發表了研究結果，對科學界來說這是一項突破性的技術，開創了一個新世界。

放射免疫分析可能會檢測到近期或慢性的感染，因為抗體需要數週或幾個月才會出現，而且感染結束後抗體可能仍然存在於體內。今日，在許多醫療場所和醫學研究中仍然會使用放射免疫分析，儘管後來也開發出許多新技術。

補充事實：

1. 伯森和耶洛從未為他們的發明申請專利。「專利是為了賺錢而對人的剝奪，」耶洛解釋道：「我們希望其他人能夠使用放射免疫分析。」

瘀青
Black-and-Blue Mark

孩子也許是在騎自行車時滑倒，或是在客廳跑來跑去時撞到桌子。不管是什麼原因，都會在他們的腿上留下一個醜陋的瘀青。這些常見的外傷是結締組織和肌肉受損時造成的。血液從細小的微血管中漏出，積聚在皮膚下，就形成瘀傷。這可能是童年時期最常見的傷害，但我們很少停下來想想，為什麼會有這樣的變化。

當身體重新吸收血液時，瘀傷會相應地改變顏色。起初，在血液聚集時，它是紅色的，但是當含鐵的血紅蛋白分解後，瘀青就會轉變為藍色或紫黑色。隨著血繼續分解，大約一週後會有綠色的膽綠素（biliverdin）形成，使皮膚呈現綠色或黃色。最終，瘀傷逐漸消失，通常這整個過程要兩週的時間。

人有多容易出現瘀青取決於很多種因素。有些人的組織比較細緻，這讓他們更容易受到傷害。兒童皮膚較薄，而且活動力比較旺盛，因此比成年人更容易產生瘀青。血液稀釋劑和阿斯匹靈等藥物也會導致瘀傷。老年人瘀青的風險也比較高，因為微血管壁會隨著年齡增長而減弱，也更容易破裂。此外，血小板濃度偏低和罹患庫欣氏症候群等疾病，也會讓人更容易瘀傷。

一旦瘀傷開始形成，請將冰袋或冷敷袋敷在受傷部位，減緩血流流向該區域，並加速癒合，也可以抬高瘀傷區域來減緩血液的流入。如果孩子身上突然出現大面積瘀青或不明原因的疼痛瘀傷，或瘀青伴隨著其他地方的異常出血，例如鼻子或牙齦，則要諮詢醫師。這些症狀可能暗示有更嚴重的問題，例如與血液有關的疾病或凝血問題。

補充事實：

1. 瘀青也稱為挫傷或瘀斑。瘀斑（ecchymosis）這個詞源自希臘文中的 ekchymousthai（倒出）和 chymos（果汁）。
2. 瘀傷分為三種類型：最常見的皮下瘀傷發生在皮膚正下方，肌肉內瘀傷發生在下面的肌肉中，而骨膜瘀傷則發生在骨骼上。

高血壓
Hypertension

　　高血壓通常被稱為隱形殺手，因為通常沒有症狀。若是沒有及時治療，高血壓可能會導致心臟病和中風。這相當令人擔憂，因為目前約有三分之一的美國人都有高血壓，但當中也有三分之一的人對此毫不知情。

　　血壓是在心肌收縮和放鬆時所測量到的動脈受力，一是收縮壓（高壓），另一是舒張壓（低壓）。當血管變窄或變硬時，即出現所謂動脈硬化（arteriosclerosis）的時候，就會有高血壓，因為這時血管會增加阻力，因此心臟得更用力地幫浦，才能推動血液在身體中循環。這會增加罹患心臟病的風險。

　　血壓的單位是毫米汞柱（mmHg），高血壓可分為幾個階段。成人的正常收縮壓為介於 100 ～ 119 mmHg，而舒張壓則是 70 ～ 79 mmHg（一般的表示方法是 100/70 ～ 119/79），而高血壓前期（高血壓的前兆條件）是在 120/80 到 139/89 的範圍。第一階段的高血壓是在 140/90 ～ 159/99，第二階段則是 160/100 以上。

　　有幾個因素會導致高血壓，包括腎和腎上腺疾病、抽菸、超重、遺傳和壓力，攝取過多的鈉也是另一個主要因素。因為量血壓是一般體檢項目，因此醫師能夠在早期就發現這種狀況。一旦發現高血壓，可以用藥物來控制，包括有利尿劑、β - 受體拮抗劑、血管收縮素轉化酶拮抗劑和鈣通道拮抗劑，這些都以不同的方式來放鬆血管或減少血液體積。

補充事實：

1. 雖然牧師史蒂芬‧黑爾斯（Stephen Hales，1677 ～ 1761）主要研究的是植物，但在 1733 年這位植物學家成為第一個成功測量血壓的人。
2. 依循富含蔬菜、全穀物、低脂乳製品和瘦肉蛋白且降低飽和脂肪和鈉的飲食，可以幫助控制血壓。這稱為「得舒飲食」（Dietary Approaches to Stop Hypertension Dietary），意思是阻止高血壓的飲食策略，更多訊息請參考 www.dashdiet.org。

反射療法
Reflexology

1913 年，一位耳鼻喉專家威廉・費茲傑羅（William Fitzgerald，1872～1942）將他所謂的「區域療法」引進美國。他以垂直線將身體分成十個區域，每個區域都在手和腳上有相對應的特定位置。他相信按摩或按壓這些相應區域可以刺激能量和營養的流動，進而治癒疾病，今日這套系統稱為反射療法。

反射療法的目的不在於治療或診斷任何特定的醫學疾病，而是為了促進更好的健康和生活，就像運動計畫或飲食法一樣。反射療法師認為在手和腳上（有時也會動到耳朵和臉）施以壓力會觸發身體相應部位釋放壓力和緊張，疏通神經衝動，改善全身的血液供應。例如，反射療法師會說按壓左腳的蹠骨球可以刺激心臟。

一些反射療法的支持者還認為，這種做法可以淨身排毒、促進循環、幫助減肥、改善器官健康、治療慢性病等，儘管目前沒有證據支持這些主張，而且這個領域受到很多批評。例如，在氣喘和經前期症候群的研究上，並沒有發現反射療法有造成任何幫助。

由於它在法律上不被承認為醫學領域，因此反射療法的訓練不需要正式培訓，儘管一些護理師和按摩治療師會在執業時提供反射療程。一些學校，例如佛羅里達州聖彼德斯堡的國際反射學研究所（International Institute of Reflexology）會授予「認證會員」學位。而在 1995 年成立的美國反射療法協會（Reflexology Association of America），則協助建立一套反射療法的倫理和實踐標準，在全美推廣。

補充事實：

1. 在美國最流行的反射療法是英厄姆法（Ingham method），這是以在 1938 年創造反射學或反射療法一詞的尤妮絲・英厄姆（Eunice Ingham，1889～1974）的名字來命名。
2. 有很多基於反射學理論的涼鞋、鞋墊、足底按摩器上市。然而，這些產品的製造商不得主張醫療效果，而且他們也沒有針對這些產品益處的相關研究。
3. 在反射學理論中，大腳趾對應的是大腦，而腳跟是下背部，腳弓則是腎臟。

精神病
Psychosis

　　當一個人無法分辨虛實真假時，就是罹患了精神病。精神病患者可能會出現妄想和幻覺，導致做出奇怪行為和產生性格的變化，有可能是酒精或藥物濫用、腦腫瘤、失智症、中風、憂鬱症或其他嚴重疾病所導致。

　　精神病的症狀包括混淆、思想和言論混亂、躁狂、抑鬱和偏執。精神病可能是某種疾病、感染或損傷所造成的暫時性症狀，或者可能是思覺失調症這類慢性精神病的主要病徵。科學家推測之所以會發展出這樣的狀態，是因為大腦對某些神經傳遞物質反應過度，並發送錯誤的信號。醫師會檢查用藥記錄、家族史並且進行梅毒檢測（這是精神疾病的一個潛在原因），以及腦部掃描和驗血，以此來判定病因。此外，鴉片類藥物、苯二氮卓類藥物和地高辛也可能是病因，還有些精神疾病是在家族間流傳，極端的壓力或睡眠不足也會導致暫時性的精神病。

　　思覺失調症患者可能會在年輕或在中年時出現精神病症狀。然而，許多患有精神病的人是到老年時才開始出現症狀。每 50 名老年人中就有 1 人患有精神病。許多人儘管患有精神心理疾病，但仍能正常運作，但也有些人可能會變得孤僻、充滿敵意或沮喪。他們可能會以為親朋好友正在密謀反對他們，或是失去維護個人衛生的能力。

　　精神病患者通常對抗精神病藥物的反應良好，可以減少幻聽（人腦中的聲音）和妄想，也能幫助他們控制思維和行為。團體或個人治療也有所幫助。當精神病是因為憂鬱症或睡眠剝奪等其他問題而衍生出來時，適當治療該問題可能就會減輕或消除精神病。

補充事實：
1. 過度飲酒可能引發暫時性精神病。如果長期大量飲酒，精神病會變成慢性病。
2. 住在療養院等長期護理機構的精神病患者更能控制症狀，只要工作人員提醒他們周圍的每個人是誰，並讓他們對自己的人身安全感到放心。
3. 抗精神病藥物可能有許多副作用，包括鎮靜、肌肉僵硬、震顫、體重增加、煩躁不安以及增加中風風險，還可能導致遲發性運動障礙，讓人表現出一種或多種類型的不自主運動障礙，例如嘟嘴或胳膊和腿的扭動。

捐精者
Sperm Donor

對於不孕夫婦或沒有男性伴侶但希望生孩子的女性,精子銀行通常是最後的答案。這些設施會提供精子來進行體外受精或人工授精。捐贈的精液標本會被冷凍起來,而這些捐贈者則被稱為捐精者。

要成為捐精者,通常需要進行一系列的篩選測試。事實上,估計有 90 ～ 95% 的申請人會遭到拒絕。理想的候選人是年齡介於 18 ～ 35 歲、不喝酒、不抽菸且沒有感染性病的男性。精子銀行會進行全面的身體檢查,也會要求查看病史,以確保沒有罹患過任何嚴重的遺傳疾病,在他的基因庫中沒有潛在危險。之後還會進一步檢測是否有 HIV 等傳染性疾病,而且若是捐精者持續提供精液,每年都會重複這樣的檢查。透過自慰採集精液樣本後,通常會以現金支付來慰勞捐精者。

這些男性可以選擇匿名或非匿名來捐贈精子。選擇匿名時,他的身分將被完全隱瞞;接受精子的夫婦可能會收到有限的訊息,例如捐精者的身高、髮色、體重和其他身體特徵。在非匿名捐贈中,捐精者允許透露他的訊息。一旦孩子年滿 18 歲,可能會知道非匿名基因捐精者的身分。

補充事實:

1. 在美國,精子銀行是由食品藥物管理局(FDA)所監管。

2. 每個州都對捐精者的精子可以用來生育多少個孩子有明訂各自的法律。

CA-125

CA-125 是一種蛋白質，在卵巢癌細胞中的含量高於其他類型的細胞。這種蛋白質會進入血液，可以在 CA-125 測試中測量到，這項檢驗是從靜脈中抽取血液樣本，然後測量樣本中 CA-125 的濃度。

這項測驗通常用於評估患有卵巢癌女性的治療效果，或是檢查癌症是否有減緩。CA-125 的正常值會依執行測試的實驗室而不同。一般來說，濃度低於每毫升 35 個單位判定為正常。對於一個診斷出卵巢癌的女性來說，CA-125 下降通常意味著身體對目前的治療有反應。CA-125 的增加通常意味著病情變嚴重，或是癌症復發。

CA-125 測試並不是用來篩檢健康女性卵巢癌的好方法，因為這項測試的偽陽性率很高——換句話說，CA-125 濃度高不見得是罹患卵巢癌，而是可以指出許多問題，例如其他類型的癌症和其他疾病，包括子宮肌瘤、子宮內膜異位、良性卵巢囊腫、骨盆腔發炎、肝硬化和懷孕早期。

若是健康女性的 CA-125 檢測結果異常，則需要進一步檢查，確認出具體診斷，檢查方式可能包括涉及額外風險的外科手術。目前正在進行研究，若是搭配其他血液檢查和超音波檢查，能否將 CA-125 檢查用來當作健康女性卵巢癌的早期診斷。若是在最早階段發現癌症，而且尚未從卵巢擴散出去，有超過 90% 的女性可存活至少 5 年。

補充事實：

1. 每 3,000 名女性中有 1 人罹患卵巢癌。每年在美國發現 21,000 例的卵巢癌新病例。
2. 只有 20% 的卵巢癌病例會在早期發現。假如第一次發現卵巢癌就是末期，在它擴散後，只有大約 30% 的患者能存活超過 5 年。
3. 在美國，每年有 15,000 名女性死於卵巢癌。

幹細胞 Stem Cells

可以將幹細胞形容為一種變形者：它們是還沒發育，尚未被分配角色的年輕細胞。它們是一片生物白板，幾乎可以轉變成任何一種組織。因此，幹細胞具有巨大的醫學潛力，可以成為產生胰島素的細胞，造福糖尿病患者，或是為帕金森氏症患者產生新的腦細胞。但是收集幹細胞通常必須破壞人類胚胎，因此關於它們的研究相當引起爭議。

1960 年代初期，加拿大科學家詹姆斯 · 提爾（James Till，1931 ～）和恩斯特 · 麥卡洛克（Ernest McCulloch，1926 ～ 2011）開始實驗將骨髓細胞注射到照射過輻射而身體變弱的小鼠體內，牠們就相當於接受癌症治療的白血病患者一樣。他們觀察到小鼠的脾臟上長出了小塊，提爾和麥卡洛克推測這些「脾集落」（spleen colonies）來自骨髓細胞，他們稱之為「集落形成細胞」（colony-forming cells）或「多能細胞」（multipotent cells），並接連在 1961 年和 1963 年發表了實驗結果。

幹細胞有兩大類，一種是尚未分化的胚胎幹細胞，通常能夠發育成更多類型的細胞，另一種是位於骨髓、大腦和身體其他部位的成體幹細胞，比較沒有變化性，因此較不受研究人員重視。幹細胞也可以從嬰兒的臍帶或孕婦的羊水中取得。

在實驗室中培養出的第一批幹細胞來自小鼠。在 1998 年成功地純化和培養出第一批人類幹細胞，這是由位於巴爾的摩的約翰霍普金斯大學和位於麥迪遜的威斯康辛大學的研究人員分別進行的。其中一項實驗使用了捐贈的卵子和精子來製造囊胚（3 ～ 5 天大的胚胎，約有100個細胞）；另一項研究用的則是來自流產胎兒的細胞。胚胎幹細胞的研究遭到一些人的反對，他們認為囊胚也是人命，而且反對墮胎。這引起了爭議，並引發學界嘗試尋找幹細胞的其他來源，包括嘗試在實驗室中誘導成熟細胞恢復為幹細胞。

補充事實：

1. 美國國會在 1996 年限制了幹細胞的研究，2001 年喬治 · 布希總統又設定更嚴格的規則，並且限制聯邦資助的研究人員僅能使用現有的幹細胞系。2009 年，巴拉克 · 歐巴馬總統取消了其中一些限制。
2. 2008 年，加州大學舊金山分校的研究人員在沒有破壞人類胚胎的情況下，創造出第一個人類胚胎幹細胞。
3. 2009 年，威斯康辛大學麥迪遜分校的研究人員成功改變了皮膚細胞，誘導其回到幹細胞狀態，再轉變成心肌細胞。

骨折
Fracture

人類的骨架是一個令人讚嘆的建築結構：我們的骨骼儘管輕巧，卻像人在造橋時用的鋼筋混凝土那樣堅固。但是如果承受太大的力道——例如跌倒或車禍——這些骨頭還是會裂開或折斷，造成骨折。

骨折會導致腫脹、疼痛、瘀傷、畸形、肢體或關節的脫臼或錯位。受傷的部位這時無法用力，而且通常移動時感到極度疼痛。醫師可以用 X 光或其他成像攝影來診斷是否有骨折。常見的骨折有三種。封閉式或簡單骨折，是指受損骨頭周圍的皮膚沒有破裂。開放性或複合性骨折則是指骨頭損傷時，也產生開放性傷口，會增加感染的風險。最後是應力性骨折，是指跑步這類重複運動對骨骼施加壓力，引起骨頭出現小裂縫。

骨折的治療取決於骨折的嚴重程度，以及患者的年齡。應力性骨折可以自行癒合，可能只需要休息、冰袋和止痛藥。然而，閉合性和開放性骨折可能需要吊帶或石膏固定來重置骨骼。在嚴重的情況下，可能需要用到螺釘、桿子或板子等裝置來代替失去的骨頭，或是在骨頭癒合時將其固定。這種定骨方法有很長遠的歷史，早在西元前一萬年，古埃及人就用過亞麻布包裹的樹皮夾板。中世紀歐洲的鐵匠會用蛋清、麵粉和動物脂肪製成鑄件。所幸，今日的鑄模是用石膏或玻璃纖維。

補充事實：

1. 骨折分為完全骨折和不完全骨折或稱「旁彎骨折」（greenstick）。
2. 某些情況，如骨質疏鬆症和其他骨骼疾病，會增加骨折的風險。

動脈硬化
Hardening of the Arteries

　　動脈好比身體中的高速公路，將血液中的食物和氧氣運往各個組織。健康時，這些血管是靈活、結實有彈性的，但是高血壓和高膽固醇會讓它們增厚、僵直和硬化，這種情況稱為動脈硬化。

　　動脈硬化最常見的形式是動脈粥樣硬化（arteriosclerosis），不過這些術語經常可互換。源自於希臘文中的 *athero*（「粥」或「糊狀」）和 *sclerosis*（「硬」），這是指脂肪、膽汁、鈣質和其他物質聚集在動脈內壁上的情況。最後累積出的斑塊（plaque）會讓血管變硬，也有可能變得很大，堵塞住動脈中的血流。若是斑塊破裂，會在該部位形成血凝塊或血栓，若是血栓阻塞了一條為心臟或大腦供血的血管，可能會引發組織缺氧，而造成心臟病發作、栓塞或中風。

　　動脈硬化的過程緩慢，需要數年的時間發展，但在童年晚期就會開始。雖然目前尚不清楚動脈硬化的確切原因，專家認為這是由於動脈內壁上的內皮（endothelium）受損所造成的。這會導致血液在傷處沉積血小板以修復動脈，引起發炎反應形成血栓，最後就累積成斑塊。這種損害最常由高膽固醇、高血壓、抽菸和糖尿病等一些疾病所引起。

　　動脈粥樣硬化在尚未進入末期前幾乎沒有症狀。因此醫師會定期篩檢膽固醇和血壓，這是高血壓常見的兩種症狀。醫師會建議改變生活方式，例如健康飲食和運動，來改善血液流動，控制動脈的惡化。不過也有多種藥物可用，例如血液稀釋劑和抗血小板藥物，以及用於治療高膽固醇和高血壓的藥物。

補充事實：

1. 有超過 1,600 萬的美國人患有動脈粥樣硬化性心臟病。
2. 慢性壓力會使血壓升高，為動脈粥樣硬化鋪路。
3. 德國醫師菲力克斯 · 馬夏恩德（Felix Marchand，1846 ～ 1928）在 1904 年首度在醫界引入動脈粥樣硬化一詞。

聖約翰草
St. John's Wort

貫葉連翹（*Hypericum perforatum*）又名貫葉金絲桃、聖約翰草，是一種治療抑鬱、焦慮和其他精神問題的古老藥方，今日偶爾還是有人將其當作營養補充品。不過，在服用時應該謹慎小心，因為它會與許多藥物產生交互作用。

聖約翰草的藥用記錄應用最早始於古希臘時代，當時會將它黃色的花朵拿來泡茶，並製成含有濃縮萃取物的片劑，也曾拿它來治療傷口、燒傷、昆蟲叮咬和瘧疾等疾病。關於這種草藥在憂鬱症上的療效，有許多相互矛盾的證據。有兩項大型研究發現它是無效的，而其他證據則顯示對輕症者來說有適度的效果。

一般來說，按照推薦劑量來服用聖約翰草 3 個月是沒有問題的，身體對它有良好的耐受性。但是，它會影響到肝臟的細胞色素 P450 酵素系統處理藥物，這種草藥可以加快或降低某些藥物的分解，包括抗憂鬱藥物、避孕藥、血液稀釋劑和用於治療癌症或 HIV 感染的藥物，可能造成藥物無法正常發揮效果，或是增加副作用的嚴重程度，例如高血壓、自殺念頭或血清素症候群（serotonin syndrome）——一種潛在的致命疾病，這與單胺氧化酶抑制劑（MAO inhibitors）、選擇性血清回收抑制劑（selective serotonin reuptake inhibitors）和正腎上腺素與血清回收抑制劑（serotonin-norepinephrine reuptake inhibitors）等抗憂鬱藥有關。聖約翰草還會引起焦慮、口乾、胃腸道症狀、疲勞、頭痛、性功能衰退並增加對陽光的敏感度。

早期研究顯示以這種草藥製成的藥膏在局部輕中度皮膚炎（乾燥受刺激的皮膚）的治療上有正面效果。聖約翰草也可能有助於鎮靜神經痛、經前症候群和季節性情感障礙，儘管這方面還需要更多的研究。

補充事實：

1. 聖約翰草（St. John's wort）是在 6 月下旬開花，臨近 6 月 24 日施洗者聖約翰（St. John the Baptist）節，因此得名。*Wort* 在現代英文中是「麥汁」，但在古英文中有藥用植物之意。
2. 聖約翰草也稱為碰就好琥珀藥草（amber touch-and-heal）、戰傷藥膏（Balm-of-warrior's-wound）、巴爾薩納（balsana）、魔鬼的禍害（devil's scourge）、女巫草（witcher's herb）。
3. 聖約翰草的花和莖被用來生產紅色和黃色染料。

憂鬱症
Depression

當不幸事件發生時，感到悲傷或憂愁是正常的，但若一直處於這種情況，即使在事情過了幾週後也無法恢復，就有問題了。憂鬱症是一種精神疾病，使人在多數時候感到悲傷和絕望，嚴重到干擾正常活動的程度。這不只是心情不好而已，研究顯示，大腦的結構變化會助長憂鬱症，讓許多患者難以「擺脫」。

憂鬱症通常會在家族中流傳，也可能隨時發生在任何人身上。可能在生產或家人死亡等疾病或遭逢重大壓力事件期間開始發作，也可能是因為藥物、酒精或非法使用毒品所造成。這些觸發因素會干擾腦中調節情緒的化學物質產生，導致煩躁、健忘或對過去喜好的事情失去興趣。患者可能會變胖或變瘦，會睡得太多或太少，或是抱怨沒有身體原因的疼痛。嚴重的憂鬱症會導致自殺的念頭或企圖。若是持續出現這些症狀超過兩週，可能會被診斷為憂鬱症。

憂鬱症的治療通常包括心理治療或認知行為治療，患者與心理健康專業人員討論潛在原因和解決問題。更嚴重的憂鬱症可能需要抗憂鬱藥物，使大腦中的化學物質回到正常狀態，但可能需要多次嘗試才能找到適合的有效藥物，通常需要幾週的時間藥物才會開始作用。有些人可能需要終身服用藥物，因為即使他們康復了，也很可能會復發。對多數治療都沒有反應的極端憂鬱症病例，可以使用電痙攣治療（electroconvulsive therapy，ECT）。這種療法是向大腦發送觸發短暫癲癇發作的電流，其安全性和有效性已經過不少改善，過去效果不佳，但現在可望發揮成效。

補充事實：

1. 女性罹患憂鬱症的可能性是男性的兩倍，但男性患者更容易因此而自殺。
2. 憂鬱症的具體診斷有以幻覺或妄想為特徵的精神病性憂鬱症（psychotic depression）；產後 1 個月內發生的產後憂鬱症（postpartum depression）；以及由黑暗寒冷的冬天所觸發的季節性情感障礙（seasonal affective disorder）。輕度憂鬱症狀維持 2 年以上的稱為輕鬱症低落性情感疾患（dysthymic disorder）。
3. 聖約翰草是治療憂鬱症的一種古老草藥，被廣泛用作抗憂鬱的保健品；不過，研究顯示它對重度憂鬱症無效。

捐卵者
Egg Donor

　　女人捐卵的原因可能有很多種：她可能純粹想幫助一對不育的夫婦生孩子。或者，她可能希望進一步推動科學進步，也或者只是單純地想要賺錢（每個週期約有 3,000 ～ 5,000 美元的慰勞金）。不管動機是什麼，她的卵將會用於體外受精，在精子受精後形成胚胎，然後植入另一個女人的子宮。

　　要成為捐卵者得經過一段漫長而複雜的過程，需要多次前去生育診所。醫師會篩檢性傳播疾病和其他感染，並進行血液檢查，確定沒有任何遺傳或精神疾病。大多數捐卵者的年齡在 21 ～ 35 歲之間，而且是不抽菸不喝酒的健康女性。入選的女性必須接受生育療程，好讓身體準備好釋放卵子。女性每個月經週期只會釋放一顆卵子，所以醫師會給捐卵者刺激多顆卵子生長的荷爾蒙，服用約 3 週。因此，捐卵者在一個週期內會產生 5 ～ 20 顆卵子。會用空心針將這些卵母細胞從卵巢中取出，這個過程稱為濾泡抽吸（follicular aspiration）。

　　與捐精者一樣，捐卵者可以選擇保持匿名或提供身分給受贈者夫妻和他們的孩子。有時夫妻會請求朋友或親戚捐贈卵子；這類捐贈者稱為已知捐贈者（known donors）。

補充事實：
1. 有超過一半的捐贈卵子無法讓人成功懷孕。
2. 以精子受精後，會將兩、三個看起來最健康的胚胎放入女人子宮內。
3. 因為放入多顆胚胎，所以人工受孕的雙胞胎和三胞胎比正常懷孕來得多。

前列腺特異抗原血檢測
PSA Testing

前列腺特異性抗原（prostate-specific antigen，PSA）檢測是一種血液測試，通常用來篩檢男性的前列腺癌。PSA 是一種由前列腺製造的蛋白質。這項檢驗會測量男性血液中的 PSA 含量。

前列腺只存在於男性身上，大約是一顆核桃的大小，會製造與儲存攜帶精子的液體。前列腺位於膀胱正下方，靠近直腸（肛門前的最後一部分腸道），圍繞著尿道，就是將尿液從膀胱排出的管子。

當男性血液中的 PSA 濃度高於正常值，或是 PSA 濃度日漸升高，就表示他可能患有前列腺癌或前列腺的非癌性肥大。如果 PSA 檢測結果異常，醫師可能會再進行其他檢查，包括前列腺活體切片來查看是否有癌細胞。這是因為 PSA 檢測並非針對癌症。

PSA 檢測有助於在早期發現癌症，當癌症相對較小且引起症狀之前診斷出來。PSA 檢測也用於監測現有的前列腺癌，確定它是否有擴散。通常會進行連續的 PSA 血液檢測，每 3 個月到 1 年測一次，以此當作癌症分級系統中的格里森分數（Gleason score）的一部分，以評估前列腺癌的惡性程度。

另一種常見的前列腺癌篩檢是直腸指檢。這是由醫師或護理師執行，他們會用手指穿過直腸來感受前列腺，以檢查腺體的形狀並尋找硬點。

補充事實：

1. 在診斷出患有前列腺癌的男性中，每 10 名有 9 名是局部癌症，並且未擴散到前列腺外部。大多數患有局部前列腺癌的男性都能存活下來，無論是採取何種治療方式。
2. 前列腺癌有四種常見的治療方法。分別是（1）觀察等待，即定期檢查並仔細監測癌細胞；（2）手術切除前列腺，這稱為根治性前列腺切除術；（3）輻射，可由外部照射，或是採行近接治療（brachytherapy）；（4）荷爾蒙治療。
3. 醫師對於 70 歲以上男性是否需要進行 PSA 篩檢還有爭議，因為大多數前列腺癌生長非常緩慢，多年後才會擴散。

人工心臟瓣膜 Artificial Heart Valves

　　心臟有四個瓣膜，可以透過開關控制來維持血液的單向流動。如果其中一兩個瓣膜病變、變窄或無法完全閉合，血流可能會受到限制，並且導致壓力集中在肺部。有時瓣膜可以修復，但通常需要更換才能讓心臟順利地推動血流。

　　1950 年代初期，科學家開始用丙烯酸材質（即壓克力）瓣膜來替換患病的心臟瓣膜。外科醫師在幾名患者身上進行了手術，但更換的瓣膜無法適當調節血流，經常發生凝血和腫脹。在接下來的幾年，科學家嘗試了其他人工植入物來代替二尖瓣和主動脈瓣膜，這兩者都位於心臟左側，是負荷量較大的瓣膜，要協助心臟將血液打到全身。人工瓣膜的設計標準很重要：材料必須與人體組織相容，必須能夠快速開關，還要能夠運作多年。

　　在 1962 年，以人體組織來製造心臟瓣膜的優勢變得明顯，當時英國外科醫師唐納 ‧ 羅斯（Donald Ross）植入的第一個心臟瓣膜是從屍體上收集的。這項手術證實免疫系統不太會排斥人體組織，並且發生凝血的可能性較小。然而，由於屍體供應量有限，還是得尋找其他組織替代品，在 1965 年，科學家首次發表了五次接連成功的手術，這次他們植入的是豬的器官製成的心臟瓣膜。

　　今日，患者可以在機械瓣膜和生物瓣膜之間選擇。機械的閥門是由合成材料製成，例如碳、聚酯和鈦。它們經久耐用且可靠，可以使用很長的時間，不過患者需要服用稀釋血液的藥物以防止血栓形成。生物瓣膜則是來自牛或豬的組織，稱為異種移植物（xenograft），或捐贈的人類心臟，稱為同種異體移植物（allograft）或同種移植物（homograft），必須每 10 ～ 15 年更換一次。一般是推薦給老年患者或不能服用血液稀釋藥物的患者。有時患者可用自己的組織來進行瓣膜置換，稱為自體移植（autograft）或羅斯手術（Ross procedure）。

補充事實：

1. 1950 年代初期置換的壓克力心臟瓣膜會產生令患者不安的噪音，彷彿體內有一顆滴答作響的定時炸彈。
2. 心臟平均每分鐘跳動 60 ～ 90 次，相當於每年超過 3,100 萬次。
3. 在開發心肺機之前，可以嘗試修補心臟瓣膜，但無法更換。因為必須在仍在跳動的心臟上非常迅速地進行手術。

先天性髖關節發育不良
Congenital Hip Dysplasia

我們能夠輕鬆走路、坐下或跳舞，都該感謝髖關節的球窩關節（ball-and-socket joint）。但是大約在每千名嬰兒中，就有一名出生時有關節缺陷的問題。有些人的球窩可能太淺，導致骨球從關節中掉出來。這種情況稱為先天性髖關節發育不良或髖關節發育不良（developmental dysplasia of the hip，DDH），有時會發生在新生兒身上。

大多數父母和醫師都可以注意到髖關節發育不良，可能是一條腿比另一條短，或是從臀部脫臼的腿會向外張開。孩子雙腿間的空間可能看起來比較寬，像是在鞠躬的腿，或是大腿上可能會出現不均勻的脂肪褶皺。醫師的診斷方式有 X 光、超音波或 MRI 掃描。

先天性髖關節發育不良有遺傳因素，也有環境因素。這種情況在家族中很常見，而且也可能增加胎位不正的分娩風險。醫師會將骨球推回骨窩中，來矯正髖關節，讓髖關節正常發育。第一種方法通常是用帕氏吊帶（Pavlik harness），這當中有兩條用來固定臀部的吊帶。要連續戴上 6 週不拿下來，然後是每天戴 12 小時，再持續 6 週。

若是這種方法無效，則可能需要用石膏、牽引或手術。牽引是透過一組滑輪和重物來幫助拉伸臀部周圍的軟組織，保持骨骼正確對齊。通常會讓嬰兒進行牽引 2 週，可以居家進行，也可以在醫院。最後一種手段，則是讓外科醫師來矯正髖關節，並以石膏將其固定在正確位置上。

補充事實：
1. 因為女性第一次懷孕時子宮往往是最小的，所以頭一胎的孩子出現先天性髖關節發育不良的機率較大。
2. 女孩比男孩更容易患有先天性髖關節發育不良。

心臟病
Heart Disease

　　心臟每年跳動約 3,500 萬次，是全身上下工作最辛苦的內臟之一。一旦這個器官出狀況，身體就會出現嚴重的問題。事實上，在美國心臟病是主要死因之一，每年奪走 70 萬人的生命。

　　心臟病，也稱之為心血管疾病，其實包含好幾種特定心臟病，最常見的有：冠狀動脈心臟病（為心臟供血的動脈因為動脈粥樣硬化而引起）、高血壓、心臟病發作、心臟衰竭和心絞痛。心臟病往往有家族遺傳，主要是在老年時發作；有 8 成以上的心血管疾病往生者都在 65 歲以上。

　　儘管如此，還是有關於心臟病的好消息，這當中大部分是可以預防的：研究顯示改變生活方式可以避免 82% 的心臟病。比方說，抽菸會讓患病的可能性提高四倍，因為煙霧中的化學物質會損害血管並導致體內脂肪堆積。由於高血壓和高膽固醇也是造成心臟病的兩大因素，控制這兩項因素就變得很重要。採行富含植物的高纖低脂飲食，選用低脂乳製品、ω-3 脂肪酸和瘦肉蛋白，以及低鈉和低飽和脂肪，都是有用的保護措施。定期運動和維持健康體重也證明對心臟有益。由於長期承受壓力會損害心臟，學會盡可能避免壓力和放鬆，可以促進幸福感並降低心臟病發作的風險。

補充事實：

1. 在美國，4 成的死亡是由心臟病造成的，超過所有癌症死亡人數的加總。
2. 憤怒和恐懼會讓心跳每分鐘增加 30 ～ 40 次。

紫錐菊
Echinacea

　　紫錐菊也稱為紫錐花，目前已知有 9 種，原產地全都是美國和加拿大。以這種草藥來治療或預防感冒和流感已經有數百年的歷史，是增強免疫力配方中的常見成分，常常搭配有維生素 C、金印草、黃耆和其他草藥和營養素。

　　紫錐菊茶和萃取物是由整株植物，從花、莖到根所製成。最常用的品種是紫花紫錐菊（*Echinacea purpurea*），一般認為這效果最好，不過也經常使用白花紫錐菊（*Echinacea pallida*）和狹葉紫錐菊（*Echinacea angustifolia*）。雖然有大量研究顯示紫錐菊對治療感冒無效，然而一項在 2007 年針對七百多項研究做的回顧報告指出，這種草藥能夠降低 58% 感染病毒的風險，而且顯著縮短了感冒的持續時間。另外一些小型試驗則發現，紫錐菊能夠有效減少上呼吸道感染的持續時間和嚴重程度。紫錐菊也被用來治療傷口和皮膚問題，如痤瘡或癤子和陰道酵母菌感染。

　　紫錐菊的副作用很少，而且主要限制在對菊花、雛菊、海葵黃金和豚草這些紫菀科（chrysanthemums）植物過敏者身上。不良反應可能包括皮疹和胃腸道症狀，偶爾也有過敏反應和休克。此外，患有氣喘的人在服用紫錐菊時可能會有症狀加劇的情況。不建議兒童使用，因為根據研究顯示會長皮疹，而且並沒有明顯益處。

補充事實：

1. 紫錐菊的屬名來自希臘文 *echino*，意思是「多刺的」，指的是花的多刺中央盤。
2. 根據美國國立衛生研究院的數據，在美國銷售的膳食補充劑中有約 10% 是紫錐菊。
3. 一些草藥專家不鼓勵使用紫錐菊，因為長期使用這種草藥可能會導致白血球減少症。

躁症
Mania

在 2002 年出版的《狂躁回憶錄》（*Electroboy: A Memoir of Mania*）一書中，作者安迪・貝爾曼（Andy Behrman）描述這是「最完美的一副眼鏡，透過它來看世界……生活就像一面超大的電影螢幕，這樣出現在面前。」貝爾曼是躁鬱症患者，會在兩種極端間循環，一邊是極度的躁狂症，一邊是極度抑鬱的低谷。他補充說道，「躁症發作時，我會維持在清醒的警覺狀態，我的睫毛在枕頭上顫動，聽起來像雷聲霹靂作響。」

躁症的英文 mania 來自希臘文中的 *mainomai*，意思是「憤怒」或「義憤填膺」。躁症最常來自於躁鬱症，病情差異很大，可能從輕度快樂的輕躁狂（hypomania）到極度狂喜（euphoria）。這聽起來不像是件壞事，但隨之而來的躁症其他症狀有：過度敏感、注意力不集中和極端冒險，會讓躁症變得駭人，成為不甚愉快的經歷。

躁症發作的人可能說話會很快，思緒泉湧，而且性慾提升。嚴重的躁狂發作也可能伴隨有精神病的症狀，包括幻覺和自命不凡的妄想。要是在一天的大部分時間裡都維持這種高亢情緒，並且伴隨有上述這三種症狀，持續一週以上，就判定為躁症發作。在躁症發作期間，可能會感到充滿活力和想法。患者可能會連續數小時進行寫作、畫畫等創造性任務，並覺得他們處於「最佳狀態」。但他們也可能變得易怒、咄咄逼人，而且很容易分心。他們可能會變得好辯，或是做出衝動行為，例如瘋狂消費、送錢、開快車、或濫用藥物或酗酒。

躁鬱症患者要是被誤診為憂鬱症，並給予抗憂鬱藥物，反而會讓他們有進入狂躁狀態的風險。這時應該要給予穩定情緒的鋰鹽和丙戊酸鹽等藥物，來保持患者穩定。

補充事實：

1. 躁症和輕躁症與創造性天賦有關，據推測梵谷（Vincent van Gogh，1853～1890）、吉卜林（Rudyard Kipling，1865～1936）、貝多芬（Ludwig van Beethoven，1770～1827）和其他著名的藝術家、作家和作曲家都患有精神疾病，而且通常都在躁症發作期間完成大部分的創作。
2. 電視記者珍・保利（Jane Pauley，1950～）在 50 歲時被診斷出患有躁鬱症；她說在第一次躁症發作期間，她享受了幾週的高強度創造力和自信，但之後只是一個超速空轉的引擎。
3. 缺乏維生素 B12 也可能導致躁狂症的症狀。

授精
Insemination

人工授精是在沒有性交行為的情況下將精液放入女性生殖器官內。這種生育治療適用於因為精子數量過低、性慾減退或陰道痙攣（陰道因疼痛性痙攣而收縮）等問題而難以受孕者。在大多數醫師眼中，人工授精是輔助生殖的一線選擇技術，因為這是微創手術，而且比其他程序便宜。更重要的是，成功率相當可觀：每一次的週期懷孕機率是 15%，而自然受孕也不過才 20%。

對於男性和女性來說，這個程序相對快速且無痛。首先，醫師會透過女性量測的基礎體溫來追蹤她的排卵情況，並且進行超音波、以及子宮頸黏液和其他檢查。若是她的月經週期不規律，會服用促排卵藥物，確保卵子的釋放。接下來，在預定的排卵期，會請男性以自慰方式提供新鮮的精液樣本，然後用注射器和導管將其注入到子宮頸中。精子樣本會先經過清洗的程序，去除掉精液，並用少量營養液代替。這會產生活性精子的濃縮樣本，增加受精的機會，並消除注射精液時引起的子宮痙攣。

然後會指示女性保持仰臥約 5 ～ 10 分鐘，好讓精子游進輸卵管，期望它能順利到達並將卵子受精。若是男性不孕，或有女性希望在沒有男伴的情況下懷孕，則會使用捐精者的精子。這些精子在由男性捐贈後，就冷凍並儲存在全國各地有執照的精子銀行中。

補充事實：

1. 人工授精是 1900 年代初期在俄羅斯發展起來的，當時是用於牲畜的育種。一頭公牛的精子，每年可產上千頭小牛。
2. 人工授精若採用來自正常男性捐贈的精子，授精成功率會高於使用異常的精子。
3. 儘管在臨床應用上已超過半個世紀，授精仍然是宗教和倫理爭議的主題。

汗
Perspiration

汗或汗水是透明的鹹液體,由體內的腺體產生,來讓體溫下降。當汗水從體表蒸發時,它會冷卻身體。

主要的出汗部位是在腋下、手掌以及腳底。當汗水與皮膚上的細菌混合在一起,可能會產生令人不快的氣味。定期洗澡並使用抗汗劑或除臭劑可以減少或防止這種氣味。

天氣熱,或是在運動、焦慮或發燒時多出汗是正常而健康的,更年期的女性也可能會出很多汗。然而,有些人會出汗過多,這情況就是多汗症(hyperhidrosis),可能是因為低血糖或甲狀腺或神經系統疾病。也有人是出汗過少,這稱為無汗症(anhidrosis),因為身體過熱可能會危及生命,無汗症是由脫水、燒傷、或是皮膚病或神經方面的疾病所致。

皮膚中有兩種汗腺:外分泌腺(eccrine glands)和頂漿腺(apocrine glands)。全身上下遍佈著外分泌腺,約有兩百萬到五百萬個,其開口直接通到皮膚表面。當身體覺得熱時,自主神經系統會刺激這些腺體將汗液分泌到皮膚表面。

頂漿腺分泌的是一種含有脂肪的汗液,會分泌在腺體的小管中。在情緒緊張時,汗水會被推到皮膚表面。通常頂漿腺排出的汗水與皮膚上的細菌接觸時會產生最糟的氣味。

補充事實:
1. 天氣炎熱或運動時,透過出汗流失一、兩公升的體液是正常的。
2. 豌豆大小的汗珠可以將大約 1 公升的血液冷卻 0.5℃。
3. 汗味會受到情緒、飲食、藥物、醫療狀況和荷爾蒙濃度的影響。

抗 RH 因子球蛋白注射液
RhoGAM

　　幾世紀以來，具有某種罕見血型的女性常常莫名流產，或是產下不明原因罹患新生兒溶血性疾病（hemolytic disease of the newborn，HDN）的死胎。1968 年研發出 RH 因子球蛋白（商品名為 RhoGAM）後，估計光是在美國，每年就預防近 1 萬名嬰兒的死亡。

　　有 1 ～ 15% 的美國女性血型是 Rh 陰性，這表示她們紅血球的表面缺乏 D 抗原這種蛋白質。要是 Rh 陰性的女人懷的孩子是 Rh 陽性，母親的免疫系統會將嬰兒的血球視為異物，並且產生抗體來破壞這些細胞。通常第一胎不會受到影響，因為抗體需要時間增生和強化。然而，在之後的懷孕期間，抗體會降低嬰兒的紅血球數量，導致黃疸、貧血、智力低下、心臟衰竭與死亡。

　　1939 年，醫師首次在一對母嬰血液不相容的病例中發現新生兒溶血性疾病；當時一個產婦產下死胎，然後在用丈夫的血輸血給她時又出現不良反應。在那個時代，新生兒溶血性疾病影響大約 10% 的孕婦，而嬰兒唯一的生存機會是在出生後立即大量輸血，完全取代嬰兒體內的血。在 1960 年代，科學家提議為 Rh 陰性的孕婦注射抗體來代替為嬰兒輸血的方式。

　　抗 RH 因子球蛋白注射液是由紐約市哥倫比亞大學的醫師以及紐澤西州拉里坦（Raritan）的嬌生實驗室（Johnson and Johnson laboratory）於 1968 年開發出來的。抗 RH 因子球蛋白能夠阻止母親的免疫系統將胎兒血球判定為外來物，所以她不會變得「敏感」並產生抗體。從那以後已經施打好幾百萬劑，今日，Rh 陰性孕婦變得敏感的發生率已經下降到大約 0.1%。

補充事實：

1. 美國婦產科學院將 RhoGAM 的發展譽為 50 年來促進女性健康的最高成就之一。
2. 在知名歷史人物中，亨利八世（King Henry VIII，1491 ～ 1547）的第一任妻子亞拉岡的凱瑟琳（Catherine of Aragon，1485 ～ 1536）可能是 Rh 陰性。她的 6 個孩子中有 5 個是死產或在嬰兒期死亡，這是這種病的明顯跡象。不管是什麼原因，凱瑟琳無法生下男性繼承人對歷史產生了重大影響：當教宗拒絕讓亨利與凱瑟琳離婚，以尋找一個更有生育力的王后時，他的回應是與羅馬天主教斷絕關係，並成立英國國教，這是 16 世紀新教改革的重大事件。
3. Rh 因子來自於英文 rhesus factor 的縮寫，因為這個抗原最早是在恒河猴（rhesus monkey）中鑑定出來的。

脛骨粗隆骨骺炎
（奧斯古德－施拉特疾病）
Osgood-Schlatter Disease

雖然這個病症聽起來很可怕，但這只是成長中的兒童會歷經的膝關節疼痛，是一種無害且暫時的狀況。主要發生在 11 ～ 12 歲的女孩和 13 ～ 14 歲的男孩身上，那時他們正在成長，而且骨骼在迅速發育。因此，經常跑步或跳躍的孩子可能會出現這種過度使用的情況。大約每五名青少年運動員中就有一位有這種症狀。

這個問題是以美國骨科醫師羅伯特 · 奧斯古德（Robert Osgood，1873 ～ 1956）和瑞士外科醫師卡爾 · 施拉特（Carl Schlatter，1864 ～ 1934）的名字命名，他們在 1903 年發表了這個病症。他們發現大量活動會拉動附著在脛骨和膝蓋上的肌腱帽，導致脛骨的生長板膨脹，而這又導致在膝蓋下方約五、六公分處形成一個柔軟的骨頭腫塊。在進行跪下、跳躍或跑步等各種腿部完全伸展的活動時，都會感到疼痛。

醫師會以觸診的檢查來診斷病情，在某些情況下會使用 X 光。幸運的是，脛骨粗隆骨骺炎通常會自行消失而不會造成傷害、副作用或併發症。建議出現這種情況的孩子減少讓情況惡化的體育活動。與此同時，可冰敷疼痛區域，並且服用非處方止痛藥來舒緩疼痛。運動前適當地暖身也可以降低發炎的風險。

補充事實：

1. 奧斯古德－施拉特疾病又稱為脛骨粗隆骨骺炎（tibial tuberosity apophysitis）。
2. 通常只會發生在一個膝蓋上。

糖尿病
Diabetes

糖尿病堪稱是 21 世紀的流行病:每三個美國人就有一個患有糖尿病,不然就是處於糖尿病前期(prediabetes)。病程完全發展的就是糖尿病(diabetes mellitus),這是指身體胰島素的作用有缺陷或故障的狀況。這種由胰臟產生的荷爾蒙能幫助細胞將糖轉化為能量。因此,糖尿病患者難以維持健康的血糖濃度。

糖尿病有兩種主要形式:第一型和第二型。 第一型糖尿病,過去稱為青少年糖尿病,約佔 5 ～ 10% 的比例。通常是在兒童或青少年時期就診斷出來,但可發生於任何年齡。在第一型中,由於自體免疫破壞了產生胰島素的細胞,因此身體停止合成或僅產生少量胰島素。由於身體需要胰島素才能生存,因此患有這種疾病的人需要不斷監測血糖濃度,而且必須每天給自己注射胰島素。要是沒有這種胰島素補充劑,身體就會分解脂肪來獲取能量。因此,血液中會充滿酮,這是分解脂肪所產生的酸性副產品,並且導致酮酸中毒(ketoacidosi)這種危險的狀況。這種血液不平衡會導致噁心和呼吸急促;若是不治療,很快就會發生昏迷甚至死亡。

第二型糖尿病是身體不能產生足夠的胰島素,或無法正確使用胰島素,這又稱為胰島素抗性(insulin resistance),會造成食物中的糖分積聚在血液中,無法為細胞提供能量。研究顯示,不加以控制的糖尿病會增加罹患阿茲海默症、心臟病、神經和腎臟損傷以及眼睛問題的風險。

第二型糖尿病患者可以透過減肥、定期運動和採行高纖維和蛋白質飲食法來降低血糖濃度。醫師也會開立能夠刺激胰島素釋放的藥物,以此來降低血糖濃度和改善胰島素作用。第二型患者很少發生酮酸中毒。

補充事實:

1. 1921 年首次發現胰島素。
2. 大約 5% 原本沒有糖尿病的女性在懷孕期間罹患此疾病,這種情況稱為妊娠糖尿病。雖然通常會在產後消失,但這些新手媽媽日後罹患第二型糖尿病的風險變得更大。

紅三葉草
Red Clover

紅三葉草（*Trifolium pratense*），俗稱紅花苜蓿，生長於歐洲、亞洲和北美，跟豌豆、苜蓿、花生和豆子一樣都屬於豆科植物。紅三葉草含有異黃酮（isoflavones），這個化合物與女性荷爾蒙中的雌激素性質相似，被用來治療更年期症狀、月經週期造成的乳房疼痛、高膽固醇和骨質疏鬆症。

在過去，曾經拿紅三葉草的花頂來治療癌症和氣喘、支氣管炎與百日咳等常見呼吸道疾病問題。在民間偏方中也將其拿來治療皮膚問題。今日，研究人員相信紅三葉草中含有的類雌激素特性成分有助於治療經痛和更年期等跟荷爾蒙有關的狀況。然而，異黃酮的安全性也令人擔憂，因為它們似乎有助於增長某些類型的女性癌症，就像雌激素一樣。

紅三葉草還提供許多營養成分，包括維生素 C、菸鹼酸和鈣。由於其異黃酮含量高，一般認為紅三葉草還可以舒緩更年期女性的熱潮紅，儘管在這主題上所做的最大型研究顯示它並沒有這樣的效果。初步證據顯示，這種植物的萃取物可減緩骨質流失，甚至可能增加骨質密度，預防骨質疏鬆症。

補充事實：

1. 紅三葉草原產於歐洲和亞洲，已在美國自然生長，經常用於放牧牛和其他動物。
2. 傳統上認為紅三葉草可以促進血液循環、清潔肝臟，還可以清除體內多餘的液體來淨化血液，並且能夠協助清除肺部黏液。
3. 紅三葉草的副作用通常是輕微的，包括頭痛、噁心和皮疹。然而，目前已觀察到食用大量這種植物的放牧動物會出現不孕的情況。

躁鬱症
Manic-Depressive Disorder

每個人都會經歷到情緒和精力的起起落落。但當這些行為和情緒的波動變得非常極端，影響到正常運作的能力時，這種情況可能被認為是躁鬱症，也稱為雙極性疾患，這是一種嚴重的疾病，需要終生照護。

躁鬱症通常發生在青春期晚期或成年早期，但有時早在兒童時期就會展現出症狀。在美國，大約有 570 萬成年人，或是說約 2.6% 的 18 歲以上人口有躁鬱症。躁鬱症經常被忽視或誤診為一般的憂鬱症，可能持續數年卻沒有獲得適當的治療。

劇烈的情緒波動是躁鬱症的標誌性症狀：會有持續一週以上的「亢奮」期，即躁症發作，這時他們會感到非常有活力、富有創造力和所向披靡。在這期間，他們可能幾天不睡覺，做出危險的性決定，濫用藥物和亂花錢。

接下來就進入極度抑鬱、煩躁、焦慮和絕望的抑鬱發作期，會持續 5 天以上，這時可能會出現慢性疼痛、體重莫名減輕或增加，以及死亡的念頭或自殺。

對於大多數躁鬱症患者來說，在躁症與抑鬱症發作之間會有休息期。不過也有少部分的患者會持續反覆地經歷這些症狀，即所謂的快速循環躁鬱症（rapid-cycling bipolar disorder）。

如果不加以治療，躁鬱症會日益惡化。在大多數情況下，情緒穩定藥物和談話療法可以幫助控制症狀，讓患者過著正常、有生產力的生活。

補充事實：

1. 患有躁鬱症的兒童（這種診斷越來越常見），通常情緒在躁狂和抑鬱之間搖擺得非常快，一天之內會轉換好幾次。躁鬱症父母的孩子更容易罹患這種疾病。
2. 躁鬱症的確切原因尚不清楚，但據信與遺傳有關。不過並不是僅有遺傳因素，在同卵雙胞胎中發現可能僅有一人會罹患躁鬱症，但另一人則沒有。
3. 躁鬱症患者也常患有相關疾病，如甲狀腺功能異常、持續的焦慮或創傷後壓力症候群。

體外受精
In Vitro Fertilization (IVF)

1974 年，紐約市的婦科醫師蘭德拉姆 · 謝陀（Landrum Shettles，1909 ～ 2003）在試管中將一個女人的卵子與她丈夫的精子混合，讓卵子受精。他相信他可以將胚胎植入母親的子宮中。但在動手術前，他部門的主管聽聞這項實驗，擔心會產生基因畸形的孩子，又害怕引來宗教和倫理爭議，要求他立即停止。儘管如此，4 年後還是有人用他這種在實驗室進行的體外受精（IVF）方式創造出第一個試管嬰兒，她誕生於英國諾福克。這個嬰兒名叫路易絲 · 布朗（Louise Brown，1978 ～），後來成為一名行政工作者，也當了媽媽。

要進行體外受精，會從男方取得精子樣本，並在女方身上收集卵子。之後將其放在實驗室的培養皿中等待受精發生。在接下來的幾天，胚胎會不斷分裂，直到它變成一個細胞球，這時稱為囊胚（blastocyst）。與此同時，會為母體注射孕酮激素，讓她的子宮內膜準備好迎接胚胎。這時，會將囊胚放在子宮中，在那裡它會自由漂浮長達 3 天，然後才附著在子宮壁上。當植入的胚胎在子宮內膜著床，並開始發育成胎兒，體外受精就算是成功了。

自從體外受精開放以來，經常成為宗教和道德爭論的主題。1987 年，羅馬天主教會發表聲明，表示反對這項程序，因為試管嬰兒等於是移除了婚姻中的生育環節。而且，那些沒有植入的胚胎有時會被銷毀，教會認為這就算是墮胎。

補充事實：

1. 首次成功進行試管嬰兒的專家是派翠克 · 史戴普托伊（Patrick Steptoe，1913 ～ 1988）和羅伯特 · 愛德華茲（Robert G. Edwards，1925 ～ 2013）。
2. 體外（*in vitro*）一詞是指「在玻璃中」；自然受孕則稱為體內（*in vivo*），意思是「在生命中」。

打哈欠
Yawning

打哈欠是在深呼吸時不自主地張開嘴巴的行為，通常是對困倦、疲勞或無聊的反應。當打哈欠的頻率高於正常情況時，就進入狂打哈欠（excessive yawning）的狀態。

每個年齡層的人都會打哈欠。別人打哈欠時跟著打哈欠是正常的。

大多數哺乳動物和一些鳥類和爬行動物也會打哈欠。目前並不清楚打哈欠的原因，可能也是因為它很少造成健康問題。目前已知大腦中的下視丘在打哈欠中扮演重要角色。研究顯示，將幾種神經傳導物質注射到動物的下視丘中，會增加打哈欠的頻率。

關於打哈欠的一個理論是為了排出多餘的二氧化碳，以吸收更多的氧氣。當人感到無聊或疲倦時，他們的呼吸會變慢，進入肺部的氧氣會減少。理論上，這時會在血液中累積二氧化碳，打哈欠會帶動深呼吸，讓更多的氧氣進入。然而，過去的研究顯示呼吸和打哈欠之間並沒有關係。

也有人提出打哈欠是和伸展有關，兩者都會增加血壓和心跳，彎曲肌肉和關節。可能有人會注意到「良好」的哈欠是需要拉伸下巴和面部肌肉的。

有時，狂打哈欠是「血管迷走神經反應」（vasovagal reaction）造成的，這是迷走神經在血管上的作用，可能是心臟出問題的徵兆。若是遇到過度打哈欠、經常打哈欠或是白天非常想睡，而且又無法以過去經驗來解釋的情況，應該要去看醫療專業人員。

補充事實：
1. 打哈欠的平均時間約為 6 秒。男性打哈欠的時間可能比女性長。
2. 最早的哈欠在嬰兒出生前就會發生，約是在受孕後 11 週左右。
3. 人在一、兩歲時就會因為別人的哈欠而打哈欠。

雷射原位層狀角膜塑形術
LASIK Surgery

1970 年代，有個俄羅斯的小男孩被破碎的眼鏡割傷了眼睛，但卻發生了一件不可思議的事情：他割傷的眼睛視力反而變好。就是靠這個好運，我們今日才有這個革命性的視力矯正手術。

在簡稱為 LASIK 的手術中，醫師會改變患者角膜的形狀，以此來改善患者的視力。（LASIK 一字是 laser-assisted in situ keratomileusis 的縮寫，意思是雷射原位層狀角膜塑形術。）在手術中會使用微型角膜刀（microkeratome）或雷射角膜刀（laser keratome）這種微小的刀片或雷射在角膜上切一道傷口，在一端留下一個可以向後折疊的角膜瓣。然後使用雷射氣化角膜中間的基質部分，將其塑型來矯正近視、遠視和散光等視力問題。

鏡片的運作原理是改變光線進入眼睛的角度。在 20 世紀的大半時間，醫師一直想知道要如何透過改變角膜的曲率來產生類似的結果。1930 年代的日本科學家嘗試過角膜切口（corneal incisions），但直到莫斯科那位年輕病患的眼睛意外受傷（鏡片僅刮掉一塊角膜），眼科醫師斯維亞托斯・費奧多羅夫（Svyatoslav Fyodorov，1927～2000）才開始規律且成功地進行這項手術，這是使用微小的刀片來執行所謂的放射狀角膜切開術（radial keratotomy）。在俄羅斯與費奧多羅夫一起研究的美國眼科醫師里奧・波瑞斯（Leo Bores）在 1978 年將這項技術帶回美國。

1988 年在德國進行了第一個以雷射輔助的眼科手術，稱為雷射屈光角膜切除術（photorefractive keratectomy，PRK）。以一台產生紫外線冷光束的準分子雷射儀（excimer laser）來破壞角膜組織分子間的碳鍵，達到傳統工具無法辦到的安全性和準確度。LASIK 手術最初是在 1998 年於美國獲得批准，這種手術使用的也是準分子雷射，但不會像 PRK 那樣刮掉角膜外層，所以通常恢復得更快，副作用也不那麼嚴重。自批准以來，在美國有成千上萬的人接受過 LASIK 手術。

補充事實：

1. 部分患者在 LASIK 手術後會出現一些副作用，諸如複視、乾眼或在明亮的物體周圍看到光暈。約有 2.5～10% 的患者需要進行後續手術來修復過度矯正或矯正不足的問題。在某些患者身上，也出現隨著時間而效力減弱的現象。

多毛症
Hirsutism

在 19 世紀馬戲的雜耍表演中，經常會有被貼上怪胎標籤的大鬍子女人。但這些女性其實只是極端的多毛症患者，她們會在通常是男性才有長毛髮的地方，如上唇和下巴，長出大量粗糙的有色毛髮。有高達 10% 的女性或多或少都有這種情況。

多毛症的英文 Hirsutism 來自於拉丁文中的 *hirsutus*，意思是「毛茸茸的」，這種情況通常是由於雄激素濃度過高。雄激素是主要的男性性荷爾蒙，但所有女性天生也含有少量的雄激素。某些藥物，如類固醇和一些助孕素會導致雄激素激增。一些治療子宮內膜異位、思覺失調症和偏頭痛的處方藥可能也有這樣的效果。

在某些情況下，過多的雄激素是源自於卵巢、腎上腺或腦垂體的異常。最常見的病因是多囊性卵巢症候群（polycystic ovarian syndrome，PCOS），約有 10% 的女孩和生育年齡的女性會出現這種荷爾蒙失調的病症。其次是先天性腎上腺增生，也就是腎上腺會分泌過多的雄性激素。庫欣氏症候群是另一個原因，患者會有導致皮質醇和雄激素過量的問題，而且在很多時候，患者並不會出現明顯的毛髮生長；這些病例稱為特發性多毛症（idiopathic hirsutism）。

雖然多長一點毛髮沒有什麼副作用，但若是沒有及時治療導致多毛症的病因，例如多囊性卵巢症候群，可能會出現併發症。多毛症本身可用口服避孕藥來治療，這會抑制青春期女孩體內雄激素的產生，另外也可使用抗雄激素藥物和外用面霜。雷射療法和電解除毛也可以永久去除不想要的毛髮。腎上腺增生的男孩和女孩可用皮質醇來治療，不過男孩很少需要治療多餘的毛髮。

補充事實：

1. 地中海、中東和南亞血統的女性更容易罹患特異性多毛症。
2. 在非男性毛髮生長區域外長出過量毛髮的狀況稱為毛髮增多症（hypertrichosis），可能是由厭食症或甲狀腺問題所引起的。

萊姆病
Lyme Disease

　　老萊姆（Old Lyme）是康涅狄克州海岸上的一個迷人小鎮。萊姆病就是以這個僅有 8,000 居民、名不見經傳的城鎮來命名。那是因為在 1975 年，美國研究人員首先在那裡研究由蜱傳染的疾病，並寫下完整的描述──儘管歐洲科學家早在約一個世紀前就記錄過這種疾病。

　　萊姆病是由一種叫做伯氏疏螺旋體（*Borrelia burgdorferi*）的細菌所引起，它是由分布在美國東北部和中北部的鹿蜱（deer tick）和在西海岸的黑腿蜱（blacklegged tick）所攜帶。在被帶原的蜱叮咬後，感染會從動物傳到人身上；每年約感染 20 萬人以上。在遭到咬傷的 1 個月內，通常會出現皮疹。它從一個紅點開始，然後擴散，這時中心消失，留下一個靶心環。

　　萊姆病的其他早期症狀有發燒、發冷、疲勞、頭痛、頸部僵硬、肌肉和關節疼痛。在極少數情況下，感染可能會傳播到心臟，導致心律不整或心跳變慢。若是它攻擊到神經系統，可能會出現麻木或面部下垂。醫師可以開立一個抗生素療程來殺死感染源。

　　如果沒有及時發現萊姆病，會引起關節疼痛腫脹，並對神經系統造成嚴重破壞，導致記憶力減退、注意力不集中和情緒變化。在少數情況下，疾病或其併發症可能會致命。

　　預防這種疾病的最佳方法是避免接觸蜱蟲及其叮咬。專家建議外出到草地和樹木繁茂的地區要穿長褲和長袖襯衫，並使用避蚊胺（含有 DEET）的驅蟲劑。若是遭到蜱蟲咬，最好用尖頭鑷子夾住昆蟲頭部附近，小心而緩慢地將其拉出。用凡士林或指甲油塗抹蜱蟲，或貼上膠布，只會導致蜱蟲進一步鑽入，增加感染風險。

補充事實：

1. 蜱蟲附著在身上的時間越長，患萊姆病的風險就越大。
2. 要診斷這種疾病，醫師會進行一系列測試來檢測體內是否有伯氏疏螺旋體的抗體。

執業護理師
Nurse-Practitioner

許多患者最初之所以會被轉介給他們的第一個執業護理師，是因為無法緊急預約到他們平常看的醫師。這些人知道執業護理師會提供類似於醫師的服務。事實上，有些人更喜歡去看護理師，因為他們通常可以花更多時間與患者相處，並提供更為個人化的體驗。

儘管今日執業護理師變得很普遍，但一直到 1965 年這個職業才廣為人知，那時全美醫師短缺，激發了科羅拉多大學提供培訓課程。這個計畫很快傳遍了全國，如今有超過 12 萬名執業護理師在為患者服務，而且有數百所大學提供學位學程。

大多數的執業護理師會獲得碩士或博士學位，並在診所、醫院、急診室、緊急護理場所、療養院、學校或個人開業工作。執業護理師會執行許多與醫師相同的工作，而且在許多州，他們可以開藥。他們也可以選擇專科，例如過敏和免疫學、心血管健康、皮膚病學和急診醫學等。比方說，在小兒科的執業護理師可以教育兒童及其家屬關於成長和發育的問題，像是如廁訓練、脾氣控制和咬人問題。

根據美國護理師協會（American Nurses Association）的估計，執業護理師可以執行大約 60 ～ 80% 的初級和預防保健。他們學習的是同時強調護理和治療的獨特方法，工作重點在於健康宣導、疾病預防和教育。

補充事實：

1. 首批執業護理師培訓計畫的靈感來自二戰期間的軍隊，那時趕著要讓醫師從醫學院畢業，以確保前線有足夠的醫務人員。
2. 執業護理師也可稱為高級執業護理師（advanced practice nurses，APNs）。
3. 在美國，有一些州會要求醫師簽署由執業護理師開立的處方。

思覺失調症 Schizophrenia

患有思覺失調症的人可能會在腦海中聽到聲音，為幻覺所苦，或產生偏執的恐懼感。他們可能會自命不凡，展現出奇怪的社會行為，言論不合邏輯或古怪。

這些症狀的共同點是無法區分真假虛實，這正是思覺失調症的基本特徵。這個嚴重的病症是美國最普遍的一種精神疾病，據估計全美患者約有 300 萬人。

對於許多思覺失調症患者來說，這種病讓他們難以過著正常的生活，而思覺失調症是收治到精神病院的主要原因。不過，在許多人身上都可以透過心理治療和抗精神病藥物來成功控制這種疾病。

思覺失調症通常會在青少年晚期的男性和二、三十歲的女性身上診斷出來。雖然是由大腦中的化學失衡所引起，但致病原因是遺傳因素和疾病或營養不良等環境壓力共同作用的結果。

思覺失調症可按照類型和症狀嚴重程度來分成幾個大類。偏執型思覺失調症（Paranoid schizophrenics）患者會產生妄想，認為他們受到大陰謀的迫害。緊張型思覺失調症（Catatonic schizophrenics）患者會失去動作甚至言語的能力，就像殭屍一樣。青春型思覺失調症（Hebephrenic schizophrenics）患者會表示有幻覺、妄想，並展現出異常或不適當的行為。

儘管這種情況以危險著稱，但大多數思覺失調症患者並沒有暴力傾向。然而，比起正常人，他們更有可能去嘗試自殺、酗酒和濫用藥物。若是有這種病症的人確實變得暴力，他們發洩憤怒的對象最常是家庭成員。電影中常見的「分裂人格」其實是思覺失調症中相當罕見的形式。

補充事實：

1. 思覺失調症患者對尼古丁的成癮率是一般人的三倍，研究顯示，對於這種病的患者來說，戒菸尤其困難。
2. 一項 2009 年的研究發現顯示，思覺失調症與更高的癌症死亡風險有關，部分原因是思覺失調症患者不太可能遵循治療計畫。
3. 著名的思覺失調症患者包括有作家傑克 · 凱魯亞克（Jack Kerouac，1922 ～ 1969），綠灣包裝工美式足球隊的防守邊鋒萊恩奈爾 · 艾爾垂奇（Lionel Aldridge，1941 ～ 1998）和諾貝爾數學獎得主約翰 · 納許二世（John F. Nash Jr.，1928 ～ 2015），2001 年曾推出描述他人生的傳記影片《美麗境界》（*A Beautiful Mind*）。

胚胎儲存
Embryo Storage

當女性選擇體外受精的方式來進行生育治療時，醫師會多做一些胚胎作為備案。這些胚胎之後通常會銷毀，不過現在有胚胎儲存的技術，或稱胚胎冷凍保存（embryo cryopreservation），可以讓伴侶將剩餘的胚胎冷凍儲存起來，以備未來的懷孕嘗試。因此，有些家庭兄弟姐妹儘管出生年分不同，但其實是從同一批胚胎中受孕的。

儘管研究顯示新鮮胚胎的成功率往往更高，但胚胎儲存的好處是這對夫婦不必再重新經歷一次生育治療的療程，以及收集卵子和精子的過程。在最好的情況下，會有高達 70% 的胚胎在冷凍和解凍後存活下來。這就跟凍卵一樣，當胚胎進入冷卻機後，水分子可能會變成冰。這些冰晶會膨脹、拉伸胚胎，或是如同刀和切片一樣，切開細胞膜。

為了保護胚胎，會去除當中的水分，並使用一種特殊防凍的冷凍保護劑來取代水，這種化學物質有點像是細胞的防凍劑。等到要解凍時，再將這種冷凍保護劑以水來代替。胚胎可以冷凍保存的時間尚未確定。一些報告有詳細的胚胎冷凍案例，提及冰凍長達十年的胚胎仍可讓人健康懷孕。關於這項技術比較嚴重的爭議在於，是誰「擁有」這些額外的胚胎，以及當確定不需要它們時，又要如何處置。

補充事實：

1. 1983 年首次發表以冷凍胚胎健康懷孕的案例。
2. 最佳冷凍胚胎是 3 天大的胚胎。
3. 在美國的某些州，這些多餘的胚胎可以被想當父母的人收養。

肉毒桿菌素
Botox

你可能聽說過肉毒桿菌毒素是一種注射到臉上的藥，可以暫時去除面部皺紋。它會麻痺造成皺紋的肌肉，其效果通常會持續三、四個月。

肉毒桿菌素是由肉毒梭菌（*Clostridium botulinum*）產生的毒素所製成。這與導致癱瘓的肉毒桿菌中毒是同一種毒素，是會危及生命的食物中毒。肉毒桿菌素純化自這種毒素，會在身體的部分區域引發麻痺，但不至於引起疾病。

肉毒桿菌素對於在眉毛之間、額頭上和眼睛周圍（魚尾紋）的皺紋最有用，對於嘴巴周圍的笑紋效果較差，部分是因為癱瘓這些肌肉可能會影響到吃飯和說話的能力。

肉毒桿菌素的療程既快速又簡單，通常是由皮膚科醫師在問診時注射長皺紋的區域。有時，肉毒桿菌素會搭配其他皮膚美容療程，如化學換膚、雷射修復和真皮填充等。這些組合療法可以避免新皺紋形成。

醫師也會使用肉毒桿菌素來治療嚴重的腋下出汗、無法控制的眨眼、眼睛錯位和頸肌張力障礙——這是一種神經系統問題，會導致嚴重的肩頸肌肉收縮。可能的副作用包括注射部位疼痛、類流感症狀、頭痛和胃部不適。在臉上注射可能會導致眼瞼暫時下垂。懷孕的婦女或在哺乳的媽媽不應使用肉毒桿菌素。

補充事實：

1. 在美國，任何形式的肉毒桿菌毒素都不能用於人體，除非獲得食品和藥物管理局（FDA）批准。目前唯一獲得 FDA 批準的肉毒桿菌素是由愛力根（Allergan）推出、暫時減少眉毛之間皺眉紋的肉毒桿菌素化妝品。
2. 在 2008 年 7 月以前，FDA 的刑事調查辦公室已逮捕 68 人，並將 29 人定罪，罪名全都是故意注射未經批准的肉毒桿菌素，總共有近 1,000 人接受這樣的違法注射。

CT 掃描
CT Scan

1970 年代發明的電腦斷層掃描（computed tomography）技術革新了醫師發現和診斷身體內部問題的方式，這項革命性的技術通常簡稱為 CT 或 CAT ——簡化自電腦軸向斷層掃描（computed axial tomography）。

今日的電腦斷層掃描儀，會以非常薄（一毫米的幾分之一）的 X 光，穿過頭部或身體拍攝切片，讓醫師查看患者身體的內部結構。這種橫像截面圖像，其對比度和視野都遠比過往來得好，可以清楚看到內臟器官和軟組織，如心臟、肺臟、動脈和大腦，更容易檢測出異常，並且加以診斷。

在 1895 年發現 X 光後，在接下來的幾十年間，科學家一直致力於研發產生更清晰圖像的方法。1914 年，波蘭醫師卡洛爾 · 梅耶（Carol Mayer）將肋骨的陰影處模糊化，僅留下心臟的一個平面或切片，捕捉到一張清晰的心臟圖像。這項技術，很快就成為眾所皆知的斷層掃描（tomography）—— tomo 在希臘文中是「截面」或「切割」的意思——並且在接下來的幾十年間，開發出原始的斷層掃描儀。塔夫茨大學的教授艾倫 · 寇爾馬克（Allan Cormack，1924 ～ 1998）率先將電腦與 X 光斷層掃描結合，並且在 1963 年以此來構建出人體的三維圖像。然而，就像前人一樣，他並未爭取到醫療界的資助或支持。

直到 1971 年，倫敦的電氣和音樂工業股份有限公司（Electrical and Musical Industries，EMI）才成功製造出可使用的電腦斷層掃描儀。EMI 的科學家戈弗雷 · 杭斯菲爾德（Godfrey Hounsfield，1919 ～ 2004）在一名疑似患有腦瘤的女性身上進行了第一次的全頭部掃描，過程長達 15 小時。掃描儀記錄了磁帶上超過 28,000 筆的讀數，並將其傳送到在鎮上另一端的電腦上，進行影像處理。電腦產生了大腦的橫截面圖像，顯示患者左額葉的腫瘤。

EMI 掃描儀投入生產後，非常迅速地改版。開發出新型機器來掃描整個身體，切片變得越來越薄，越來越準確，而且掃描速度也加快許多。目前廣泛使用的螺旋型 CT 會在旋轉患者的同時旋轉 X 光束，減少患者的輻射暴露，並且加速整個過程。

近視
Nearsightedness

　　有些文獻中記載羅馬皇帝尼祿（Nero，西元 37 ～ 68 年）會透過綠寶石來觀看角鬥士的對戰，以便看得更清楚。尼祿的寶石據信是治療近視的最早療法之一，這是一種常見的視力問題，看附近的物體很清楚，但遠方的物體則顯得模糊。

　　三分之一的美國人有近視，造成視力問題的變化通常始於童年，並一直發展到 20 歲左右。大多數的情況是角膜（cornea），這個眼球前的透明覆蓋物變得太彎曲，會造成進入眼睛的光無法正確對焦，使得遠處的物體變得模糊。遺傳通常會決定某人是否有近視，儘管研究顯示太多近距離工作所造成的壓力，例如閱讀小字體或長期盯著電腦螢幕看，會加重視力惡化。

　　近視的狀況從輕微到嚴重都有，輕度近視的人可以看到一、兩公尺外的東西；重度近視者只能清楚地看到幾公分之內的。折射鏡片和硬式或軟式隱形眼鏡是矯正這種視力問題簡單而廉價的方法。也能透過手術來重塑角膜，改善視力。最常見的眼科手術包括雷射輔助原位角膜磨鑲術、屈光性角膜切除術和前庭角膜磨削術以及人工晶狀體植入物。

補充事實：

1. 與普遍看法相反，看電視坐得太近或在昏暗的燈光下閱讀並不會增加近視的風險。
2. 如果沒有戴眼鏡或隱形眼鏡，也沒有眼部問題，專家會建議在 20 ～ 39 歲之間一年進行眼科檢查一次，40 ～ 64 歲則是每 2 ～ 4 年一次，而在 65 歲以上每 1 ～ 2 年檢查一次。

青光眼
Glaucoma

上次去看眼科時，醫師可能會測量眼睛內部的壓力，然後滴幾滴散瞳劑來擴張瞳孔。這兩項測試都是在篩檢青光眼，這種病的發病率甚高，在美國有 400 萬人有青光眼。不幸的是，由於這種情況在早期不會導致任何症狀，有近一半的人不會注意到這問題。

青光眼通常被視為一種疾病，實際上泛指一系列視神經受損的狀況。大多數時候，這種損害是眼內液體積聚的結果。通常，眼睛的液體或淚水會從眼睛前方流出。在虹膜和角膜相交的地方，有一個網狀的排水管以某個角度與其交會。但當這個區域被堵塞時，眼壓就會增加，造成視神經磨損，導致開角型（慢性）青光眼。這種疾病還有另一種形式，稱為閉角型（急性）青光眼，發生在虹膜向前凸出，擋住這個夾角。因為視神經負責將圖像從視網膜傳輸到大腦，這裡的損傷可能導致視力喪失。青光眼是導致失明的第二大原因。（白內障是最常見的原因。）

青光眼通常發展得很緩慢，周邊視力會逐漸喪失，導致隧道視覺。然而，這種情況可能會突然出現，並可能造成視力模糊、眼睛發紅、光暈和眼痛。專家建議從 18 歲開始，每兩年接受一次青光眼檢查；高風險族群，如非裔美國人和有家族病史的人，則建議要更頻繁地檢測。糖尿病、心臟病、眼睛受傷，以及頻繁使用皮質類固醇眼藥水也會更容易罹患青光眼，有這些風險因素的人應該密切關注自己的視力。一旦診斷出青光眼，可使用降壓眼藥水或口服藥物來保護眼睛。症狀較嚴重的，可能需動手術來排出液體。

補充事實：
1. 英國研究人員發現，經常繫緊領帶的男性眼壓較高，患青光眼的風險更大。
2. 大約 12 萬名美國人因青光眼而失明。
3. 四分之一的美國人表示他們並沒有進行每兩年一次的眼科檢查。

葡萄糖胺和軟骨素
Glucosamine and Chondroitn

有些人認為葡萄糖胺和軟骨素這兩種保養品有助於治療退化性關節炎,因此受到因為關節炎而感到疼痛和僵硬的老年人廣泛使用。儘管研究結果與這種主流看法相左,還是有醫師和患者強烈支持這類保健品的治癒潛力。

人體內本來就存在有天然的葡萄糖胺,但隨著年齡增長會減少。這些補充劑是從蝦、蟹和其他貝類的殼所提煉製作出來。一般也推測(雖然沒有得到證實)葡萄糖胺有助於治療糖尿病、發炎性腸胃病、乾癬、傷後的腿部疼痛以及慢性靜脈機能不全(一種包括腿部腫脹、靜脈曲張、疼痛、搔癢和皮膚潰瘍的症候群)。

軟骨素通常來自牛或鯊魚軟骨,經常以硫酸軟骨素(chondroitin sulfate)的名稱在市場上銷售。軟骨素是碳水化合物,似乎能改善水腫、對抗發炎以及阻止人體內的軟骨分解。

針對葡萄糖胺和軟骨素有效性的研究並不總是正向的。目前正在進行一項在這主題上規模最大且設計完善的臨床試驗,這是由美國國家衛生研究院資助的「葡萄糖胺／軟骨素關節炎干預試驗」(Glucosamine/Chondroitin Arthritis Intervention Trial,GAIT),他們發現與安慰劑組相比,這兩種在減輕關節炎患者的疼痛或軟骨流失(透過 X 光測量)上,沒有展現任何益處。不過,其他較小的研究顯示,服用這種補充劑的患者有顯著改善,特別是對膝蓋的關節炎。至於葡萄糖胺和軟骨素在舒緩疼痛上是否有比乙醯胺酚、傳統的非固醇類抗炎藥或 COX-2 拮抗劑等鎮痛藥物來得好,目前尚無法判斷。

人體對葡萄糖胺和軟骨素的耐受性通常很好,但可能的副作用包括胃部不適、嗜睡或失眠、頭痛、陽光敏感和指甲變硬。根據研究,服用葡萄糖胺可能會增加有在使用稀釋血液藥物者的出血風險,也可能會增加白內障的風險。服用葡萄糖胺和軟骨素時,一起服用菠蘿蛋白酶、錳或維生素 C 可以加強對骨關節炎的效用,不過這一點也尚未得到證實。

創傷後壓力症候群
Post-Traumatic Stress Disorder (PTSD)

退伍軍人經常會出現創傷後壓力症候群，這是一種對不安事件延遲且長期的心理反應。創傷後壓力症候群在經歷過戰鬥的士兵間很常見，也可能發生在任何年齡的任何人身上，通常是經歷過嚴重事故、自然災害或暴力犯罪的人，他們在這期間遭受身體傷害，或是遭受到這樣的威脅。

在美國，大約有 770 萬的成年人罹患創傷後壓力症候群。有的人是自身受到傷害，有的是目睹事件發生在其他人身上。起初他們可能看起來很好，或是在情感上能跳脫出來，但通常在 3 個月內，他們開始表現出症狀，通常女性多於男性。

創傷後壓力症候群患者會表現出各種症狀，包括膽怯、對親人的情感麻木、對愛好和喜歡的活動失去興趣。有些患者會變得好鬥和暴力。他們會避免讓自己想起最初事件的地方和情況。鮮明的回憶可能會突然出現在他們的腦海中，有時無關的噪音也會觸發，提醒他們當初的事件，比如說汽車內燃機的逆火聲響，這聽起來像是槍聲，這時他們便會與現實脫節。創傷後壓力症候群患者在睡覺時也可能噩夢連連，夢到他們過去的經歷。

這類症狀必須持續 1 個月以上才算是創傷後壓力症候群。偶爾，會在事件發生幾年後，症狀才會出現。有些人會在 6 個月內康復，而有些人則永遠無法完全擺脫。患有創傷後壓力症候群的人也有罹患憂鬱症、藥物濫用和其他焦慮症的風險，有時會自殺。

治療方法包括抗憂鬱藥物或抗焦慮藥物、談話療法，或兩者並行。另一種療法，稱為眼動減敏感及再經歷治療法，或是眼動心身重建法（eye movement desensitization and reprocessing，EMDR），在這種療法中會鼓勵患者談論他們的記憶，同時專注在干擾上，例如眼球運動、手輕拍和聲音；研究顯示這種方法可以幫助人們改變他們對創傷性記憶的反應，並因此減少症狀。

補充事實：

1. 創傷後壓力症候群的症狀往往會因為創傷事件是刻意為之而更嚴重，如強姦、搶劫或綁架。
2. 根據 2008 年的一項研究，從伊拉克和阿富汗返國的軍人中，有近五分之一描述有創傷後壓力症候群或重度憂鬱症的症狀，然而尋求治療的人，僅略高於這當中的一半。

存卵
Ova Storage

　　女人的生育能力在 30 多歲開始下降，到了 40 多歲，懷孕的機率降為六分之一。鑑於越來越多的女性會等到晚年才開始組建家庭，因此許多人把希望放在一項能按下暫停鈕、停止時間流逝的技術上。存卵，也稱為凍卵，或用醫學術語來講，這是卵母細胞冷凍保存（oocyte cryo-preservation）。在這個程序中，會將女性的卵子從身體裡取出，並且冷凍起來，等到需要時再行解凍。進行體外受精後，便可將新的胚胎植入女性的子宮中，使她懷孕。

　　這項技術於 1990 年代中期首次應用在罹患癌症的年輕女性上，她們得接受化療或放射治療，這會破壞她們的卵子。因此在癌症治療前，先以生育治療來刺激排卵，然後將針插入陰道取出卵子放入細管中，再將其放入機器中冷凍。卵子結凍後，會轉移到使用液態氮的冷卻儲存庫中，其溫度維持在 –196℃。

　　存卵的問題在於卵子比精子更脆弱：卵細胞中的水會變成冰，對細胞施加壓力，造成細胞損壞甚至破裂。一項研究發現，使用冷凍卵的懷孕機率約為 17%。

補充事實：
1. 採集和冷凍一批卵子的成本約 10,000 ～ 15,000 美元。
2. 存儲費用約為每年 500 美元。
3. 冷凍卵子的方法有兩種：一是快速降溫，另一是緩慢降溫，這時再以冷凍保護劑的溶液來保護卵子，這個過程稱為玻璃化冷凍（vitrification）。

隱形眼鏡
Contact Lenses

隱形眼鏡是漂浮在眼睛表面的透明塑膠薄片，通常用於矯正視力，也可純粹因為美容而佩戴。隱形眼鏡是眼鏡的安全替代品，只要佩戴者的眼睛是健康的，並且會正確清洗眼鏡。

隱形眼鏡有兩大類，一種是軟式，一種是硬式（rigid gas permeable，RGP）鏡片。軟式鏡片由柔軟、柔韌的塑料製成，具有透氧性，能夠讓氧氣進到角膜。軟式鏡片通常比硬式鏡片更容易適應，戴起來也更舒適。大多數的軟性隱形眼鏡設計成日拋、週拋或月拋。

硬式隱形眼鏡更持久耐用，比較不會有沉積物堆積和弄破的問題，通常會提供更清晰的視力矯正。從長遠來看，它們也可能更便宜，因為它們不像軟式隱形眼鏡那樣頻繁地更換。

佩戴所有類型的隱形眼鏡都有風險，包括結膜炎（紅斑）、角膜潰瘍、角膜擦傷、視力障礙，甚至失明。這就是為什麼法律規定要拿到隱形眼鏡的處方才能購買，即便是買美觀用的鏡片也要有處方。諮詢對隱形眼鏡有經驗的眼睛保健專家，他們會協助你找到適合的鏡片，並且診斷和治療因為佩戴隱形眼鏡而產生的問題。

補充事實：

1. 隱形眼鏡可以矯正的視力狀況有近視、遠視、散光（由角膜形狀引起的視力模糊）和老花眼（無法觀看近距離）。
2. 美國有超過 2,400 萬人佩戴隱形眼鏡。
3. 美容鏡片目的是改變眼睛外觀，例如可以讓棕色眼睛的人看起來是藍眼珠或任何其他顏色。

磁振造影儀器 MRI Machine

今日的磁振造影（magnetic resonance imaging，MRI）機器幾乎立即就能產生身體掃描的影像，用於診斷諸多疾病，包含多發性硬化症、癌症乃至於肌肉拉傷或撕裂等外傷。第一台 MRI 機器要花上近 5 個小時才能產生一張顆粒狀的圖像，從那時開始，這項技術經歷過漫長的研發與改良。

紐約州立大學南部醫療中心（Downstate Medical Center）的醫師雷蒙・達馬迪安（Raymond Damadian，1936 ～）在 1960 年代開始進行核磁共振的實驗。他提出了第一台磁共振掃描儀，可以根據體內原子核發射的輻射頻率，用磁波來產生身體的圖像。在大鼠身上做實驗時，達馬迪安發現癌變細胞和健康人體組織所發出的訊號間存在巨大差異，這讓他想到或許可以利用這一點來診斷疾病。

1977 年對人體進行了第一次的 MRI，產生了顆粒狀（至少以今天的標準來看）的心肺和胸壁的圖像，而且患者並沒有出現副作用。從那時起，MRI 技術取得了無數的進步，能夠更快地進行，降低患者的幽閉恐懼，而且還能顯示人體組織的微小細節和化學成分。3 年後，第一台商業機問世。目前最新發展的機型有 FONAR360，這是一個房間大小的空間，在天花板和地板上分別伸出兩個有磁性的桿子，另外還有站立式 MRI，這是唯一能夠讓患者站立進行掃描的機型。

大多數 MRI 機器大約是 2 公尺 ×2 公尺 ×3 公尺，不過現在的機型變得更小更輕，而且對患者來說沒那麼不舒服。機器由一個巨大的磁鐵組成，中心穿過一條水平的管狀艙（稱為隧道）。患者仰臥在其上，將其推入隧道中，置於磁場的中心位置。然後發送磁性交換的磁場來探索身體，電腦會處理身體中的原子因應磁場轉變而產生的變化，構建與繪製二維或三維的結構和組織圖像。

補充事實：

1. 達馬迪安將他的第一台 MRI 原型機命名為「頑強號」（Indomitable），用以紀念他在這過程中所克服的障礙和懷疑，現在這台機器展示於史密森學會（Smithsonian Institution）。

2. 在進行磁振造影時，一旦開啟磁鐵，迴紋針、鋼筆和鑰匙等金屬物體可能會變得很危險，隨時會被拋射出來，因此這些物品嚴禁帶入醫院掃描室。

3. 裝有植入式心律調節器、腦部鋼動脈瘤夾或某些牙科矯形器或足部植入物的患者可能無法進行 MRI，因為磁鐵可能會導致這些物體移動或故障。

斜視
Strabismus

大多數人在注視一個物體時，雙眼都會聚焦在它上面，從而創造出單一的圖像。但在美國，有大約 4% 的人，他們的眼睛會往不同的方向看去，有的是偶爾發生，有的是一直維持這種狀況。這種情況就是所謂的斜視。

有許多人是出生時雙眼就無法聚焦，這稱為先天性斜視。專家並不確定確切的生理原因為何，但他們認為遺傳因素可能會導致神經系統出問題。嚴重的遠視也可能有影響；兒童有可能為了對焦而變成鬥雞眼。最後，控制眼睛的肌肉無法正常工作，導致眼睛疲勞、頭痛、周圍視力差和缺乏深度視覺。如果沒有及時治療斜視，大腦可能會學會抑制來自較弱眼睛的圖像，導致弱視或一隻眼睛永久性失明。

成年人也可能出現斜視，最常見的原因是來自其他潛在疾病，例如中風、甲狀腺問題或其他病痛。斜視的成年人通常會有雙重影像，因為他們無法適應這種狀況。

斜視有幾種不同的治療方法。有些孩子可能會在優勢眼上戴貼片以加強較弱的那隻眼睛，也可以開立矯正這種問題的眼鏡。不過對於較嚴重的情況，還是會建議進行手術。1839 年，一位德國醫師首次進行了「加強」或「削弱」控制視力肌肉的手術。手術時，會在眼睛上做一個切口，用縫合線縮短眼部肌肉，或是將其切開增加長度，讓控制雙眼的肌肉一樣。斜視手術通常是安全而有效的。

補充事實：
1. 斜視的英文 strabismus 來自於希臘文中的 strabismos，意思是「瞇眼」。
2. 斜視有多種類型：內斜視（Esotropia）或交叉眼（鬥雞眼），是一個或兩個眼睛向內斜去；外斜視（exotropia）是一隻或兩隻眼睛向外看去；上斜（hypertropia）是指向前直望時，一隻眼睛會向上斜看；下斜視（hypotropia）是向前直望時，一隻眼睛會向下斜。

白內障
Cataract

早在西元前 5 世紀，就有治療師在進行基本的眼科手術來矯正白內障。到 1743 年，英國醫師山謬·夏普（Samuel Sharp，1700～1778）能夠在眼睛上做一個切口，然後將其移除，之後再以拇指按壓。一個多世紀後，發展出含有可卡因的眼藥水，可以當成麻醉劑。感謝現代科學的進展，現在這個手術變得不那麼讓人痛苦，而且更加成功。

白內障是眼睛的晶體形成一片無痛而混濁的區域，因為它阻擋了光線進入視網膜，所以白內障會導致視力模糊，就像透過起霧的汽車玻璃來看外面一樣。 白內障也會導致燈或太陽眩光，以及複視。

那麼，究竟是什麼原因導致白內障呢？衰老是一項主要因素。由水和蛋白質纖維所組成的水晶體，因為年齡增加會失去彈性和透明度。蛋白質纖維分解後，會聚集在一起，導致水晶體混濁。其他風險因素包括長期接觸陽光、白內障的家族史、糖尿病和抽菸。在美國，約有 2,200 萬人有白內障。

白內障可以在水晶體的任何地方形成，包括在水晶體中心——這種情況的白內障稱為核心性（nuclear）；在水晶體外側的皮質上，這是皮質型（cortical）；和在後面的，或在水晶狀體的囊下（subcapsular）。白內障唯一的治療方法是一種安全的門診外科手術。醫師會在眼睛上做一個小切口，使用超音波探頭來分解蛋白質纖維。若是白內障太大，外科醫師必須做一個更大的切口，將其移除。接受此類手術的人當中有超過 9 成的視力會獲得改善。

補充事實：

1. 8 月是美國的全國白內障宣傳月。

2. 由於嬰兒潮人口的不斷增長，有 3,000 萬美國人在 2020 年時會遇到白內障的問題。

催眠
Hypnosis

在電影中，經常看到有人在被催眠後受到操縱，去做違法的事或他們通常不會做的蠢事。可能也有人在派對或喜劇節目中見過催眠術，以此當作娛樂的橋段。不過在醫學中，催眠是一種有用的輔助方法，可以克服阻擋健康的障礙。

出於醫學原因而使用催眠，稱為催眠療法。催眠療法的目的是帶來深度放鬆，並且改變意識狀態，讓患者進入恍惚（trance）。處於這種高度專注的狀態時，人通常會對一個想法或形象做出反應，他們可以學會影響自己的身體機能和心理社會反應。

催眠療法於 1958 年獲得美國醫學會的認可，在今天，它通常用於幫助治療慢性疼痛、焦慮和成癮，還能幫助減肥，甚至被證明可以降低血壓和心跳。催眠也可以在手術前或分娩前進行，或在某些類型的恢復期間減少對藥物的需求。針對兒童急救的研究顯示，催眠療法可以減少兒童的恐懼感、壓力和不適，提高和醫務人員的合作意願。

要讓病人進入催眠狀態，會以一系列步驟來引導，使其感覺輕鬆。患者應該感到身體放鬆，但精神上非常清醒。在這個時候，患者對催眠治療師的建議非常敏感——比方說，告訴他們不喜歡香菸的味道，或者告訴他們可以減少痛苦，就像調低收音機的「音量」一樣。大腦會儲存這些身體和情緒感受，將其當作長期記憶，稍後香菸出現時，那段記憶會湧現在意識中。可能需要嘗試多達十次，人才會開始對催眠做出反應。自我催眠，通常是藉助錄音帶或光碟，可幫助患者在家裡重新創造出在催眠治療期間的感受。

補充事實：

1. *Hypnos* 在希臘文中的意思是「睡眠」。催眠這個英文字 *hypnosis* 是在 19 世紀創造的。
2. 在 1700 年代，一位名叫法蘭茲 ・ 安頓 ・ 梅斯莫（Franz Anton Mesmer，1734 ～ 1815）的德國醫師聲稱透過磁鐵和其他技術的催眠可以治癒失明、關節疼痛和癱瘓。雖然醫學界斥為欺詐，但 mesmerize（意思為「催眠」或「迷惑」）一字卻因此而出現，並流傳至今。
3. 在極少數情況下，催眠療法會導致無意識的頭腦製造出錯誤記憶，這稱為虛談（confabulations）。

多發性硬化症
Multiple Sclerosis (MS)

多發性硬化症是一種慢性的自體免疫性疾病，身體會去攻擊髓鞘中的蛋白質，髓鞘含有脂肪，是大腦和脊髓中包裹神經纖維的絕緣體。在損壞它們以及它們所包圍的纖維後，會造成疤痕，這會阻斷控制肌肉協調、感覺和視覺的神經訊號。

據估計，美國有 30 萬人患有多發性硬化症，其中三分之二是女性。大多數人在成年早期會出現他們的第一批症狀，包括麻木、四肢無力、刺痛或無力；眼球運動時疼痛；或在頭部運動過程中產生觸電的感覺。遺傳因素在多發性硬化症的發展中並不是主要因素，研究人員認為，多數的病例是由病毒或長期疾病引起的。

這個疾病發生的模式主要有四種：**復發－緩解型多發性硬化症**（relapsing remitting MS），患者可能長時間都沒有症狀出現，只是偶爾會突然復發。許多罹患這一型的人最終會發展為**次發－漸進型多發性硬化症**（secondary progressive MS），這時症狀就變成永久性的。比較罕見的是**首發－漸進型多發性硬化症**（primary progressive MS），通常發生在 40 歲以上，患者不會出現間歇性症狀，而是逐漸惡化。當這些症狀與症狀加劇的時期相結合時，就是所謂的**漸進－復發型多發性硬化症**（progressive relapsing MS）。

儘管 MRI 掃描可能會發現失去髓鞘而引起的大腦或脊髓病變，但目前對於多發性硬化症沒有特定檢查方式。注射染料可以突顯在過去 2 個月內形成的病變，可能有助於醫師判定多發性硬化症是否處於活躍階段。

早期多發性硬化症的藥物包括 β 干擾素，這是一種由基因工程合成出來的蛋白質，可以協助調節免疫系統；以及對抗發炎的皮質類固醇。規律運動和物理治療可以幫助患者加強肌肉，繼續獨立生活，但通常會需要使用拐杖、輪椅或代步車。多發性硬化症發展到最壞的情況時，將會失去寫字、說話或走路的能力，不過大多數的病例可以透過藥物以及生活方式的改變來控制病情。

代孕
Surrogate Pregnancy

代孕這個醫學術語是在 1970 年代提出的，不過一個女人幫另一個人生孩子的概念卻像時間一樣古老：在聖經的《創世記》中，不孕的撒拉將她的僕人夏甲給了她的丈夫亞伯拉罕，讓她為撒拉和亞伯拉罕生下孩子，並當成自己的孩子撫養。不過，今日，這道程序更加技術化：代理孕母通常是由一對無法生育的夫婦所僱用，並且透過人工受孕的方式，將這對夫婦的胚胎或以丈夫精子所受精的胚胎（在這類例子中通常是女方不孕），放入孕母的子宮中。生完孩子後，代理孕母通常會放棄對這孩子的所有父母權。

在美國，首宗與代孕有關的法律訴訟是 1976 年由律師諾埃爾 · 基恩（Noel Keane，1939 ～ 1997）在密西根州提起的。在這個案子中，名為湯姆和珍的不孕夫婦僱用了卡洛來生孩子。十年後，基恩再次因為轟動一時的「失蹤寶寶」（Baby M）一案成為焦點，在這個案子中，一名紐澤西的女性瑪麗 · 貝絲 · 懷特海德（Mary Beth Whitehead，1957 ～），簽下一份合約，以 10,000 美元的代價讓另一對夫婦使用她的卵子，並以父親本人的精子受精。在懷孕期間，懷特海德改變心意並控告這對夫婦；法院判定這項代孕合約非法，並授予她探視權。

儘管代理孕母日益普遍，估計在美國每年有三、四百以上的實例，但代孕仍然是個有爭議的話題。有些人認為這樣篡改自然；有些州，如密西根州和亞利桑納州，則是會加以處罰，或是完全禁止。

補充事實：

1. 代理孕母的報酬一般是在 20,000 ～ 25,000 美元之間；不過整個過程，包括醫療和法律費用，可能會讓父母花費超過 10 萬美元。
2. 一些名人，比如說歌舞劇《髮膠明星夢》（Hairspray）的演員瑪麗莎 · 賈麗特 · 溫諾克（Marissa Jaret Winokur，1973 ～），曾經罹患子宮頸癌，因此也僱用過代理孕母。

曬黑 Tanning

　　當皮膚因暴露於紫外線 A（UVA）而膚色變深時，不論是來自太陽光、商用曬黑機還是燈光的輻射，就算是曬黑。UVA 輻射會穿過皮膚到達下層，在那裡觸發黑色素細胞產生黑色素，這種棕色色素會導致皮膚曬黑。

　　若是暴露在紫外線 B（UVB）的輻射中時，皮膚的上層會被曬傷。黑色素有助於防止皮膚曬傷。

　　然而，即使皮膚只有曬黑沒有曬傷，還是有接觸到 UVA 和 UVB 這兩種輻射，這會讓皮膚暴露在皮膚癌、皺紋、曬斑、眼部問題或免疫系統受損等風險中。UVA 輻射也可能導致黑色素瘤（melanoma），這是皮膚癌中最致命的一種。黑色素瘤會從皮膚擴散到身體的其他器官和附近的淋巴結。

　　黑色素瘤可能發生在身體的任何部位，但最常見於經常暴露在陽光下的部位。皮膚癌通常是以切除術來治療，也就是直接切除掉腫瘤。

　　UVA 損傷也是提早老化的主因，大多數皺紋是因為暴露在陽光下而產生，UVA 也會導致眼睛的白內障。

　　要保護自身，避免因為曬黑或曬傷的陽光傷害，請避免照射上午 10:00 到下午 4:00 之間的陽光，使用 SPF 至少 15 的防曬霜，穿防曬服，戴上能提供 100% 紫外線防護的環繞式太陽眼鏡，並避免日光燈和曬黑床。檢查皮膚上的胎記、痣和斑點的大小、形狀、顏色或感覺的變化。若是出現變化，可能是皮膚癌的徵兆，及早發現是可以治癒的。

補充事實：

1. 美國每年診斷出的皮膚癌新病例超過 100 萬。
2. 膚色較深的人比膚色較淺的人更容易曬黑，因為膚色較深者的黑色素細胞會產生更多的黑色素。
3. 在任何溫度下都可能會曬黑或曬傷。
4. 在 25 歲以下美國人中，有高達 80% 的認為他們曬黑後更好看。

機器人手術
Robotic Surgery

在醫學大多數的層面，沒有什麼可以取代身為專家的醫師以及他們帶有人情味的慈悲。然而，在某些情況下，電腦驅動的高效治療仍非常有用。比方說在今日的手術中引進機器人技術可以減少癒合時間，改善患者的恢復狀況。微創腹腔鏡手術就是由外科醫師操作機器來進行的。

儘管對醫師來說，機器人手術並不是真正讓機器「動手」，醫師還是得事先將手術以及病患資訊輸入到電腦中，並在手術過程中親自操作機器人工具。不過這些機器人工具可以減少人類造成的誤差，透過器械來進行更精細的動作。甚至還可進行遠距手術，之前就有一名加拿大的外科醫師為身在墨西哥的患者動手術，雖然目前的技術還無法消除這類系統中的縮時問題。

2000 年，美國食品藥品管理局（FDA）批准銷售給美國醫院使用的第一台機器人是達文西外科系統，這套設備可用於微創腹腔鏡手術。達文西系統包括一個觀察控制台和三、四個不銹鋼「手臂」，可以拿著微型攝影機，或是手術器械。外科醫師在進行心臟手術時，不需要將患者的胸部完全打開，而是只要在病人的胸部做三、四個小切口。使用手持遙控器，外科醫師可以操縱細瘦的機械手臂在皮膚下方進行手術。系統會放大操作區的視野，增加可以看到的範圍。

這些設備非常昂貴，但會因為縮短住院時間，減少併發症，讓病人盡快恢復並回復工作來降低成本。

補充事實：
1. 迄今為止，達文西手術系統已應用在前列腺癌、子宮內膜癌、病態肥胖和心臟病等等的治療上。
2. 目前美國有好幾間大學正在開發微型機器人，配備相機和手術設備，可以在血液中流通。
3. 腹腔鏡手術也被稱為創可貼（Band-Aid）、鎖孔手術或針孔手術，因為切口僅有 0.5 ～ 1 公分長。

霸凌
Bullying

　　戲弄嘲笑是童年中正常且難以避免的部分。但是當這樣的嘲諷造成傷害，而且是故意且持續的，那就變得太超過而造成霸凌。霸凌有很多形式，諸如謾罵、威脅、推搡、毆打和勒索。不幸的是，霸凌相當普遍：研究人員估計約有 25% 的孩子會在學校被欺負，其中有 60% 的孩子每天都在目睹霸凌行為。

　　與主流的論點不同，霸凌其實與衝突無關，更多時候是關於個人或團體的權力鬥爭。霸凌者經常挑上他們認為不融入團體的人，無論是因為對象的外表或行為，或是基於其他種種原因。有些孩子之所以這麼做是因為他們缺乏安全感，或是過去曾經被當成霸凌的對象。有些則只是喜歡虐待他人。事實上，一些研究顯示，某些人可能天生如此：霸凌者的腦部掃描顯示，他們的同理心似乎被腦中其他與快感相關的部位所覆蓋，使他們更有可能享受他人的痛苦或不適。

　　女孩和男孩都會參與霸凌，儘管他們似乎採取不同的方式：女孩傾向於集體戲弄和心理攻擊，而男孩比較容易使用身體暴力。但無論性別如何，發生霸凌時，攻擊者和受害者都會造成心理或身體的傷害。霸凌與焦慮、抑鬱甚至自殺都有關連。

　　許多孩子會對成年人隱瞞自己被欺負的事，因為他們對此感到羞恥，也害怕成為「告密者」，或是擔心父母的干預可能會讓情況變得更糟。被霸凌的症狀包括突然對學校或班上的事情不感興趣，經常做噩夢，食慾改變，以及身上出現無法解釋的瘀青或傷痕。若是有孩子說自己被欺負，專家建議要先肯定他或她的誠實，並考慮去跟霸凌者的家長或學校管理人員溝通。在某些情況下，可能需要採取法律行動；在美國，至少有十六個州已透過法律來解決霸凌和騷擾問題。

補充事實：

1. 今日，兒童正捲入網路霸凌中，這個形式的霸凌包括殘酷的文字、即時訊息或網頁貼文。
2. 根據世界衛生組織的資料，全世界的霸凌比例正趨於一致。
3. 動物也會互相欺負；例如，羊和雞會互相恐嚇，從而建立一個社會階級。

一日一頁 醫學知識

每天 **5** 分鐘・**365** 堂一看就懂的必修健康課

作者大衛‧基德 David S. Kidder、諾亞‧歐本海默 Noah D. Oppenheim、
布魯斯‧楊格醫學博士 Bruce K. Young, MD.
譯者王惟芬
主編趙思語
責任編輯曾秀鈴 (特約)
封面設計羅婕云
內頁美術設計李英娟

發行人何飛鵬
PCH集團生活旅遊事業總經理暨社長李淑霞
總編輯汪雨菁
行銷企畫經理呂妙君
行銷企畫主任許立心

出版公司
墨刻出版股份有限公司
地址：115台北市南港區昆陽街16號7樓
電話：886-2-2500-7008／傳真：886-2-2500-7796／E-mail：mook_service@hmg.com.tw
發行公司
英屬蓋曼群島商家庭傳媒股份有限公司城邦分公司
城邦讀書花園：www.cite.com.tw
劃撥：19863813／戶名：書虫股份有限公司
香港發行城邦 (香港) 出版集團有限公司
地址：香港九龍土瓜灣土瓜灣道86號順聯工業大廈6樓A室
電話：852-2508-6231／傳真：852-2578-9337／E-mail：hkcite@biznetvigator.com
城邦 (馬新) 出版集團 Cite (M) Sdn Bhd
地址：41, Jalan Radin Anum, Bandar Baru Sri Petaling, 57000 Kuala Lumpur, Malaysia.
電話：(603)90563833／傳真：(603)90576622／E-mail：services@cite.my
製版・印刷漾格科技股份有限公司
ISBN978-986-289-673-0・978-986-289-672-3 (EPUB)
城邦書號KJ2041 **初版**2021年12月 **五刷**2024年7月
定價580元
MOOK官網www.mook.com.tw
Facebook粉絲團
MOOK墨刻出版 www.facebook.com/travelmook
版權所有・翻印必究

國家圖書館出版品預行編目資料
一日一頁醫學知識：每天5分鐘，365堂一看就懂的必修健康課/大衛‧基德(David S.
Kidder), 諾亞‧歐本海默(Noah D. Oppenheim), 布魯斯‧楊格(Bruce K. Young)作；
王惟芬譯. -- 初版. -- 臺北市：墨刻出版股份有限公司出版：英屬蓋曼群島商家庭傳
媒股份有限公司城邦分公司發行發行, 2021.12
372面；19×26公分. -- (SASUGAS；41)
譯自：The intellectual devotional health : revive your mind, complete
your education, and digest a daily dose of wellness wisdom
ISBN 978-986-289-673-0(平裝)
1.健康法 2.生活指導
411.1   110017857